Military Medical Ethics

军事医学伦理学

◆◆◆ 杨 放 常运立 等/著

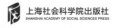

上海社会科学院出版社
SHANGHAI ACADEMY OF SOCIAL SCIENCES PRESS

序　言

军事医学伦理学是医学伦理学在军事领域的分化与延伸。这门学科自产生之时,就涵盖了对生命本体的高度关注,这种关注在适应现代战争和生物技术发展的同时,使得军事医学面临的生命伦理问题日臻突显。一方面,战争的残酷性和现实性,严重地冲击着"生命权益""自主""尊严""公正""知情同意"等生命伦理学核心概念,生命伦理学基本理论对现实问题的回应时有乏力之势;另一方面,新的生命科学技术和生物技术改变了传统救治模式,同时产生了基因战等新的战争模式和战争概念。由此,引发的军事医学伦理问题是复杂多样的。近年来,随着现代战争的发展,军事医学伦理学研究在西方已如火如荼;在中国,非战争军事行动和多样化军事任务的需求,已使得与军事活动相关的医学伦理问题受到学者们的普遍关注,军事医学伦理学研究的地位与作用日益突显。

如何以中国的视角分析军事医学伦理问题。党的十九大报告提出,"加快构建中国特色哲学社会科学",并给予了明确的指导。杨放教授在中国率先提出了建设中国军队"军事医学伦理学"学科的设想,并指出:"我军军事医学伦理学建设不同于西方军事医学伦理学,必须具有中国特色的话语体系。要恪守'姓军为战,服务部队'的宗旨;全心全意为军事医学科学提供伦理保障,为现代化卫勤建设提供伦理支撑,为战斗力生成与转变提供伦理阐释。"时至今日,杨放教授在军事医学伦理学领域已躬耕数十载,并开展了富有成效的研究。

本书是杨放教授、常运立副教授及其科研团队辛苦耕耘形成的研究成果。无论从军事医学伦理学基本理论到军事医学伦理学应用实践,还是从战争行动中的医学伦理到非战争军事行动中的医学伦理,抑或从传统战场救护伦理到现代战场生命伦理,其科研团队所做的研究无疑都是具有开拓性和前瞻性的。书稿成型后,杨放教授、常运立副教授及其科研团队又几易其稿,不断丰富和扩充研究内容,最终编辑成册,以飨读者。他们所展现出的深邃的科研思想、创新的科研思维、无私的科研精神,令人敬仰。

值此书稿付梓之际,特作此序,以兹祝贺!

目　录

序言 ……………………………………………………………………… 1

第一章　军事医学伦理学概论 ………………………………………… 1
　　第一节　军事医学伦理学的研究意义 ……………………………… 1
　　第二节　军事医学伦理学的历史进程 ……………………………… 4
　　第三节　军事医学伦理学的理论架构 ……………………………… 9
　　第四节　军事医学伦理学的实践探讨 ……………………………… 16

第二章　军事医学伦理学理论基础 …………………………………… 23
　　第一节　道德、伦理、伦理学概述 ……………………………… 23
　　第二节　双重的职业伦理：医学伦理与军事伦理 ……………… 26
　　第三节　双向的价值追求：人道主义与功利主义 ……………… 31
　　第四节　不同的道德决疑：普适伦理与境遇伦理 ……………… 36
　　第五节　有效的道德评判：马克思主义伦理学 ………………… 42

第三章　军事医学伦理与多元文化 …………………………………… 47
　　第一节　军事医学伦理文化流变 ………………………………… 47
　　第二节　军事医学伦理文化构成 ………………………………… 56
　　第三节　军事医学伦理文化境遇 ………………………………… 63
　　第四节　中国军事医学伦理的文化建构 ………………………… 70

第四章　战争行动中的医学伦理 ……………………………………… 78
　　第一节　战争行动中的医学伦理问题 …………………………… 79
　　第二节　战争行动中的医学伦理道德根源 ……………………… 87

第三节　战争行动中的医学伦理抉择 ⋯⋯⋯⋯⋯⋯⋯⋯⋯⋯ 92

第四节　战争行动中的医学伦理原则与规范 ⋯⋯⋯⋯⋯⋯⋯ 100

第五章　非战争军事行动中的医学伦理 ⋯⋯⋯⋯⋯⋯⋯⋯⋯⋯⋯ 112

第一节　非战争军事行动与医学活动 ⋯⋯⋯⋯⋯⋯⋯⋯⋯⋯ 112

第二节　非战争军事行动中军医的角色与处境 ⋯⋯⋯⋯⋯⋯ 117

第三节　非战争军事行动中的医学伦理问题 ⋯⋯⋯⋯⋯⋯⋯ 124

第四节　非战争军事行动中的医学伦理原则与规范 ⋯⋯⋯⋯ 130

第六章　军事医学死亡伦理 ⋯⋯⋯⋯⋯⋯⋯⋯⋯⋯⋯⋯⋯⋯⋯⋯ 142

第一节　军事医学死亡伦理概念的解读 ⋯⋯⋯⋯⋯⋯⋯⋯⋯ 142

第二节　军事医学死亡伦理思想的历史进程 ⋯⋯⋯⋯⋯⋯⋯ 145

第三节　军事医学死亡伦理的现实挑战及原因分析 ⋯⋯⋯⋯ 152

第四节　中国军事医学死亡伦理原则与规范 ⋯⋯⋯⋯⋯⋯⋯ 165

第七章　战斗应激反应伦理 ⋯⋯⋯⋯⋯⋯⋯⋯⋯⋯⋯⋯⋯⋯⋯⋯ 185

第一节　战斗应激反应概述 ⋯⋯⋯⋯⋯⋯⋯⋯⋯⋯⋯⋯⋯⋯ 185

第二节　战斗应激反应伦理研究的必要性与可行性 ⋯⋯⋯⋯ 195

第三节　战斗应激反应中的医患权益 ⋯⋯⋯⋯⋯⋯⋯⋯⋯⋯ 204

第四节　战斗应激反应相关伦理问题与处置原则 ⋯⋯⋯⋯⋯ 209

第八章　军事医疗援助伦理 ⋯⋯⋯⋯⋯⋯⋯⋯⋯⋯⋯⋯⋯⋯⋯⋯ 214

第一节　军事医疗援助概况 ⋯⋯⋯⋯⋯⋯⋯⋯⋯⋯⋯⋯⋯⋯ 215

第二节　军事医疗援助伦理分析 ⋯⋯⋯⋯⋯⋯⋯⋯⋯⋯⋯⋯ 225

第三节　军事医疗援助伦理原则、规范、监督和教育 ⋯⋯⋯ 239

第九章　军事医学科研伦理 ⋯⋯⋯⋯⋯⋯⋯⋯⋯⋯⋯⋯⋯⋯⋯⋯ 248

第一节　军事医学科研与军事医学科研伦理 ⋯⋯⋯⋯⋯⋯⋯ 248

第二节　军事医学科研伦理的历史发展 ⋯⋯⋯⋯⋯⋯⋯⋯⋯ 254

第三节　军事医学科研伦理的现代境遇 ⋯⋯⋯⋯⋯⋯⋯⋯⋯ 260

第四节　军事医学科研伦理原则与规范 ⋯⋯⋯⋯⋯⋯⋯⋯⋯ 281

第十章　军事医学道德评价 ･･････････････････････ 288

第一节　军事医学道德评价的内涵与意义 ･････････････ 288

第二节　军事医学道德评价的历史沿革 ････････････････ 291

第三节　军事医学道德评价的现实论争 ････････････････ 296

第四节　中国军事医学道德评价体系建构 ･･････････････ 301

参考文献 ･･ 312

后记 ･･ 322

第一章　军事医学伦理学概论

当医学活动遭遇战争实践时,军医如何坚守普通医生基本的道德承诺,不出现道德失范行为? 当军事科学与生命科学技术联袂共舞时,医学科研工作如何固守内在的道德律令,不背离医学的人性关爱? 当"能力医学"等医学新概念不断涌现时,如何对其做出善意的诠释,以推进军事医学健康发展? 当非战争军事行动日趋频发,卫勤保障呈常态化态势时,如何引导军医的道德行为,规避道德风险? 所有这些,无不需要对与军事相关的医学活动进行深刻的本体追问和伦理反思。军事医学伦理学正是以此为基础、对此作答,而进行的理论研究和实践探索。

第一节　军事医学伦理学的研究意义

一、学习和研究军事医学伦理学是解决诸多现实问题的迫切需求

现代战争境遇中军医面临诸多伦理问题,如伤员重返战场、战地类选法、战俘处置、战地安乐死、平民救治、防生化疫苗使用、不正当应激处置等,无不向我们提出严峻的挑战,迫切要求我们对此做出合理的应答,以适应未来战争的需求。

以军事医学类选法为例。所谓"军事医学类选法"即在战时或救灾时,对伤病员按一定原则进行筛选,决定优先次序,以确保最大限度地完成军事任务和救护使命。军事医学类选法反对"先来先治疗"的自然排序和一味的危重患者优先方法,主张在紧急情况下,根据战场军事需要和患者抢救价值的通盘考虑,经排序后进行快速有效救治。第二次世界大战时,曾有一例典型的军事医学类选法事件:当时,青霉素刚刚被发明,资源非常有限,而战场大量伤员急用;但在战事吃紧的情况下,青霉素首先保障的并不是那些使用后就可活命的

士兵,而是那些染上性病的战士,因为他们被治疗后,立即可以重返战场,形成战斗力。可见,军事医学类选法中医学伦理的运用程序取决于战场情形。目前,北约和美国军队的战场救治正是建立在军事医学类选法的伦理原则基础之上的。在他们的《紧急情况与战时救治手册》(*Emergency War Surgery*)中明确将紧急状况下,伤病员按救治的先后顺序分为五类:急迫救治者(但不包括生命垂危的)、需立即救治者(但可短时间忍耐的)、可延时救治者、轻伤员、生命垂危无存活希望者(或称期待救治者)。军事医学类选法为美军军医确定了系统的救治程序,但是从医学伦理学的角度讲,这一程序是否具有合理性,值得认真思考。

二、学习和研究军事医学伦理学是适应日益完善国际战争法的需求

国际战争法又称国际人道法,贯穿于战争法的基本精神是国际人道主义,它所体现的人道主义精神主要在于:第一,尊重人的生命和权利;第二,人之痛苦应最小化。涉及与军事相关的医学活动的国际战争法主要是指《日内瓦公约》和两个附加议定书,除此之外,还包括《纽伦堡法典》和《东京宣言》。这些国际法将与军事相关的医学活动限定在如下的基本规范:战地医务人员中立,救治一切受伤者;军事医学人体实验应在自愿和知情同意的基础之上进行;保护战俘的健康;医生不参与研制与开发生化武器。战争的合法性在当今战争中地位越来越重要,因为战争的胜负不仅取决于交战双方的军事实力,而且战争的性质、战争的合法性以及人心的向背等,对于达到战争的目的也具有重要的作用。如果交战国严重违反国际战争法规则,将必然招致国际社会甚至本国的强烈反对,直接影响其战略目的的达成。在国际战争法的框架内,合理地开展军事医学活动,是各国医务工作者所必须严格遵循的。有悖于国际战争法的医学行动,必将受到国际法的制裁。第二次世界大战中,德国和日本法西斯医生利用大批的战俘与平民进行了残忍的人体实验和生化武器研制。第二次世界大战结束后,为了使违反国际人道法,犯有战争罪行的人受到惩罚,曾组织成立过两个国际军事法庭,即德国纽伦堡欧洲国际军事法庭和日本东京远东国际军事法庭,分别对第二次世界大战中德国和日本的首要战犯和军医进行了审判。

三、学习和研究军事医学伦理学是应对国际舆论媒体监督的需求

当今信息技术和网络技术的发展使战场越来越趋向透明化,使得电台、电

视台和网络媒体能够对战场的各种情况进行迅速、准确、及时的报道,为舆论媒体的有效监督提供了一个强有力的平台。

如不能良好地应对国际媒体监督,则会危及本国的军事行动和政治稳定。位于华盛顿近郊的陆军医院沃尔特·里德陆军医疗中心,因存在管理不善、设施陈旧、卫生状况恶劣以及对从伊拉克回来的美国伤兵救治不力等情况,受到美国舆论和国际舆论的普遍关注。担任该医疗中心主任的陆军军医局局长凯文·基利,于2007年3月12日宣布辞职,是第三名因这一事件辞职的军方高级官员。又如,美国生物伦理学家史蒂文·迈尔斯曾在医学期刊《柳叶刀》上撰文指出:"军医同盘问人员勾结,以便通过心理和肉体压力方式向囚犯逼供。陆军官员供证说,'一名军医和一名精神病医生协助设计、批准和监督在阿布格莱布监狱盘问囚犯的工作'。"这引起了全球的广泛关注和强烈谴责,严重危及了美军军医的国际形象。

四、学习和研究军事医学伦理学是发展新军事变革的需求

新军事变革提出了全新的战争理念。如电子战(海湾战争中,美军参战的电子战人员占15%)、信息战、心理战,特别是近几场高技术条件下局部战争中数字化技术的应用,使战争的形态发生了根本性的变化。总之,战争已不再是纯粹军事领域内的行动。全新的战争理念促生了全维的作战模式,即集陆、海、空、天、电诸兵种联军指挥作战于一体的战争模式,打破了传统的某一兵种为主、其他兵种为辅的配合作战模式。不但陆、海、空、天自然空间是战场,军事、政治、经济、外交、文化、心理、宗教等社会空间也是战场。全维的作战模式需要全维的卫勤保障与此相适应。美军在其《2020年联合构想》中,将卫勤保障由原来战救勤务为主、伤病预防和强健促体为辅,变为三足鼎立之势。

全新的战争理念、全维的作战模式和全程的卫勤保障,对军事医学提出了一系列新挑战,也引起了诸多与之相关的医学伦理问题。心理战的实施使派往伊拉克的老兵中高达17%的人员出现创伤后应激障碍(post-traumatic stress disorder,PTSD)[①]、情绪低落或者心情焦虑等症状。与海湾战争相比,军人平均遭受心理创伤的比例明显增高,严重削弱了部队的战斗力。面对如

---

①　创伤后应激障碍,这是一种医学疾病,指突发性、威胁性或灾难性生活事件导致个体延迟出现和长期持续存在的精神障碍,其临床表现为再度体验创伤为特征,常伴有易激怒、恐惧、烦躁情绪以及回避行为。

此多的心理症状患者,是使其留在战场继续作战,还是使其撤离战场接受治疗,成为军医极大的伦理困惑。

五、学习和研究军事医学伦理学是保证军事医学健康发展的需求

关于军事医学,大家都不陌生,军队中早有卫生组织和医生为官兵医治伤病,但在很长一段时间内,军队的医学处于经验医学阶段,19 世纪以后才上升为科学的军事医学。军事医学是运用一般医学原理和技术,研究军队平时和战时特有的卫生保障的科学。其成果通过卫生勤务的实施,以维护部队健康,提高野战医疗、防疫水平,巩固与增强部队战斗力。如果不能对军事医学做出合理的界定,将会带来诸多的伦理问题,731 部队所进行的一系列人体实验就是历史教训的集中体现,当时,石井的理念是"军事医学不仅仅是治疗和预防,真正的军事医学的目的在于进攻"。

现代战争的兴起使军事医学的概念由伤病医学扩展到健康医学和能力医学。尤其是能力医学这一概念的提出,如何理解能力医学、规范能力医学使其健康发展,成为军事医学伦理学面临的新问题。如为提升军人作战能力强迫其服用大量抗疲劳性药物是否合理;又如在海湾战争中,美军曾强迫作战士兵使用未经验证的防生化疫苗以免遭到可能发生的生化武器袭击,无疑对作战士兵的身体健康带来极大的伤害,对此又将如何处置。军事医学要想健康发展必须要求军事医学伦理学为其保驾护航。

综上所述,深刻认识军事医学伦理学的学科意义,是开展军事医学伦理学学习和研究的关键,是促进军事医学健康发展的保障,因此,必须大力加强军事医学伦理学的学习与研究,以指导未来战场上的军事医学活动。

第二节　军事医学伦理学的历史进程

军事医学伦理由基本伦理思想的产生到现代学科建设和科学研究,经历了如下三个发展阶段:战伤人道救治、军事医学本体反思、激烈道德争议。

一、战伤人道救治

战伤救治在古代战争中早已有之,最早在雇佣兵与雇主的协议中(公元前3 世纪末拜占庭帝国时期)写道:"战场上必须有优秀的医生,他要熟悉缝合伤

口,拔出投射物,配备适当的药物和设备,携带由城市提供的软膏、蜂蜜、绷带和棉布,不仅要防止伤员死亡,而且要尽快使伤员恢复健康且备受照顾,从而更好地投入随后的战斗及可能遭遇的危险中。"但是,古代战伤救治思想并不是起源于医学人道关爱,而是通过医学干预减少疾病与治疗伤员,从而保持军队的战斗力。直到 16 世纪欧洲文艺复兴时期,人文精神的普遍传播,人文理念逐步渗入军事医学活动之中,才萌生了在战场上对所有伤员进行人道关爱的思想。

1552 年,梅兹之战中,指挥官首次对俘虏表现了普遍的人道主义。吉斯公爵并没有烧死患病的俘虏,而是把他们送入医院进行治疗。吉斯公爵的例子促进了战时对待伤员做法的变革,为其他军队逐渐采取的人道主义救治树立了榜样。1553 年,泰鲁阿恩围困战中,曾在梅兹战斗过的西班牙军队铭记了法国仁慈对待战俘的精神,没有杀害一个俘虏。1558 年,蒂永维尔战役中,交战双方都遵照了吉斯的示范,屠杀俘虏的做法渐渐地消失了。随后在 17 世纪,善待俘虏的做法被写入了法律,其中的伤病员被视为非战斗人员。①

然而,直到 19 世纪下半叶,人道救治思想才作为一条永恒的战伤救治原则,为各国军队所普遍接受与遵从。1859 年 6 月,瑞士商人亨利·杜南(Henry Dunant)在商业旅行中途经意大利北部一个名叫索尔费里诺的地方,在那里他目睹了奥地利和法国两军在此地激战后的惨状。尸横遍野的悲壮场面,上千名奄奄一息等待救助的伤员,使杜南受到强烈冲击,他当即决定将个人的商务事业放置一边,组织当地居民开展战场救护。这次经历深深触动了杜南的良知。回到日内瓦后,他将这段经历撰写成《索尔费里诺回忆录》,并于 1862 年出版。杜南在《索尔费里诺回忆录》中提出了两个设想:一是在各国设立志愿伤兵救护组织,平时开展救护技能训练,战时参与战场救护;二是制定一份国际公约,保护各国军队医务人员和伤兵救护组织人员在战场上开展救护工作。②1863 年,由 16 个国家代表参加的私人委员会在日内瓦召开了会议,提议成立国家救护协会并请求政府给予支持与保护;1864 年,瑞士联邦委员会在日内瓦召开了外交会议,起草了《改善战地武装部队伤者病者境遇之日内瓦公约》。根据 1863 年会议决议并以《日内瓦公约》为基础,国际红十字会的人道

---

① ［美］理查德·A.盖布里埃尔,凯伦·S.梅兹.军事医学史[M].王松俊,等译.北京:军事医学科学出版社,2011:108.

② ［瑞士］亨利·杜南.索尔费里诺回忆录[M].杨小宏,译.北京:社会科学文献出版社,2013:10.

组织逐渐发展起来。此后,许多国家立刻成立了红十字会,并以"人道、平等、博爱"作为其根本宗旨。各国红十字会或红新月会和随后逐步形成的以《日内瓦公约》及其议定书为核心内容的国际人道法向世人发出了人道的呼吁,同时将人道确立为战伤救治的根本原则。

二、军事医学本体反思

1933 年,阿道夫·希特勒当选德国总理并大肆推行"种族卫生"政策,在此期间,纵容德军医生和医学家在纳粹集中营中进行了一系列人体实验,而实验对象包括了犹太人、吉卜赛人、波兰人以及俄罗斯和其他各国的战俘,在日后纽伦堡审判起诉书中,其明确受审的人体实验包括双胞胎实验、骨骼、肌肉和神经移植实验、颅脑损伤实验、结核实验、低温实验、芥子气实验、磺胺类药物的实验、海水实验、绝育实验等。在这次审判中,20 名医生和 3 名合作者被判有"反人类罪行"。1947 年 8 月,在长达一年多的审判后,颁布了《纽伦堡法典》。该法典以《希波克拉底誓言》无伤害原则为基础,是国际上首部关于人体实验的法典。为防止重复任何野蛮袭击人权和人类幸福行为,法典制定了关于人体实验的标准,特别强调要获得个人的知情同意;并声明了 10 条原则,旨在从根本上保护参与医学研究的人的权利。法典不仅要求临床医生和研究人员保护患者权益,同样让被试者积极参与保护自己。[1]

纽伦堡审判和《纽伦堡法典》引发了人们对军事医学发展的本体的反思,这种反思直指军事医学活动的价值与意义。首先,军事活动的特点决定了在军事医学行动中,工具理性与价值理性并存。工具理性的价值完全取决于它在具体境况中解决实际问题的功用和效果;而价值理性在本质上是对人的生命本身的关怀,强调终极价值目的。军事医学活动中,极易出现工具理性的扭曲,盲目地将医学活动作为一种手段,以达成其军事目的。突出表现为:将生物技术和生命科学技术用于发展具有大规模致命性和杀伤性武器,而不是用于挽救生命、减少痛苦。工具理性与价值理性并存,是军事领域中生命伦理冲突之根源。其次,军事活动的特点决定了在军事医学行动中,医学人道与国家利益并存。军事行动本身的目的是实现和捍卫国家利益,国家利益是军事行

---

[1] López-Muñoz F, Álamo C, Dudley M, et al. Psychiatry and political-institutional abuse from the historical perspective: The ethical lessons of the Nuremberg Trial on their 60th anniversary[J]. Progress in Neuro-Psychopharmacology & Biological Psychiatry, 2007(4):800.

动的出发点和归宿。置国家利益于个人利益之上,牺牲个人利益获取国家利益是军事活动本身所固有的属性。然而,国家利益并不等同于国家公正,失去了国家公正的国家利益,必将受到全人类的谴责与唾弃。以国家利益为由,任意违背作战人员的医疗权利的事情,更是有违人道主义精神的,必须对此给予清醒认识。因此,通过对军事医学的本体反思,人们认识到对于军事医学的发展必须给予严格的道德规约,只有这样才能确保军事医学发展沿着正确的轨道前行。

三、激烈道德争议

20 世纪 70 年代,以 Danies 和 Howe 为代表的美国学者开始关注军医这一特殊群体,相较于普遍医生而言,他们的双重身份——军人与医生的共同体,为其带来了相关职业道德困惑的问题,2001 年"9·11"事件的发生让全球反恐斗争愈发激烈,在对待被俘恐怖主义分子问题中,军医的职业道德问题再次引发全球关注。2004 年 8 月 20 日,英国著名医学杂志《柳叶刀》刊登了美国明尼苏达州大学伦理学教授史蒂文·迈尔斯的一篇题目为《阿布格莱布:军事医学的缺憾》的文章,该文章指出美军阿布格莱布监狱中军医参与的虐囚事件。迈尔斯在文章中这样写道:一些医生和其他医疗人员伪造死亡证明以掩盖谋杀事件,有意掩盖虐囚证据,甚至亲自参与虐囚。"医疗系统参与策划和实施了心理和生理方面的强制性审讯。"[①]文章震惊了世人。其实,自反恐战争起,美军医生在关塔那摩、阿布格莱布、巴格拉姆和其他几个美国拘留点参与了大量的虐囚行为。这些行为包括:①帮助设计审讯计划,传授审讯技巧。美军曾在关塔那摩监狱,设立了一个特殊的"行为科学咨询小组",这个小组成员由心理学专家和精神病学专家组成,他们专门向军情人员提供审讯策略和建议,试图通过恐吓、羞辱、迷惑等精神折磨以及肉体折磨等手段,来粉碎囚犯的抵抗。譬如,一名行为科学咨询小组的医生,在阅读一名犯人的病历后,建议利用这名犯人思念母亲的心理来使他开口。②掩盖虐囚罪证,编造死亡原因。如美军士兵曾把一名遭殴打的囚徒吊在牢房房门上,蒙上他的嘴,囚徒最终窒息而死。但是,这名囚徒的最初死亡报告却显示,他是在睡眠中自然死亡。③利用囚徒进行医务训练。在阿布格莱布监狱中,一名医生曾让没有接受过

---

① Miles S H. Abu Ghraib: Its Legacy for Military Medicine[J]. The Lancet, 2004(364):725-729.

任何医务训练的狱警,为囚徒缝合伤口。这些行为激起了国际社会和医学界的强烈反响,掀起了西方对于医学伦理讨论的轩然大波。围绕军事行动中,医生的道德选择、医师职业与军人职业双重身份的道德困境、医学伦理在平时与战时存在的尖锐道德冲突,美国政界、军方、医务工作者、学术团体形成了广泛的讨论与争议。现实的需要使军事医学伦理研究在西方骤然成为一门"显学"。

以"Military Medical Ethics"(军事医学伦理)为检索词,通过 SpringerLink 和 ProQuest 外文全文期刊库检索得之,2001 年之后,国外军事医学伦理相关研究论文迅速增加,目前,相关研究论文共计有千余篇,研究专著 10 多部。其代表性的专著主要是有 3 部:一部是 2003 年由美军卫生部办公室、沃尔特·里德陆军医疗中心波尔登协会及国防科大联合出版的《军事医学伦理学》(*Military Medical Ethics*),这本书是目前美国进行军事医学伦理学教育的权威教科书,又被美军军医称为处理有关战场医学伦理问题的"红宝书"。[①]第二部是 2006 年由以色列职业伦理学教授迈克尔·罗(Michael L. Gross)2006 年编著的《生命伦理与武装冲突:医学与战争的道德困惑》(*Bioethics and Armed Conflict:Moral Dilemmas of Medicine and War*),该书详细探讨了生命伦理原则与军事需求之间的内在冲突,明确指出医学伦理学在平时与战时存在明显的差异。[②]第三部是 2009 年由美国国家学术出版社出版的《军事医学伦理:双重忠诚观点集》(*Military Medical Ethics:Issues Regarding Dual Loyalties*),该著作是由美国学者、军方、人权工作者和医务工作者四方就军医的"双重身份"和"双重忠诚"问题举行的专题研讨,而后汇集成册的论文集。[③]

与其他国家相比,中国军事医学伦理研究起步较晚,其概念沿革经历了"军队医德学""军医伦理学""军事医学伦理学"三个阶段。军队医德学,是以中国军队的医德的本质和发展规律为研究对象的一门学科。1995 年,为适应军队医疗卫生工作实际,开展经常性、系统性医德教育工作,总后勤部卫生部提出了编写《军队医德学》一书,1996 年,该书正式出版,它是最早探讨中国军

---

① Pelegrino E D, Hartle A E, Howe E G. Military Medical Ethics(Vol.1, Vol.2)[M]. Washington, DC: United States Department of Defense, 2004.

② Gross M L. Bioethics and Armed Conflict: Moral Dilemmas of Medicine and War [M]. London: MIT Press, 2006.

③ Weisfeld N E, Weisfeld V D, Liverman C T. Military Medical Ethics: Issues Regarding Dual Loyalties: Workshop Summary[M]. Washington, DC: National Academies Press, 2009.

队中医务人员道德建设的著作。①军医伦理学,是以军医的职业道德为研究对象的一门学科。随着时代的发展,2006 年,全军医学伦理学专业委员会第四次学术会议,提出编写《军医伦理学》一书,2009 年该书正式出版,它适应了大力培育当代革命军人核心价值观对中国军医提出的时代要求。②近年来,随着学科不断分化与组合的发展需求和学科国际化发展的需求,学者们普遍发现无论"军队医德学"还是"军医伦理学",都不能涵盖军事医学活动中所形成的多种伦理关系。基于此,2005 年,中国学者提出了"军事医学伦理学"这一学科新概念,用以表征对于"军事领域内的多种医学伦理关系"给予的专门研究。③围绕"军事医学伦理学"研究,多项国家社科基金课题获批立项,如"军事医学伦理学研究""战斗应激反应伦理问题研究""高技术战争视域下战场救治伦理研究"等。21 世纪,随着多样化军事任务的兴起与发展,军事医学在完成多样化军事任务中的地位日益突显,由此军事医学伦理学作为一门应用伦理学在中国也正逐步兴起发展。

第三节　军事医学伦理学的理论架构

军事医学伦理学理论研究是军事医学伦理学学科建构的基础,军事医学伦理学要形成其独立的学科范式必须拥有其独立的理论体系。军事医学伦理学研究自起始之时,就存在"是否需要相对独立的理论体系"的争论。一种观点认为,军事医学伦理学只是医学伦理学在军事领域中的应用,医学伦理学为军事医学伦理学提供了理论依托,军医只需依据现有的医学伦理原则对自己的行为做出道德判断与选择,因此,军事医学伦理学研究也只需关注实践问题。另一种观点认为,无论是医学伦理学还是军事伦理学,都不能为军医提供明确和充分的价值判定,军事医学伦理学应拥有自己相对独立的理论基础,应依据道德哲学构建军事医学伦理学的理论体系。事实上,作为一门独立的学科,军事医学伦理学的理论构建必不可少。无论其理论直接建构于道德哲学之上还是来源于医学伦理学,军事医学伦理学要想关注现实就必须发展理论,

① 陆增祺.军队医德学[M].北京:人民军医出版社,1996.
② 郭照江.军医伦理学[M].北京:人民军医出版社,2009.
③ 杨放.军事医学伦理学探析[J].中国医学伦理学,2005(5):12-14.

缺乏理论的现实研究是空洞、匮乏的,不断地进行本体的追问和哲学的反思才是军事医学伦理学赖以生成之根本。[①]

一、军事医学伦理学的学科概念

军事医学伦理学是运用伦理学的一般理论,特别是医学伦理学的理论,对运用医学的军事活动和涉及军事的医学活动中,形成的特殊伦理关系专门进行研究的学科。军事医学伦理学的理论基础是伦理学的一般理论,特别是医学伦理学的理论;它的研究领域是运用医学的军事活动和涉及军事的医学活动,可区分为战争行动中的医学活动和非战争军事行动中的医学活动两大类型,这些活动统称为"军事医学活动";它的研究对象则是在这种活动中形成的特殊伦理关系,既包括军医所建立的特殊伦理关系,又包括参与军事行动中的普通医生所建立的特殊伦理关系,即军事医学伦理关系。

由学科概念分析,可知军事医学伦理学具有如下两个方面的学科属性。[②]

军事医学伦理学既是一门分支学科,又是一门交叉学科。首先,军事医学伦理学是医学伦理学的一个分支学科,它是以医学规律为基础,而不是以军事规律为基础进行的伦理研究,所以,它在本质上是医学伦理学的一门分支学科,它和医学伦理学及伦理学之间,构成了包含与被包含的关系;其次,军事医学伦理学又是军事伦理学和医学伦理学之间的交叉学科,它既涉及军事活动中的伦理关系又涉及医学活动中的伦理关系,由此构成了军事医学伦理特定的研究视域。

军事医学伦理学是一门领域伦理学,而不是职业伦理学。作为伦理学分支学科的医学伦理学最初是职业伦理学,只研究医生以及其他医务人员的伦理行为和道德规范,被称为医德学。医学的发展和伦理学的进步,要求研究医学领域内的多种伦理关系,将医德学扩展为诸如经济伦理学、政治伦理学那样的领域伦理学,即医学伦理学。既要讲"行医道德"即医德,也要讲"就医道德"——对健康人群和患病人群提出基于医学科学和医疗卫生事业发展规律的道德规范。军事医学伦理学的研究同样如此,它是对军事领域内所形成的多种医学伦理关系所进行的研究,忽视对非医务人员的伦理行为进行科学分

① 杨放.军医生命伦理探析[J].中外医学哲学,2011(1):12.
② 高金华.论医学伦理学在军事领域的理论生长点[J].中国医学伦理学,2004(2):42-43.

析和道德规范将不利于学科的全面发展,对医务人员单方面的伦理学要求也容易变成空洞的道德说教。

二、军事医学伦理学的学科结构

一是军事医学伦理学基础理论。探求军事医学伦理学的本源,厘清其与医学伦理学和军事伦理学之间的关系,明晰其道德哲学基础、学术思想渊源、发展史;构建军事医学伦理学的理论体系,包括基本理论、基本原则、基本范畴;研究全球化背景下军事医学伦理的普适性,不同文化背景下传统、民族、风俗、社会影响对军事医学伦理造成的差异性;研究军医个体的道德角色、道德情感、道德责任和道德冲突;研究伤病员个体的生命质量和生命意义。

二是战争行动中的军事医学伦理学。该学说应研究:战地伤员救治伦理,实现战斗力的优化与再生;战地类选的可适性和理论依据;医疗资源严重匮乏情况下,战俘的医疗保障;参与战俘审讯时,军医的道德良知和职业操守;战场伤亡中,器官来源与器官移植;不可逆死亡征兆时,战地安乐死的实施;现代战争中,平民伤亡与平民救治;生化恐怖、生化威胁日益加重的情况下,防生化疫苗的合理化使用;战场恐慌引起的非正常应激相关伦理问题;战场脑外伤综合征患者救治伦理;战争造成的生态失衡对生命健康的危害和生态伦理。

三是非战争军事行动中的军事医学伦理学,包括:灾害医学救治中,军医的道德责任和道德要求,军医所应遵守的伦理原则;突发公共卫生事件处置中,军医与患者的权利之争,患者的权利与公共利益之间的矛盾;国际医疗援助中,军医行动的公正性与公平性,医学活动的政治无涉与军事行动的利益驱动;反恐行动中,军医的道德角色,恐怖分子的医疗权利;军事医学科研中,军医的道德规诫和道德监督,试验时的伦理审查和受试者的知情同意。

三、军事医学伦理学的基本特征

军事医学伦理学与一般医学伦理学相比,具有如下四个方面的特性。

一是实践领域的双重目的性。军事医学活动具有双重目的,即医学目的和军事目的。战场上医生救治了伤员,也就实现了战斗力的再生,此时,军事目的与医学目的二者是统一的。但是,有些情况下,二者却是对立的,如生化武器的研制,它满足了军事需求,却违背了医学的初衷。这样的双重目的,就直接构成了军事行动中医生道德选择的"二律背反"。

11

二是道德主体的内在冲突性。军事医学伦理关系的道德主体是每一名军医,作为军医,既是军人,又是医生,由此就产生了不容回避的现实问题:军医是遵循一名军人的道德标准服从命令、听从指挥,还是遵循一名医生的道德标准救治伤员。这种双重身份是军医伦理困惑的直接来源。

三是道德客体的身份差异性。军事医学活动中,道德客体是所有伤员,但是伤员的成分与结构却是多元复杂的,既可以区分为己方伤员、友邻伤员、平民伤员和敌方伤员,又可以区分为指挥员和战斗员,其身份的差异往往会对医学救治和伦理选择带来很大的影响。如在战场上,指挥员是否比战斗员就享有优先救治权? 是否可以放弃对敌方伤员的救治,而仅救治我方伤员?

四是道德调控的错综复杂性。对于军事医学伦理关系所进行的道德调控,我们既要遵循医学伦理学的一般准则,又要兼顾军事伦理学的道德要求,并且在很大程度上,军事长官的意志将直接影响道德的选择,因此,其道德调控是错综复杂的。依据何种标准行事,有时军医难以做出客观公正的判定。

四、军事医学伦理学的基本原则

《日内瓦公约》《纽伦堡法典》《赫尔辛基宣言》《生化武器宣言》等国际伦理法典,为军事医学伦理学确立了基本的道德原则。

第一个原则是战地医务人员中立的原则。1864 年,成立不久的红十字会在日内瓦签署第一个《改善战地武装部队伤者病者境遇之日内瓦公约》,1899年,又订立《改善海上武装部队伤者病者及遇船难者境遇之日内瓦公约》,1949年,分别在二者基础上经修订后成为著名的《日内瓦第一公约》《日内瓦第二公约》。这两个公约在红十字会"人道、博爱、奉献"的精神指引下,确立了战地医务人员中立的重要原则,要求战地医务人员抛开一切歧见,抢救受伤的敌我双方武装人员及其他有关人员。同时,作为回报,公约给予战地医务人员以非武装人员的待遇和保护,对军用医疗点、医疗船、医务飞机及医疗设备提供特殊尊重和保护,免于遭受攻击。因此,作为战场救死扶伤的医务工作者,首要的医学伦理要求是抢救一切生命,不管伤病者是敌方还是我方。

第二个原则是军事医学人体实验自愿和知情同意的原则。第二次世界大战后,对战争伦理的反思是战争完整性的一部分。《纽伦堡法典》确立了无论在战时还是平时,对所有参与人体实验的人而言,自愿和知情同意是绝对的前提。并且进行人体实验必须有利于社会,必须有动物实验的基础,必须力求避免肉体和精神上的损伤和痛苦等。尽管《纽伦堡法典》和1964年在此基础上修改而成的《赫尔辛基宣言》都较多地被用于民用医疗人体实验上,但从这一伦理原则的本源看,它首先是约束军事医学人体实验行为的。因此,它属于军事医学伦理准则的重要内容。美国国会退伍军人委员会(Veteran Committee)也常引用此法典作为依据,要求政府和国防部为约半个世纪以来的历次战争中被强制性接种疫苗的美国退役士兵赔偿。

第三个原则是保护战俘健康权益原则。《日内瓦第三公约》明确规定,"战俘在任何时候均须受人道的待遇和保护,不得对战俘加以肢体残伤或任何医学或科学试验""不得施以肉体或精神上的酷刑或以任何其他方式来获得任何情报""战俘的住宿、饮食及卫生医疗等应得到保障"。这一公约还有专门的战俘《卫生与医药照顾》一章。1975年6月,世界医学会制定的《东京宣言》再次强调:"在任何情况下,包括武装冲突和国内冲突中,医生都不能支持、宽恕或参与拷打或任何其他的可耻行径。"①

第四个原则是医生不得参与研制和开发生化武器原则。1990年第42届世界医学会针对越来越多的医生参与生化武器研制的现状而发表了《生化武器宣言》。该宣言开宗明义道:"参与研制和开发生化武器的医生是不道德的,因为医生的职责仅仅是提供健康关怀。"②随着科技的发展,先进技术在军事医学中扮演日益重要的角色,但与此同时,如果对军事医学伦理没有充分的理解,人们会发现新技术是如此急切地被应用于实战,以至于基本的医学伦理被抛弃。国际红十字会官员也不无忧虑地说,"新一代非致命性武器的发展都来源于医学科研的显著进步,譬如用于阻止中枢神经功能而使人安静的镇静剂和激光致盲武器等。医学界必须提防这种将医学知识用于武器发展的企图"③。

五、军事医学伦理的现实挑战

尽管经过第一次、第二次世界大战血的教训,军事医学伦理已形成了基本

---

①　Lifton R J. Doctors and Torture[J]. The New England Journal of Medicine, 2004(5):415-416.

②　World Medical Association. Declear on Chemical and Biological Weapons[R], Calif: World Medical Association, 1990.

③　Gross M L. Bioethics and Armed Conflict: Mapping the Moral Dimensions of Medicine and War[J]. The Hastings Center Report, 2004(6):22-30.

的伦理原则;但是,在面对军事需求、国家利益和民族利益时,军医固有的职业道德往往被压倒,甚至被吞没。具体而言,战争至少在以下几个方面改变,挑战着军事医学伦理原则。

一是战场中,医患关系发生扭曲,患者自主权受到损害。随着患者人权保护的演进,在平常的医患关系中,医生与患者关系是平等的"合作关系"(partnership),患者享有广泛的人权和自主决定权,如知情同意权、机密权和隐私权等。但是,在战争状态下,有清晰的上下级和命令,平等医患关系基本不可能存在。患者(无论是己方还是敌方伤病员)的医疗自主权大大丧失,由军方控制的病历作为遣返己方伤员回前线的依据和为虐待敌方伤病员"量身定做"审讯计划的依据。患者毫无机密、隐私权可言,知情同意也常常作为军事必需的牺牲品。1990年和1998年,美国国防部让士兵使用一种正在研制中的化学制剂以免遭受生化武器的威胁,但由于这些药品未达标,许多观察家认为军医必须在得到士兵知情同意后才可使用,但军方坚持认为知情同意不可行,国防部最终以军事必需为由批准使用。可见,在战场中,普通的、平等的医患关系不复存在,而"家长式、命令式"(paternalistic)的医患关系却大行其道。

二是战地医生难保中立。虽然《日内瓦公约》要求战地医务工作者中立,给予战俘在医疗上与己方士兵同等待遇,但作为战地军医,他们每天目睹己方战士受伤和死亡,命运息息相关,强烈的爱恨情感使之与战友们同仇敌忾。因此,平等待敌的医疗举动不仅不会发自军医内心,而且还会招致众怒,甚至使自己处于危险的境地。[①]医生难保中立,军事医疗类选法由此产生。在第二次世界大战中典型的军事医疗类选法的例子莫过于将刚刚研制出来的相当紧缺的青霉素先用于患有性病的士兵,以便使其尽快返回前线,而不是治疗那些重度感染濒临死亡的战士。军事医疗类选法显然是违背医学伦理的,同时战场中的军医们也发现军事医学伦理学所确定的平等、中立原则又是相当不现实的。

三是战俘的尊严受践踏。医学伦理始终与关爱生命和保护患者的尊严有关,但战时,尽管《日内瓦公约》确保战俘的地位和人道待遇,但战俘的人权与医疗权往往只有当它与军事需要不发生冲突时,才有实现的可能。否则,为了从战俘身上获取有价值的军事情报,减少己方伤亡,对战俘的身体和精神进行

① Howe E G. Dilemmas in Military Medical Ethics Since 9/11[J]. Kennedy Institute of Ethics Journal, 2003(2):175-190.

14

折磨的情况相当常见，而军医往往被动或主动地卷入其中，成为虐囚的帮凶。战俘的尊严遭受践踏突出显示了确保己方士兵生命权与维护俘虏人权之间的紧张，以及维持二者成本之间的紧张，而这正是在战争中产生诸多生命伦理困境的核心所在。

六、军事医学伦理学的价值取向

军医应首先是军人，意味着以服从命令为天职，还是首先是医生，意味着救治一切生命而不带任何政治判断和军事企图？不同的价值取向，将使军医做出不同的伦理选择。这是困扰医学伦理学界的难题，是必须正视、给予指导的现实问题，也是当前国外军事医学伦理学界正在争论的主题。就当今国外军事医学伦理学界而言，主要呈现出如下三种不同的价值取向。

一种是理想主义的价值取向。以美国军医团（Army Medical Corps）前中校威廉·马登（William Madden）和布莱·卡特（Brain S. Carter）为代表。他们认为保护生命是普通医生和军医共同遵守的伦理，因此，普通医生与军医几乎没有区别，军医首先是医生，必须严格遵循《日内瓦公约》，必须用坚定的标准和信念去执行国际人权法，拒绝军事组织施加的压力。这一派学者还强调，医生应仅仅对正义和人性负责，"为了维护伦理道德，医学应时常对民族主义和政府以国家利益为名做的各种主张加以审视"，对以神圣的名义进行的非人道行为加以抵制。他们认为，做到这点，走入战场的军医将不再有伦理困惑。

一种是现实主义的价值取向。以美军前军医维可多·塞得（Victor W. Sidel）和巴瑞·列文（Barry levy）为代表。他们认为军医职业有双重忠诚的问题，而忠于军事目的与为患者服务在战时通常不相容，除非对全世界军事医疗服务体制进行重建，让军医只是"道德的载体"（moral agents），才可能实现《日内瓦公约》的理想，否则这一结构性问题无法解决。这一派学者还提出这样的质问：若军医严格实行了军事医学伦理的要求，关怀了患者，那么，谁来关怀军医呢？

一种是折中主义的价值取向。以美国著名军事医学伦理学家艾得马·豪（Edmund G. Howe）教授为代表。他的观点处于理想和现实之间，是中庸和深刻的。他承认军医是"混合的代理体"（mixed agency），有"冲突的忠诚"（conflicting loyalty），但这与普通医生在平时医疗行为中遇到的伦理冲突有相似性，需要军医有遵从医学伦理的明辨力。因此，在大部分时间里，军医应按医学伦理原则行事。但他同时认为当军事与医学伦理的冲突十分严重时，最终的决定（如先救谁的医疗类选法）将不由医生做出，而是由军事组织的首长决定，这样，军医仅执行命令而已。通过这样来达到平衡。他还提出"正义战争"理论，即如果战争的性质是保家卫国、维护世界和平的正义战争，则在某些特殊情况下，军事需要可以作为打破医学伦理的理由。当然，此时一些不可逾越的国际人权法原则，如反对谋杀和酷刑等，仍是军医应坚持的。

第四节　军事医学伦理学的实践探讨

理论研究最终要回归实践，这既是当今军事医学伦理学研究兴起的根本，更是未来军事医学伦理学研究的指向与目标。军事医学伦理学的实践可区分为战争行动中的实践和非战争军事行动中的实践两大部分。

一、战争行动中的实践

战争行动中的实践主要包括：战地医疗类选、战地安乐死、战场器官移植、战斗应激反应、战俘生命权益和防生化疫苗使用等。[①]

（一）战地医疗类选

战地医疗类选法通常是指战争中根据战场军事需要和患者的抢救价值，对伤病员进行筛选、分类，而后确定先后救治程序，以确保最有效地利用医疗人员和医疗设备。[②]目前，战地医疗类选法主要有两种类型。一种是根据战争态势而非伤病态势的轻重缓急确定救治顺序，如，美国在其《紧急情况与战时救治手册》中将伤病员分为五类：急迫救治者（但不包括生命垂危的）、需立即救治者（但可短时间忍耐的）、可延时救治者、轻伤员、生命垂危无存活希望者（或称期待救治者），明确指出最先获得救治的并非生命垂危者，而是可以立即重返战场，形成战斗力的伤员。另一种是依据伤病员角色身份的差异而实施的战地医疗类选，将伤员分为己方伤病员、盟方伤病员、平民伤病员、敌方伤病员。1991年的海湾战争中，600名美国军医中有22％的人认为己方伤病员应优先治疗。然而，类选的合理性遭到了人们广泛的质疑。首先，依据伤病员角

---

① 常运立，马格，杨放.探析军事医学伦理学的学科意义[J].中国卫生事业管理，2008(2)：142-143.
② 常运立，王芳，杨放.美军军事医学类选法概述[J].中国医学伦理学，2007(6)：116-119.

色身份差异实施的类选,严重背离了战地医务人员中立的原则;其次,依据军事需求的类选模式,势必造成大量重伤员因不能迅速而有效地获得救治而只能加速或者等待死亡,这将严重地背离了一名普通医生的行医准则和价值标准。因此,战地医疗类选这一做法隐藏着诸多军事医学伦理问题,需军事医疗机构对此进行认真审视。

(二)战地安乐死

战地安乐死是指对战争中无法救治的伤病员停止治疗或使用药物,让其无痛苦地死去。目前,对战地安乐死主要有赞成与反对两种观点:赞成战地安乐死的人认为,战场上有限的医疗资源必须发挥其最大效能,以服从和服务于军事需求;同时,战场的紧急态势也不可能给予伤病员平时所能享有的临终关怀。这就是三种价值取向中,现实主义的价值取向所持的基本观点。反对战地安乐死的人,一方面认为生命是神圣不可侵犯的,尊重生命开启了道德良知,为挽救生命而尽心尽力是每名医务人员基本的道德准则,这就是理想主义的价值取向所持的观点;另一方面,在战场上实施战地安乐死难以做到知情同意;更为重要的原因是战场上缺少伦理监督的战地安乐死很容易沦为医学谋杀。纳粹时代的德国医生以"安乐死"的名义杀死了 9 万名患者的案例,常被作为反对安乐死的重要论证。[①]因此,对于战地安乐死,各国军队都采取一种避而不谈的态度,但是作为一名伦理学工作者,必须具有敏锐的视野,善于捕捉这类问题,并给予分析,以指导我们的医疗实践。

(三)战场器官移植

战场器官移植的实施与开展对受伤战士恢复肢体完整性、挽救生命与延续生命希望具有重要作用。但是战场器官移植的合法性是最具关注与值得讨论的,这对恢复健全肢体、挽救官兵生命具有重要意义。2004 年,沙特媒体《阿拉伯半岛报》的一则报道让世人震惊。该报道称欧洲情报机构的一份秘密报告披露,美国军医在伊拉克战场上对死者和伤员截取人体器官进行贩卖。不论这一报道是否准确,战场上关于器官来源、器官分配与使用等问题已向军医提出了严重的挑战,迫切需要军医保持清醒的道德良知。事实上,战场上器官的需求是巨大的,器官的获取也是方便的,大量刚刚死亡者、死亡不可逆者,其

---

① [美]格雷戈里·E.彭斯.医学伦理学经典案例[M].聂精保,胡林英,译.长沙:湖南科学技术出版社,2009:87.

至战场俘虏构成了器官的广阔来源，也正是这种方便性无时无刻不冲击着军医的道德底线。从刚刚死亡者身上摘取某一器官是器官移植的主要方式，其做法是理智的，也已得到了人们的普遍赞同，并不会引起大的伦理争议，其争论之点多在于脑死亡标准的确认与推定同意。从死亡不可逆者身上采摘器官，虽然是获取活体器官的最佳方式，但是最容易出现道德混乱和道德失衡，也是最具争议之所在。如何判定死亡之不可逆？能否做到和如何实现知情同意？何时可以采摘器官？以何种方式采摘器官？诸多问题无不需要军医慎思、笃行。对于战俘，强烈的敌视情结很容易使其成为潜在的器官来源，此时，如没有坚定的职业操守，为了己方伤者的利益，很容易冲破道德底线，而侵犯甚至剥夺战俘的生命权。另外，对于器官的分配与使用：谁可以优先得到器官？是军官还是战士？由谁做出决定？是战场指挥员还是医生？依何标准判定？是医学标准还是社会标准？对此，无不需要认真思考与审视。

（四）战斗应激反应

战斗应激反应（Combat Stress Reaction，CSR），是指心身正常的士兵在战场极端条件下出现的生理、心理、精神的异常反应。战斗应激反应是士兵暴露于巨大的应激下，对战场环境的一种暂时的、短期的、正常的心理、生理及精神反应。战斗应激反应按性质可分为适度战斗应激反应（良性战斗应激反应）和过度战斗应激反应（不良战斗应激反应）。适度的战斗应激反应是正向的战场应激行为，能够增强士兵的作战能力，包括机警、忠诚、对痛苦的忍耐力增加、有勇气、肯牺牲等。而对于过度战斗应激反应者，我们应如何做出道德判定：是将士兵出现的精神心理障碍看成贪生怕死的表现，是一种违反战时纪律的行为，还是将战时军人出现的精神异常认定为精神疾病，避免了因其违反军纪而受到军法的制裁？如不能对战斗应激反应做以合理的认识，就很难对其行为给予正确的道德判定。在对待应激反应时，我们应坚持科学性、允许性和公益性原则。[①]

（五）战俘生命权益

随着反恐战争的兴起，战俘的生命权益在西方却受到了严重的挑战。每一个战俘对于交战方来说都有其军事价值，因此，他们可被利用的价值大小直接影响他们的生死存亡及待遇处境。例如，战俘是否会透露其下一步行动计划，战俘所在军队是否会组织营救等，这些都会使战场态势出现巨大改变。有

---

① 常运立，杨放.战斗应激反应伦理问题探析[J].中国医学伦理学，2009(1)：89-91.

些为了获取敌方有价值的军事情报,会对战俘采用非人道方法。给予战俘国际人道主义待遇,是国际社会达成的普遍共识,并写入了国际战争法之中。①美军军医参与的虐囚事件已严重违背了《日内瓦第三公约》,即《关于战俘待遇之日内瓦公约》等国际战争法规的相关规定。如"对战俘不得施以肉体或精神上的酷刑或以任何其他胁迫方式获取任何情报,对拒绝答复的战俘不得加以威胁、侮辱或使之受任何不快或不利之待遇"。但是,面对国际社会的强烈指责,美国政府和军事功利主义者提出了强烈的争辩。他们指出,《日内瓦公约》只涉及国家间冲突,"基地"组织并不是一个国家,更不是《日内瓦公约》缔约国,因此,不受到公约的保护;军事功利主义者认为,军医的这一做法能够有效地遏制恐怖主义的进一步行动,符合美国所一贯坚持的功利主义伦理观。但是,由此也向人们提出了一个严峻的伦理问题,即军医应保持一种什么样的道德底线与道德良知:是坚守作为一名医生基本的道德承诺,对此种行为坚决反对;还是采取妥协的观点,达成政府和国家的军事需求与意愿? 这一问题如不能彻底澄清,极易产生道德认知偏差,甚至出现道德沦丧行为。

（六）防生化疫苗使用

随着核生化恐怖的加剧,为有效应对生化武器和各种疾病危害,参与军事行动的士兵都被强迫或被隐瞒实情注射一些疫苗,但疫苗使用后的不良反应却并不知晓,甚至有些人在被注射疫苗后反倒得了"怪病"。如,在 1991 年海湾战争中,美军给参战官兵注射的防生化疫苗,疑是"海湾战争综合征"的致病因素;2000 年,美国国防部强行规定所有官兵接种炭疽疫苗,事后导致数百人患上可怕的流感病症;2003 年,伊拉克战争中,美军军方提供的天花和炭疽疫苗,导致了美军上百名士兵患上了血栓病。以上这些事例无疑不向军方敲响了疫苗使用的警钟。虽然从短期看,疫苗使用也许能保护士兵免遭病毒侵害,可以提升士兵作战效能,但是从长期看,其使用的高风险严重影响了军队的战斗力,而有关防生化疫苗使用所涉及的伦理问题更加显现。如,其使用上是否遵循了知情同意,是否遵循了"不伤害"等伦理原则,答案是显而易见的。

二、非战争军事行动中的实践

非战争军事行动中的实践主要包括:军事医学科研、突发公共卫生事件、

---

① 郑建国.从国际法关于战俘的规定看虐囚事件[J].襄樊学院学报,2004(7):66.

国际医疗人道援助和生态伦理等。[①]

（一）军事医学科研

虽然《纽伦堡法典》和《赫尔辛基宣言》都对人体实验做出了明确的限制与规范，但是时至今日，无视受试者的基本权利，利用平民、战俘甚至本国士兵开展的军事医学人体实验，仍然受到以美国为首的军事强国的推崇。例如，20 世纪 90 年代，美军沃尔特·里德陆军医疗中心在尼泊尔首都加德满都利用当地平民开展的 E 型肝炎实验，虽然遭到了国际社会的强烈反对，但却受到军方的大力支持。[②]再如，2009 年，英国一家医学职业道德监督组织经过调查后，发表了一份名为《酷刑帮凶》(*Aiding Torture*)的最新报告。[③]报告称，美国中央情报局涉嫌雇用医生和心理专家对恐怖分子展开违法的人体实验。这些实验包括箱子禁闭、低温测试和"水刑"等。最近，美军已经测试和部署了兴奋剂莫达非尼的服用工作，能让士兵连续保持 40 小时清醒，美国国防部高级研究计划局(Defense Advanced Research Projects Agency，DARPA)正在投入资金用于特别不同寻常的抗睡眠的研究中，如经颅磁刺激。如今，军事医学人体实验引发的道德难题已经超越了国界、宗教信仰和文化传统，成为国际社会共同关注的焦点。对于军事医学人体实验，除了从伦理上认识到受试者的利益必须给予充分的保护外，我们还必须清醒地意识到道德和心理机制的扭曲对于人类的迫害，将人视作非人、任意践踏和蹂躏，是对人性的抹杀，严重背离了为医救人之初衷和"医乃仁术"之根本。另外，狭隘的民族主义和种族思想也是引发人类灾难的重要原因。狭隘的民族主义思想的肆意膨胀必将危害社会的安全与稳定，医学也将会失去人道的内涵，沦为罪恶的帮凶。法西斯分子所进行的人体实验产生的震动是长久的，对其反思也应该是深刻的。因此，"为了维护伦理道德，医学应时常对民族主义和政府以国家利益为名所做的各种主张加以审视。这个教训本身一点也不新，问题是人类是否会真正吸取这个教训"[④]。

---

① 蒋水芳,熊楠楠,杜萍,等.论非战争军事行动中的军医伦理问题[J].中国医学伦理学,2011(3):373.

② Andrews J. U. S. Military Sponsored Vaccine Trials and La Resistance in Nepal[J]. The American Journal of Bioethics，2005(3):W1.

③ Allen S, Keller A, Reisner S, Iacopino V. Aiding Torture: Health Professionals' Ethics and Human Rights Violations Revealed in the May 2004 CIA Inspector General's Report[R]. Cambridge, MA; Washington, DC: Physicians for Human Rights，2009:1-6.

④ 聂精保,土屋贵志,李伦.侵华日军的人体实验及其对当代医学伦理的挑战[J].医学与哲学,2005(6):37.

（二）突发公共卫生事件

近年来,自然灾害、传染性疾病等所引发的公共卫生事件频繁出现。从SARS 到甲型 H1N1 流感,这些公共卫生事件冲击着原有的卫生体制,也触动了军事医学伦理的思考,它的启示是多方面的。就医者而言,军医在应对突发公共卫生事件中,有着义不容辞的责任。突发公共卫生事件环境危险、条件艰苦、情况多变、处置困难,军医必须具有强烈的战斗精神和无私的奉献精神,必要时甚至会献出自己宝贵的生命,这种献身精神已超越一名普通医生的职业道德,但却是军人职责之所系,使命之所然。没有这种献身精神,在处置突发事件过程中,就难以做到临危不惧、处惊不乱,就难以视人民的利益和生命高于一切、重于一切。就患者而言,公共卫生事件所涉及的,不是单个生命的自身遭遇,不是如何处置生命个体的伦理困境或极端情况下的伦理抉择,而是涉及群体的生命。"公共健康实践的目标则是保护和促进公众的健康,为了实现这一目标,通常需要对个人的权利进行侵犯(例如强制性免疫和隔离措施对个人自由权的侵犯、疫情报告对个人隐私权的侵犯)。"[1]在面临公共健康威胁的情况下,生命群体与生命个体之间的关系应当如何处理,各自应当遵循什么道德规范,这些规范的理论依据又是什么,这些问题无疑是军事医学伦理学研究进一步推进的重要内容之一。

（三）国际医疗人道援助

随着全球自然灾害和地区性冲突的频发,国际医疗人道援助行动在非战争军事行动中的地位日益突显。但是某些医疗援助行为动机不纯,严重地背离了医学人道主义的宗旨。美军医疗人道援助是美军对外人道援助的重要组成部分,始于第一次世界大战。威尔逊总统通过实施美国救济管理局行动,向亚美尼亚、波兰和苏联难民提供医疗支持,救治了大量天花和伤寒患者,但以此为手段进行的西方意识形态渗透却遭到了受援人民的强烈反感。第二次世界大战后,美军医疗人道援助有了进一步的发展,先后向南亚(越南)、中美洲(洪都拉斯、萨尔瓦多)提供了以基础医疗设施建设和基本卫生知识普及为主要内容的医疗人道援助。美军之所以积极推行医疗人道援助,是因为美军认为,建立在道德情感上的军事医疗人道援助是"赢得民心"、改善与受援国政府和民众关系的最佳方式,并且为对受援国有效实施政治干涉做出必要的铺垫,

---

[1]　史军.遭遇公共健康的生命伦理学[J].伦理学研究,2008(7):17-20.

通过强行推行医疗人道援助可以为其军事行动寻求合法化和合理性借口,也是美军展现其军事实力的良好时机。借助医疗人道援助,美军还可以达到提升医疗分队医疗技能、强化医疗分队应急能力和采集实验数据的目的。另外,美军借助国际媒体大肆渲染其医疗援助活动,不断扩大其在国际上的政治影响和提升政治形象。近年来,美军以援助为名积极推行其人道干涉政策,在实施过程中,受到国际社会的强烈谴责,无国界医生组织指出:"在动荡的政治环境和冲突时,向受伤害者提供医疗人道援助相当困难,而伴有军事行动的医疗人道援助危险性极其明了,如有效地推进医疗人道援助,必须杜绝一切政治和军事动机。"①因此,对于国际医疗援助的道德监督,已成为一个不容忽视的重要伦理问题。

(四)生态伦理

战争可以在从基因到生态系统的各个层次上威胁生命的存在。细菌武器和化学武器的使用会导致不可估量的生态灾难。20 世纪 40 年代,英国曾在苏格兰沿海的格林亚德岛进行生物战试验,在此后长达 40 年的时间里,该岛一直受到炭疽孢子的污染。1961 年至 1975 年,美国在越南战争中为消灭"丛林战士",大量使用"落叶剂"毁灭森林,使生态环境急剧恶化。战后几十年,"落叶剂"的影响还在延续,该地区的居民遗传疾病和恶性肿瘤的发病率持续攀升。②关注生命,就必须关注生命所赖以生存的生态环境,关注生态的破坏给人类生命带来的危害。伦理学在协调人与人之间关系的同时,也应该重视人与社会、人与自然之间的道德关系,积极寻求人与自然、人与社会的和谐相处之道。这是我们应该积极倡导的生态伦理和生态观念。这种生态视角,代表着一种时代性的观念转折:从征服自然到敬畏生命,人们开始去认识大自然的价值和权利,人类的自然观从人类中心主义向生态中心主义深刻转变。③以此,反观现代战争,不管是用战争手段排除异己,还是用战争的手段夺人城池,都产生一个非正义的结果,那都是对地球、对人类赖以生存的河流、湖泊、空气等生态环境造成的巨大毁坏。生态伦理向人们提供了一种生存哲学和生存智慧,面对冲突,它将使我们多一分理性,少一分冲动;多一分包容,少一分厮杀;多一分关切,少一分战争。

---

① 常运立,马格,杨放.美军医疗人道援助的伦理探析[J].医学与社会,2008(1):19-21.
② 王亚洲.战争与生态破坏[J].现代军事,1998(3):54-55.
③ 罗晓东.对现代战争的环境伦理学反思[J].辽宁工程技术大学学报,2004(4):340-341.

第二章　军事医学伦理学理论基础

第一节　道德、伦理、伦理学概述

一、道德

早在2 300多年前,古希腊最伟大的思想家、哲学家、伦理学家亚里士多德(Aristotle)就指出:"人类所不同于其他动物的特性就在于他对善恶和是否合乎正义以及其他类似观念的辨认。"①亚里士多德十分明确地把道德看成人类与其他动物相区别的一个重要标志。人类社会道德生活的完美程度,同样是衡量人类文化进步和社会文明发展的重要尺度之一。道德是人类的历史发展和社会实践之中形成和发展起来的一种社会现象。

在中国伦理思想史上,道德最初是作为两个概念而分别使用的。"道"既指道路,又指规律、规则;"德"则与"得"字相通,且有表示人际关系状况的意思。东汉时,刘熙对"德"的解释是:"德者,得也,得事宜也。"意思是说,"德"就是把人与人之间的关系,处理得合适,使自己和他人都有所得。许慎更明确地说:"德,外得于人,内得于己也。"也就是说,"德"是一个人在处理与他人的关系时,一方面,能够"以善念存储心中,使身心互得其益",此即"内得于己",另一方面,又能够"以善德施之他人,使众人各得其益",此即"外得于人"。"道""德"二字连用,始于春秋战国诸子之书。荀况在《荀子·劝学》中说:"故学至乎礼而止矣,夫是之谓道德之极。"荀况不但将"道"和"德"连用,而且赋予了它较为确定的意义,即指人们在社会生活中所形成的道德品质、道德境界和调整人和人之间关系的道德原则、道德规范。"道"是事物发展变化的规律,"德"是

---

① ［古希腊］亚里士多德.政治学［M］.北京:商务印书馆,1965.

指立身根据和行为准则,指合乎道之行为。至此,汉语"道德"演绎完成。

西方原本无特指"道德"的词,最早是"mores"一词,具有风尚、习惯、性格、行为和规则、规范的意思。此后,由罗马哲学家西塞罗(Cicero)和塞涅卡(Seneca),作为伦理学的译语,使用了"moralis",由此产生道德这一正式概念。西方的"道德"一直与"伦理"混在一起,他们的"道"(logos)也与"德行"(arete)分开,德行是"长处",而非崇高的善。

道德的发展经历了漫长的过程,马克思主义的诞生,尤其是历史唯物主义的创立,为揭示社会主义道德现象的起源,提供了科学的世界观和方法论。马克思主义认识论认为,道德是由一定的社会关系特别是经济关系所决定的一种特殊的社会意识形态,是依靠人们的内心信念、传统习惯和社会舆论维系的,以善恶标准评价的,调整人与人之间、个人与社会之间各种利益关系的心理意识、行为活动和原则规范的总和。①

道德的两大社会功能是认识功能和调节功能。认识功能是指道德能认识社会现实,反映社会现实,特别是反映社会经济关系的功能。道德是着重从个人对他人利益和社会整体利益的角度出发,提供现实社会状况的信息,显示现实社会的生命力和历史趋势,展望或预测现实社会发展的未来图景。调节功能是指调节人的行为,并通过调节人的行为来调节社会关系。道德调节是以自律和他律两种方式进行的。道德自律是指个人具有牢固的道德信念,外在的道德规范已内化为内在的准则,个人能自觉地按这些准则行事。

道德作为特殊的意识形态,又有着自己的特殊本质:非制度化的调节方式。其规范作用不依赖于强制性手段,而主要依靠转化为人们内在规范的方式发挥作用。

二、伦理

"伦,从人,辈也,明道也;理,从玉,治玉也。"②在古汉语中,"伦""理"是作为两个单独的概念而分别使用的。随着汉语的发展,"伦"由最初仅表征辈分关系,引申为多种多样的人际关系;"理"的本意也由加工玉石、显示美丽的天然纹理,演化出做事的规范、准则、律令的意思。"伦"和"理"连用,始见于秦汉

---

① 马克思恩格斯选集:第2卷[M].北京:人民出版社,1972.
② 罗国杰.伦理学[M].北京:人民出版社,1993.

之际的《礼记·乐记》:"乐者,通伦理者也。"但它不是现代意义"伦理学"中的"伦理",只是指"处理次序的道理"。孟子在《滕文公上》中讲道:"使契为司徒,教以人伦:父子有亲,君臣有义,夫妇有别,长幼有序,朋友有信。"这里将特定的"伦"与特定的"礼"一一对应,作为"伦常之礼",体现出伦理的普遍意义和社会意义,已经具有处理人际关系应该遵守的道理、规范和准则的含义,也反映了理论与实践的结合。

"伦理"一词在西方语言中,源于希腊文中的"ethos",最初是指动物不断出入的场所、住惯了的地点,后引申为"习俗""习惯",从亚里士多德开始,这个词便专门用来表示研究人类德行的科学。在现代意义上,伦理主要是指人们处理相互关系时,所应该遵循的具体行为准则。

在西方,伦理学又被称为道德哲学,这种表述揭示了伦理以道德为研究对象,道德以伦理为理论指导,二者是有差异的。首先,内容不同。道德表达的是最高意志,主要是一种精神和最高原则;伦理表达的是社会规范的性质。道德是伦理的精神基础。其次,层次不同。道德是最高的、抽象的;伦理是次高的、具体的。通常认为,道德是主观的"法",就是个人道德;伦理是客观的"法",就是社会道德。以正义行为来举例,道德是"你最好应该",而"伦理"是"你必须应该"。最后,要求不同。道德对应该与否非常宽容,其劝说留有一定余地,靠高度的自觉和省悟来选择自己的行动;伦理是道德与法律中间的宽阔地带,是自律和他律之间的律法,有来自道德但又不是道德的觉悟,有来自法律又不是法律的强制性。

三、伦理学

在人类道德文化发展优秀成果的宝库中,中国是以其丰富的伦理思想著称于世的。中国春秋时期的著名思想家、教育家孔子也是著名的政治伦理学家。《论语》是中国第一本规范伦理学著作,孔子本人则是中国伦理思想史上第一位具有完整理论体系的伦理学家。在古希腊,哲学家亚里士多德在对伦理作了全面的分析、概括和总结之后,不仅创造了"伦理学"这个名词,而且第一次写出了具有独立体系并且论证严格的伦理学著作《尼各马可伦理学》,使伦理学成为一门独立的学科。

伦理学是以道德现象作为自己研究的客体,即研究有关道德和伦理问题的学科,包括道德和伦理问题的理论和实践。

在东西方社会历史发展的不同阶段，都有与之相适应的伦理思想，形成了不同的伦理学派，给后世留下了丰富的道德遗产。在西方，自亚里士多德创建了伦理学之后，该学科不断发展，并表现出不同的时代特点。古希腊伦理思考的重点是个人的品性方面，而后经历中世纪的消极发展，从14世纪以后，在资本主义社会不断发展的过程中，形成了更加系统和完整的伦理思想体系。和西方相比，中国的传统思想则具有重人伦关系、重精神境界、重人道精神、重整体观念、重修养践履和重推己及人这六大特征。19世纪40年代，马克思主义创立后，以唯物史观为理论基础的马克思主义伦理思想的形成，是人类道德发展史上的一次深刻变革，使人类社会伦理思想的发展和研究进入了一个崭新的阶段。

伦理学分为规范伦理学和非规范伦理学，规范伦理学又分为普通规范伦理学和应用规范伦理学，非规范伦理学则包括描述伦理学和元伦理学。[①]规范伦理学是对道德观念和道德判断进行系统性了解，并对道德原则的合理性加以探讨。其目的主要是要构建有关行为规范的基本原则，以作为我们日常生活中面临道德问题时的行为指导。一般认为，医学伦理学属于应用规范伦理学。

第二节　双重的职业伦理：医学伦理与军事伦理

一、医学伦理

医学伦理是用伦理学理论和原则来探讨和解决医疗卫生实践和医学发展过程中的医学道德问题和医学道德现象的应用伦理。医学伦理学的本质是为了患者的利益，但什么才叫符合患者的利益，则是随着时代的变迁和人们观念的变化而变化的。以往强调医生要"治病"，现在则强调医生要治疗"生病的人"，这中间蕴含着微妙而深刻的变化。

自古有道，"未学医先学德"，医学和道德从来是相依相伴，道德性是医学的内在属性。"医乃仁术"，使医家成为仁人之士。"不为良相则为良医""古之圣人，不拘朝廷，必隐于医卜"，这种对医生职业的较高评价，均是建立在仁爱

---

①　孙慕义.医学伦理学［M］.北京:高等教育出版社,2008.

救人的基础上。从古希腊的希波克拉底"我将尽我之所能与判断对病人利益着想而救助之",到中国唐代的孙思邈"誓愿普救含灵之苦",都把仁爱救人作为医学的宗旨。伴随着生物技术和生命科学技术的发展,生命伦理学提出了符合现代社会背景需要的"尊重、不伤害、有利、公平"基本原则。这一基本原则是传统医学道德的继承与发展,是仁爱救人、赤诚济世的现代体现,也是当代医学实践的伦理指导与现代精神文明建设的重要组成部分。军医作为军事行动中的医生,要遵循医学伦理的基本原则和道德要求,因为医学伦理不仅是调节军医与病患、医务人员之间以及社会之间的行为准则,也是医务人员追求精湛医术,实现自我价值、社会价值——成为"苍生大医"的保证。

医学伦理学最终表达人类的爱的意志与人道精神,由这种崇高的精神生发出医学伦理学的基本原则——行善原则、尊重原则、公正原则和不伤害原则。

行善原则,也称"有利原则"。无论在传统或是现代的医学道德的体系里,无论是在西方还是在中国的医学道德体系里,行善原则始终都是一条最基本、最重要的道德原则。它要求人们在医学活动中,努力行善,把有利于患者健康放在第一位,并切实为患者谋利益。行善原则的基本精神在其实质意义上要求从业人员善待生命、善待患者和善待社会。医护人员把患者的健康利益与生命利益放在首位,并以此作为临床诊疗工作的出发点和归宿,要"仁爱救人,以人为怀"。

尊重原则,主要包括尊重患者的人格、尊重患者的自主选择权以及尊重患者的隐私权。患者作为公民的一分子,在医疗服务过程中,其人格尊严应该受到社会的保护。医疗机构与医务人员对任何患者都应当绝对地、无条件地尊重其人格尊严。尊重患者的自主选择权具体是指具有行为能力并处于医疗关系中的患者,在医患交流之后,经过深思熟虑,就有关自己疾病和健康问题所做出的合乎理性和自身价值观的决定,并据此采取负责的行动。医疗职业的特点决定了医生常常可以了解到患者的某些隐私,对于这些隐私要加以保护,避免给患者带来伤害。

公正原则就是根据生命权的要求,按合理的或大家都能接受的道德原则,给予每个人所应得到的医疗服务。主要内容包括对患者生命权的保障、机会平等、按社会具体贡献对卫生医疗资源进行有差别的分配以及立足于社会整体利益,对初次分配后的利益格局进行调整以缩小差距。

不伤害原则是指医务人员在医疗实践中,一切考虑是否对患者有利,把医疗的伤害性降低到最小限度,做到以最小的损伤代价获取患者最大的利益。

其意义在于,强调培养医护人员为患者高度负责的、保护患者健康和生命的理念和作风,正确对待医疗护理伤害现象,在临床实践中,努力使患者免受不应有的伤害。

二、军事伦理

军事伦理是以军事道德现象为研究对象的学问,包括军事道德关系现象、军事道德意识现象和军事道德活动现象等,属于应用伦理学范畴。军事伦理以其认识、教育和调节等特殊的功能,提升军人、民众及政治家、科学家的军事道德素质,规范、制约、指导当代军事及与军事相关的战斗活动,推进人类的和平与发展,展现其不可或缺的独特价值。

中国传统军事伦理的价值体现为舍生取义的正义观念、"以仁为胜"的人道主义和"先德后武"的和平精神。这种伦理精神和价值取向不仅影响着人们对待战争的态度,而且直接决定了中国传统军事伦理的发展方向。[①]人道主义作为中国传统军事伦理的重要价值取向,展现出不同的层面:不挑起事端,坚守"抗兵相若,哀者胜矣"是上上善;保持威慑力量,"不战而屈人之兵"是上善;如若战争不得不进行下去,即"不得已则斗"亦为善行,那也是为了以战止战,重在伸张正义,普施仁爱。

西方军事伦理思想诞生于古希腊、古罗马时期。纵观古希腊军事伦理的历史发展,特洛伊战争、希波战争、伯罗奔尼撒战争和马其顿战争等四次大的战争贯穿其中,对其兴衰存亡产生了决定性的影响,也在很大程度上决定了古希腊军事伦理的发展进程。当古希腊民族衰微之时,古罗马开始迅速崛起。早在民族形成之时,古罗马就面临着四周强敌的压迫,正是在无数次的战争历练中,古罗马早期以质朴务实、忠诚爱国、荣誉、公正、智慧、勇武等为内核的军事伦理精神得以形成,成为古罗马文化的重要组成部分。[②]

西方军事伦理思想发展于中世纪。这是一个承前启后的重要历史阶段,古希腊文化、古罗马文化、日耳曼文化等文化在这里交汇、碰撞、融合,伴之以

---

① 顾智明.中国军事伦理文化史[M].北京:海潮出版社,1997.
② 顾智明.西方军事伦理文化史[M].北京:解放军出版社,2010.

新的生产关系、社会结构、军队组织形式和战争，逐渐萌生并不断发展着独具特色的军事伦理。中世纪时期，军队道德主体都有其坚定的信仰，祈祷与礼拜在中世纪军人伦理道德发展过程中，起着重要作用。军人通过这种仪式不断地从中汲取和平与和解为主的精神力量，形成群体意识，增强自身的舍身精神与战胜对手的必胜信念。进入近代，谋求物质利益和霸权的战争频繁爆发，资产阶级现实主义伦理观应运而生。军人主体性成为欧洲近代军事伦理的重要精神，和平、正义和人道等军事伦理观念在近代欧洲频发的战火中得到发展，成为近代军事伦理中的德行之维。第二次世界大战后，特别是 20 世纪 60 年代以来，随着全球一体化和高科技武器的发展，军事活动和战争与人类命运变得更加紧密。军事伦理中，代表人类正义、良心、生存、和平、发展的理性诉求，引导人们进行着推进和平、遏制战争的努力。即便战争爆发，也尽可能以道义将其限制在特定的规模范围内。

世界人民对战争与和平的高度关注，反映了主体意识日益高扬的当代军事伦理自觉，为当代军事伦理增添了普适性、群众性色彩。军人的职业道德，要求军医在军事行动中，要时刻坚守"仁道、正义、忠诚、服从、奉献、荣誉"的军事伦理原则。"仁道、正义"不仅要求军事活动具有正义性，而且要求军事手段和军事行为符合道德要求，坚决反对肆意的杀戮与残暴。

商汤伐夏桀时，公开宣称："非台小子，敢行称乱，有夏多罪，天命殛之。"由于桀犯上作乱，违抗天命，故汤进行战争是替天行道，是"恭行天之罚"。周武王伐纣时，不仅打着"恭行天之罚"的旗号，对诸侯国和民众进行动员，而且以殷命"惟天不畀"为自己的军事行动寻找合法性依据。同时，"仁道、正义"也是对单个军人提出的基本武德要求。中国古代就提出了"义战""不战而屈人之兵""杀身成仁""舍生取义"等军事伦理思想，均是"仁道、正义"在军事领域的投射。尉缭子说："兵者，凶器也；战者，逆德也；争者，事之末也；故王者伐暴乱，本仁义焉。""忠诚、服从"是军人最核心的伦理价值，被称为兵学盛典的《孙子兵法》充分彰显了这一军事伦理思想。《孙子兵法·始计》："与上同意也，故可以与之死，可以与之生，而不畏危。"阐述军人只有"忠诚、服从"上级，才能在战争中出生入死而不危惧。军队是高度集中统一的武装集团，服从和执行上级的命令和指示，严守纪律，一切行动听从指挥。正如古人所说，"禁之不止，鼓之不进，虽有百万之师，无益于用"。中国军队是马克思主义理论武装的人民军队，中国军队的性质和宗旨，决定了中国军队广大官兵要更自觉、更坚决地服从命令、听从指挥,以保持全军高度地集中统一,保证作战和其他任务的完成。军人对待上级的命令,不论是正式的文件,还是口头的指示,都必须坚决贯彻执行,做到令行禁止,不能以个人判断的结论作为是否服从的条件。"奉献、荣誉"是军人为满足高层次精神需求所追求的重要原则。"留取丹心照汗青""士可杀而不可辱""赢得生前身后名",均展现爱国奉献和荣誉至高无上的军事伦理内涵。奉献与荣誉既是军人职业生涯孜孜以求、不懈努力的目标,也是军人对自己实行自律的尺度。我们的国家是伟大的国家,中华民族是伟大的民族。维护中国安全和民族尊严,珍惜祖国荣誉,保卫国家的利益,是中国军人的神圣职责。国家的荣誉直接关系到国民和民族的尊严。捍卫祖国的荣誉,就是要在国际交往中捍卫国家的尊严,不得有损害国家荣誉的言行,并敢于同丧失民族自尊心,丧失国格、人格,甚至损害祖国荣誉的言行进行针锋相对的斗争。此外,国家荣誉与军人自身的荣誉紧密相连,国家荣誉遭受破坏,军人自身的荣誉也将受到损害;军人丧失荣誉,国家荣誉亦将受到影响。

目前,国际社会对军事行为的伦理规范和道德约束,主要有海牙体系和日内瓦体系两大法系。这两大法系充分体现了军事人道主义思想,前者重在对战争手段和方法的限制,后者重在对战争中战俘和平民的保护。现代战争实现了打击的精确化与战争的可控化,避免了无辜的伤亡和杀戮,也充分体现了军事伦理对军事行为的规范与约束。

三、医学伦理与军事伦理的区别

通常情况下,医学伦理并不涉及大规模、大范围对人类及其文明创造物的损伤与毁灭问题,而军事伦理面对的行为与事件则往往是事关人类前途与命运的问题。医学伦理通常遇到的是个体之间的道德关系,如医务人员与患者的关系等,至于医务人员、患者与医疗机构、政府的关系相对来说是间接的。军事伦理道德关系表现出来的往往是集团与集团、政府与政府之间的武装对峙或抗衡,从这一意义上说,军事伦理是一种组织之间的伦理学。医学伦理等应用伦理都不像军事伦理那样最直接、最普遍地面对生与死的道德问题,尤其是在战场上,杀敌或被敌所杀,是交战双方力图取胜的重要手段(尽管现代战争提倡"零伤亡"的"全胜",实践起来却很难)。另外,人道主义在军事伦理视域里有其更为特殊的含义。因此,在军事行动中,军医作为的特殊群体,不仅要处理好人与人之间的伦理关系,更要处理好集团与集团、国家与国家之间的伦理关系;不仅要具有医生的职业道德,也要遵守军人的职业道德。军医在军事行动中,要时刻坚守"仁道、正义、忠诚、服从、奉献、荣誉"的军事伦理原则。特别是现代高科技战争中,由于战场环境远比平时的医疗环境复杂、艰苦和多变,战场救护的难度比常态的医疗诊治行为要困难,对于军医的职业道德要求和职业技能都提出了更高的要求。军医只有充分掌握军事伦理原则,才能在特殊境遇中指导实践。

第三节　双向的价值追求:人道主义与功利主义

一、人道主义

（一）人道主义概述

人道主义作为一种思潮,是文艺复兴时期出现的一种资产阶级世界观和伦理观,最早发端于意大利,十五六世纪在整个欧洲传播。它不仅是复归古希腊的学风和精神,而且具有鲜明的时代特点。这一时期的人道主义是冲破中世纪以神学为中心的禁欲主义的束缚,极力倡导以人为中心的思想,注重人的尊严和价值,强调个人自由和幸福。从文艺复兴至今,人道主义作为一种社会思潮和社会学说,经历了一个演进过程,出现了诸多理论形态,与此相联系,其社会地位和作用也在发生变化。数百年的时间,人道主义大致经历了以下几种形态。

文艺复兴时期的人文主义人类社会进入 14 世纪,欧洲一些国家在经过中世纪之后,先后出现了资本主义萌芽。新的社会实践呼唤新的理论,人文主义作为人道主义的初始形态,正是伴随着资本主义生产方式的出现,适应反对封建桎梏,进行思想启蒙的历史要求而现于世的。此时的人文主义以人为中心,重视人的尊严、人的价值,强调人的现世生活与幸福。它推崇人的经验和理性,肯定人的存在和价值,反对封建等级制度,要求自由和平等,提倡个性解放。虽然,文艺复兴时期的人文主义具有其历史局限性,缺乏正确的理论依据,以复兴古希腊、古罗马文化中的进步思想为自己的思想武器,但是,由于在其现实性上所具有的革命性,它把人们对神的关注的视野拉向关注人和自然本身,这就具有了世界观变革的意义。

资产阶级革命时期的人道主义在 17 世纪到 18 世纪得到发展。随着资本主义生产方式进一步发展,资产阶级的力量也更加壮大,与此同时,人道主义在理论上也更加完备。此时的人道主义以自然主义、自然法和社会契约论为理论依据,批判封建主义的君权神授论,为建立资本主义的"理想王国"理论论证。资产阶级启蒙哲学家们纷纷用"天赋人权""自由""平等"和"博爱"等口号来鼓舞人民反封建的斗争,宣扬无神论思想,同时宣扬个人主义和利己主义,为资本主义制度和生活方式辩护。虽然此时的人道主义理论基础是自然主义和抽象人性论,并最终陷入历史唯心主义,但并未妨碍它号召社会各阶层群众推翻封建专制制度,完成反对封建主义的民主革命任务。

现代哲学人道主义强调人、人性、人的本能和人的自在存在,把人的感性、欲望、意志放在第一位,以反理性主义取代古典哲学中的理性主义。它在看到科技发展和科技成果的同时,突出科技发展对人、人性的抑制作用,针对科学主义提出了人本主义,提出了消除人的异化。其主要流派有唯意志论和生命哲学、弗洛伊德主义、存在主义以及法兰克福学派。人道主义作为曾经在历史上发挥过重大作用的理论形态,以"人"为研究问题的出发点和归宿,其内容十分丰富。它不是研究人的表面,也不是孤立地研究人的某个方面的特点,而是从整体上研究人。历史上的人道主义,不仅是道德伦理原则,也是一种世界观、历史观。人道主义就其本义来讲,首先是一种道德伦理原则,它是针对非人道、非人性而言的。资产阶级在反对封建主义的斗争中特别突出了人道主义的这个方面,但它在其他社会里也是存在的。因此,人道主义作为一种道德范畴,在各个社会是共同的。同时,作为世界观、历史观,人道主义者以人、人性去衡量社会制度的优劣,去判断社会的进步和发展。

(二)医学人道主义

医学人道主义作为指导医疗实践的核心理念是吸取西方人道主义理论的观点而明确提出来的。它的伦理内涵要求医务人员在医学活动中,应以同情患者疾苦、尊重患者的人格和就医权利、珍视患者的生命价值和质量价值,从而体现出"医乃仁术"的宗旨。其实,自从有医学职业开始,朴素的医学人道主义思想就已产生了,这种从尊重人的人格出发,平等救治一切患者的理念也已经成为医务人员孜孜不倦坚守的职业情操,外显在医疗实践中,从而彰显医学人道主义追求的崇高道德目标。①

---

① 卢启华.医学伦理学[M].武汉:华中科技大学出版社,2003.

人道主义与医学的紧密结合,造就了医学人道主义的理论与实践。这不是偶然的和单纯实用意义上的,而是人道主义原则的本质和医学的人学本质之间内在统一性的必然结果。医学中的人道主义思想源于人类对生命的追求和渴望,对受到病痛折磨的生命的同情、关心和爱,对人在社会生活中平等权利的尊重。因此,医学伦理学的四项基本原则正是医学人道主义的具体表现。

二、功利主义

(一)功利主义概述

功利主义是贯穿哲学思想史的一个重要流派,它既代表了道德哲学的一个基本方向,也是一种典型的社会思潮。作为一种伦理思想,功利主义的影响是世界性的。

功利主义是一种以实际功效或利益作为道德标准的伦理学说,其理论最早可追溯到古希腊伊壁鸠鲁的快乐主义学说。伊壁鸠鲁认为,人生的目的在于摆脱痛苦和寻求快乐,求乐避苦是人的本性,是人的最大利益。功利主义思想作为一种系统的伦理学说,是 1781 年由英国著名的道德学家、法学家耶米利·边沁首创的。他不仅继承了前人有关功利主义的伦理思想,把"功利"一词作为重要的伦理学原理来使用,而且他还确立了功利主义伦理学的基本框架。他认为,道德就是追求快乐,而快乐的根源在于利益的满足,利益、功利是人们行为的唯一目的和标准,是人类幸福的基础。边沁把社会看作个人的总和,也把社会利益看作个人利益的总和。因此,他所创立的功利主义思想可以用一句话来概括,就是"最大多数人的最大幸福"。1863 年,著名的伦理学家约翰·斯图尔特·密尔(也译作约翰·斯图亚特·穆勒)在《功利主义》一书中,正式提出了"功利主义"一词,将边沁的功利主义推向了一个更高的阶段。密尔明确地指出,"功利主义以幸福为标准定行为之正当,并非指行为者自己的幸福,而是指一切相关的人们的幸福。功利主义要求人在他自己的幸福和他人的幸福之间做到严格的公平",即社会政策应该保护所有人的利益,主张最佳选择是能促进最大多数人的利益的做法。①

英国古典功利主义的道德目的论从人的本性而不是从神去说明价值及道德起源和目的,强调人是道德的目的,道德是为了人而不是神。这对当时的神

---

① [英]约翰·斯图亚特·穆勒.功利主义[M].叶建新,译.北京:九州出版社,2007.

学和基督教伦理学产生了巨大的冲击，为思想解放起到了巨大的作用，为欧洲的政治、经济和文化的发展提供了动力。应该说，功利主义作为一种有活力、有影响的伦理学理论，它不仅有其丰富的思想内容，而且具有无可否认的历史合理性。功利主义的效用原则把能否满足人的需要和增进人的幸福作为道德合理性的客观标准，有效地防止了因空谈道德和义务所导致的道德至上论和教条主义。同时，功利主义道德原则中的公益论和利他主义因素是对社会公正、公平的有利提倡。它在理论上提出了个人利益和社会利益的一致性问题，具有十分积极的意义。

20世纪50年代到60年代开始，功利主义伦理学重新复兴。后果主义和福利主义构成了现代功利主义伦理学两大基本结构特征。后果主义表明了现代功利主义关于道德义务的观点，认为人的行为的正当性、应当性是由它的后果的价值所决定的，而不是由某种先验的原则所决定的；福利主义表明的是现代功利主义关于道德价值的观点，认为行为后果的价值是由它所产生的福利或人的偏好的满足所决定的。现代功利主义伦理学是在新的转向、新的流派和新的讨论格局中发展起来的。

功利主义是当今世界最有影响的伦理思潮之一。它对西方世界的影响尤为深刻，这种深刻性不仅表现在伦理思想的发展上，还在于西方经济、社会、文化的方方面面都打上了功利主义思想的烙印。特别是当今美国，功利主义已成为公共生活政策及个人生活的重要指导原则。只不过美国现实生活中的功利主义与边沁、密尔宣扬的英国古典功利主义有很大的区别。主要是因为人们关心和追求的仅仅是他们个人的私利，而不再是所谓"最大多数人的最大幸福"了。随着改革开放的不断深入，功利主义在中国已经不再是一个陌生的学术名词，无论是作为西方文化的一个重要部分，还是作为一种有影响的社会伦理思潮，它对中国的道德建设和经济生活都产生了广泛的影响。

（二）军事功利主义

从战争角度看，战争或者具体到战役、战斗必然有其直接的功利目的。它是特定阶级为达到其政治目的进而实现其经济利益的手段，即我们所谓的军事功利主义。在中国，2 500年前的孙子就有着非常突出的军事功利主义思想。孙子认为"利"是战争的根本价值所在。《孙子兵法》十三篇，表现出强烈的有关利害得失的忧患意识及军事功利主义的价值取向。孙子时时处处在思考"利"的问题。无论是从诸侯国的安危角度考虑，还是从具体的战斗指导着眼,无论是对战与不战的考察,还是对动与不动的决策,无论是从长远计划,还是从眼前出发,孙子都毫不含糊地要求人们进行清醒认真的、全面周密的利弊权衡和得失比较。杜牧在给《孙子兵法》作注时,非常明确地指出:"计算利害,是军事根本。"①在西方,被称为"兵圣"的克劳塞维茨(Clausewitz)在《战争论》中明确指出:"军队是用来保卫国家的,所以很自然应该是先消灭敌人的军队,然后占领敌人的国家,通过这两方面的胜利以及我们当时所处的状态,才有可能迫使敌人媾和。"②可见,战争目的的达成具有明确的功利主义指向。

　　功利性价值取向致使近代军事伦理注重外在的物质价值,把战争的现实的功利成果作为评价善恶的标准,使得西方近代以来的军事活动普遍重视外在的战争结果与所得,而忽视战争的动机是否良好以及手段是否人道。西方军事功利主义价值取向以国家利己主义为核心,在军事活动中,国家利益成为追求的目标,马基雅维利从国家安全和生存的角度出发,认为为了国家的利益,统治者可以不必做道德上的考虑,将道德的因素完全排斥在外。他指出:"在做出有关国家安危的决策之时,决不应该去管它是正义的还是邪恶的,仁慈的还是残忍的,或者说是可敬的还是可憎的,相反,所有其他考虑都应抛在一边,唯一的选择就是全力保卫国家的生存和国家的自由。"在功利主义价值取向的影响下,西方军事伦理在道德价值观上,片面强调其工具性价值,要求军事伦理服务并服从于追求物质利益和霸权的需要。与西方军事功利主义相比,中国军队同样认同军事功利主义。毛泽东曾明确指出:"战争的基本原则是保存自己,消灭敌人。"③毛泽东尖锐地批判所谓"言义不言利"的伪道学,明确提出"无产阶级的革命的功利主义"的光辉思想。"世界上没有什么超功利主义,在阶级社会里,不是这一阶级的功利主义,就是那一阶级的功利主义。我们是无产阶级的革命的功利主义者,我们是以占全国人口90％以上的最广大群众的目前利益和将来利益的统一为出发点的,所以我们是以最广和最远为目标的革命的功利主义者,而不是只看到局部和目前的狭隘的功利主义者。"④但是,中国军事功利主义与西方军事功利主义却有着显著的差异,突出表现在两个方面:一是人民性,"共产党人的一切言论行动,必须以合乎最广大

---

①　十一家注孙子[M].上海:上海古籍出版社,1978:17.
②　[德]克劳塞维茨.战争论:上[M].杨南芳,等译校.西安:陕西人民出版社,2001:29.
③　毛泽东选集:第2卷[M].北京:人民出版社,1991:406.
④　毛泽东选集:第3卷[M].北京:人民出版社,1991:864.

人民群众的最大利益,为最广大人民群众所拥护为最高标准。"①显然,"人民利益至高无上"是中国军事功利主义的基本价值导向。二是人道性,1940年毛泽东在《论政策》中强调,"对敌军、伪军、反共军的俘虏,除为群众所痛恶、非杀不可而又经过上级批准的人以外,应一律采取释放的政策。其中被迫参加,多少带革命性的分子,应彻底地争取为中国军队服务,其他则一律释放;如其再来,则再捉再放;不加侮辱,不搜财物,不要自首,一律以诚恳和气的态度对待之。不论他们如何反动,均取这种政策"②。

第四节　不同的道德决疑:普适伦理与境遇伦理

一、普适伦理

(一)普适伦理解读

马克思和恩格斯在《德意志意识形态》中指出,"交往普遍化"或"普遍交往"推动"地域性的存在"朝着"世界历史性的存在"发展。这正是我们当今所谓的全球化进程。经济全球化、资本全球化、金融全球化、政治全球化、文化全球化、生活全球化,全球化的浪潮汹涌澎湃,激烈地改变着整个世界历史的进程。第二次世界大战以后,随着全球化、市场化、信息化在国际社会的充分发展,联合国、国际货币基金组织、世界银行、世界贸易组织等国际组织的作用在加强,国际关系准则正越来越多地得到各国的认同和遵守。与此同时,人们也感到,面对传统地域性的经济伦理、科技伦理与全球化时代的有关伦理之间存在着诸多的冲突,必须站在全人类的角度去考虑问题,寻求文化的共同性和共通性,建立一套全世界人民共同遵守的伦理道德体系。普适伦理正是在这样一个大的背景下被提出,进而成为各国伦理学界乃至政治家们研究和关注的焦点之一。

对于今天的人们来说,普适伦理似乎是一个后工业时代才出现的新事物。实际上,它曾是人类"道德乌托邦"的理论表达之一,如,希腊罗马时期斯多亚派所提出的"世界主义伦理"近代空想社会主义者们设想的"道德乌托邦",以

---

① 毛泽东选集:第3卷[M].北京:人民出版社,1991:1069.
② 毛泽东选集:第2卷[M].北京:人民出版社,1991:767.

及中国古代思想家的"大同"理想等,都饱含着一种普适伦理的热望。

关于普适伦理的概念,有以下几种定义。西方最早提出这一概念的是德国神学家孔汉思。1993年,他在《走向全球伦理宣言》中指出:世界正处于这样一个时期,它比任何一个时期都更多地由世界性政治、世界性经济和世界性文明所塑造,它也需要一种世界性伦理。他认为,普适伦理就是"对一些有约束性的价值观、一些不可取消的标准和人格态度的一种基本认识""是所有宗教所肯定的、得到信徒和非信徒支持的,一种最低限度的共同的价值、标准和态度"。①在中国,黄建中在20世纪30年代曾经指出:"道德由本能、而习俗、而反省,则中西演进之历程一也;道德由昏而明,由偏而溥,由外而内,则中西演进公式一也。不宁唯是,道德法则之明通公溥者,为人心所同然,无间于中西;而中土所谓恕道,远西所谓金律,均有正负两面,尤不谋而合。"②北京大学万俊人教授将普适伦理定义为一种以人类公共理性和共享的价值秩序为基础,以人类基本道德生活特别是有关人类基本生存和发展的普遍道德问题为基本主题的整合性伦理理念。他还指出,这种伦理包括以下三种含义:首先,它是建立人类社会之公共理性基础上的普遍伦理;其次,这种伦理所承诺的主要是人类社会的基本道德问题或日常生活世界的伦理问题;最后,它应是跨文化跨地域的人们可以在其特定的条件下,共同认可和践履的公度性道德。③

普适伦理的内容涵盖得非常广泛。作为一种伦理规范,它必须是建立在一定价值观之上的行为规则,这种规则最终要达到约束人类不合理行为的目的,以利于人类主体利益的提升和可持续发展目标的实现。它既要着眼于现实问题,又要考虑人类主体的未来利益。其核心内容是调整全球化背景下的人与人、人与自然关系的道德规范。因此,特征有平等性、公约性、多维性、开放性。平等性是普适伦理的第一要义,尊重的前提是平等,作为构成因素的各种道德伦理资源之间是平等的,既不存在西方伦理文化霸权和专制主义的"侵略",也不存在对东方伦理文化的"践踏";公约性是普适伦理的最基本特征,其基本旨意就是在全世界范围内寻求道德公约,使一些具有普遍价值的伦理规范和道德准则,真正在全球范围内发挥作用;多维性是由于当前的全球问题是

---

① ［德］孔汉思,库舍尔.全球伦理——世界宗教议会宣言［M］.何光沪,译.成都:四川人民出版社,1997.

② 黄建中.比较伦理学［M］.济南:山东人民出版社,1998.

③ 万俊人.寻求普世伦理［M］.北京:商务印书馆,2001.

涉及多领域的,如经济、政治、文化和生态等领域,因此,着眼于应对全球问题的普适伦理也是多维度、多面的;开放性是指普适伦理总是以开放的姿态吸纳各民族文化传统中,可以借鉴的具有普遍价值的资源,来充实和完善自身,并且结合全球化时代的需要,对之进行创造性调整和综合性改造,为其所用。

(二)普适伦理与医学实践

医学实践与人类社会共生同存,无处不在,无人不及。它所面对的是一个个鲜活的人与生命,是种族与人类及其相关的自然万物。从某种角度来看,它与普适伦理具有共通性,可以说,医学实践是具有普适性的,主要体现在以下两个方面。

1. 医学实践提倡人道主义的精神,这是普适伦理最基本的价值原则

人道主义是"一种把人和人的价值置于首位的概念"①,是人类价值观念体系中占首要地位的规范集合体,就其实质来看,就是把人当人看,使人成为人,善待一切人。医学文化所推崇的人命至重,尊重和关爱生命的精神,遵循仁爱救人、博施济众的宗旨,体现了全球伦理最完美的价值原则即人道主义精神,是普适伦理不可或缺的思想资源。人道主义的核心价值,是尊重人的价值和关爱生命,这是古今中外医学实践的基本遵循。在古代中国,孙思邈在《备急千金要方》中曾直指"人命至重,贵于千金,一方济之,德逾于此",认为看病不分阶级,人的生命是无价的,只要有药方可医病,就应用来救命,这是有德的表现。另一位医圣万密斋也认为"以活人为心,不记宿怨,拯救仇家小孩生命",从另一方面道出医家救济之道,彰显出了人道主义的光辉。近代以来,《日内瓦公约》所倡导的"战地医务人员中立",也同样体现出医学人道主义的关键是仁爱救人、博施济众,这是医学的根本宗旨。医家是提高生命价值之人,救死扶伤、治疗救人是医家的最神圣的职责,"我将遵循摄生法规则,尽我之所能与判断为患者利益着想,而避免伤害"。医生的济世功能是通过对患者的仁爱救治和对天下众生的博爱来实现的。由此观之,医学文化提倡尊重和关爱生命、仁爱救人、博施济众的人道主义精神。"生命之爱是生命伦理学中最简单的定义,是普遍存在于这个世界的所有人中。"②它是普适价值的"元"价值,贯穿于生生不息的宇宙万物的始终。

---

① 大英百科全书[M].北京:中国大百科全书出版社,2007:4.
② Macer D. Bioethics is Love of Life: An Alternative Textbook[M]. Tsukuba: Eubios Ethics Institute, 1998:1.

2. 医学实践追求公平、正义，这是普适伦理最基本的道德准则

公平、正义既是表示个人品德和待人处事的原则态度，又是衡量社会个体、社会群体和特定团体道德状况的主要尺度。作为普适伦理最基本的道德准则，公平、正义被古今中外的伦理学家们极为推崇。古希腊思想家柏拉图(Plato)把正义作为四大美德之一。亚里士多德在《尼各马可伦理学》中专门论述了正义范畴，认为它包含了全部最基本的美德。18 世纪法国的克洛德·阿德里安·爱尔维修(Claude Adrien Helvétius)等伦理学家都论述过正义范畴，也认为它几乎包括了一切美德。美国哲学家、伦理学家罗尔斯(John Bordley Rawls)的代表作《正义论》，被誉为当代伦理学、政治哲学领域的最重要的理论著作，他认为正义是人道德情感中最重要的部分，是构成民主社会的道德基础。今天，随着时代的发展和社会的进步，公平、正义理念已深深地扎根于人们的思想之中，被社会普遍认同与接受。医学实践中的公平与正义原则主要体现在两个方面：平等对待患者和资源分配公正。一方面，平等对待患者自古以来都是医家提倡和遵循的医德准则。孙思邈在《备急千金要方·大医精诚》中提出："若有疾厄来求救者，不得问其贵贱贫富，长幼妍媸，怨亲善友，华夷愚智，普同一等，皆如至亲之想。"在现代，医师平等对待患者不仅是医师美德的要求，而且是现代社会公正理念的体现。医师平等对待患者体现的是对患者人格尊严、健康权益的普遍尊重和关怀的医学人道品质和人文素质。另一方面，资源分配公正是指人人享有基本医疗卫生权利，世界卫生组织明确规定："享受可能获得的最高健康标准是每个人的基本权利之一，不因种族、政治信仰、经济及社会条件而有区别。"同时，对于非基本医疗卫生权利，按照"医学标准、社会价值标准、家庭角色标准、科研价值标准、余年寿命标准"，[①]实施差等公正。总之，追求公平与正义的思想理念，自始至终贯穿于医学发展之中，离开了平等的思想，医学的存在就失去了其价值；而努力提高卫生公平水平，不断缩小差异，正是医学伦理的期许。

二、境遇伦理

（一）境遇伦理解读

境遇伦理学亦称"新道德论"，20 世纪 60 年代末出现并流行于西方的伦理

---

① 杜治政，许志伟.医学伦理学辞典［M］.郑州：郑州大学出版社，2003：188.

学流派之一,主要代表是约瑟夫·弗莱彻(Joseph Fletcher)。①境遇伦理学的产生和发展反映和代表了美国和整个西方伦理学当代发展最新趋势。20 世纪20 年代,美国著名实用主义伦理学家约翰·杜威(John Dewey)曾系统论述作为世俗伦理学说的境遇伦理学。20 世纪40 年代前后,当代著名新教神学家巴特、布龙纳、朋谔斐尔、蒂利希等人都从各自的神学立场出发,提出并阐发了境遇伦理学思想。20 世纪60 年代,随着科学技术的迅猛发展和经济、政治等领域的急剧变化,在西方出现了宗教改革运动。一些思想家提出革新"正统"道德,建立适应现代社会需要、反映民众道德意识变化的新道德。1966 年,弗莱彻在美国出版《境遇伦理学:新道德论》一书,全面、系统地论述了境遇伦理学,自此,境遇伦理学开始流行。

弗莱彻境遇伦理学认为,现实的社会生活是千变万化的,因此,人们不能依据一成不变的教条和法则来分析道德,而应从人的境遇出发,实事求是地做出判断,即"新道德论即境遇伦理学断言:一切事物正当与否完全由境遇来决定"。境遇伦理学把人的变化着的境遇提到神学伦理学的首位,以此代替律法主义要求绝对服从的"自然道德律"或(圣经)永恒戒律。它强调境遇因素对于道德选择、道德判断与道德评价等道德活动环节起决定性的作用,其主旨是在任何时候皆根据行为者面临的具体境遇——当时当地的情景背景以及影响道德抉择的诸多偶然因素,由行为者本人现实地做出决定。

境遇伦理学不同于一贯以神为中心的传统神学伦理学,它主张以人为中心,以爱为唯一的最高原则,变神爱为人爱,力图通过"爱"的原则与境遇的估计和行动的选择相结合倡导人与人的爱,协调个人之间、集体之间的冲突。境遇伦理学对道德教条主义给予了批判,强调了人是道德活动的主体,适应了社会的发展和民众的呼声,在当时的历史条件下具有一定的进步意义。

弗莱彻阐明了境遇伦理学所主张的伦理方法,实质上就是坚持从实际情况出发做出道德决断,以具体的境遇和实际经验作为道德评价的标准,在道德判断中把实用主义和存疑的道德相对主义结合起来。境遇伦理学原理由一系列的命题构成,是按照实用主义、相对主义、实在论和人格至上论四条基本的"实用原理"推导出来的行动方针。实质上,境遇伦理学正是这样多种理论综合构成的一种具有新质的伦理学理论,这一新的理论系统的中心坐标是个人

---

① ［美］约瑟夫·弗莱彻.境遇伦理学:新道德论[M].程立显,译.北京:中国社会科学出版社,1989.

人格,价值思维方式是实用主义和相对主义,行为方式是以道德决断为主题的道德行为主义,其理论目标是一种经验主义的伦理学。根据"实用原理",境遇主义伦理学以"爱"为核心制定出六个基本命题,组成其行为伦理学的行为准则系统。这六个基本命题是:爱是唯一的善,爱是唯一的规范,爱同公正是一码事,爱不是喜欢,爱证明手段之正当性,爱由当时当地的境况所决定。这六个基本命题是其"实用原理"的进一步延伸,是对新道德方法原则的具体解释和规定,但"爱是为了人,而不是为了原则"。因此,弗莱彻对爱做了最高规范的赋义,本质上是一种对待生命的总原则。

(二)境遇伦理与医学实践

军事境遇是指军事行动中,某一个集团或者个人所面临的战争环境或者非战争军事行动,涵盖了影响战场或非战争军事环境的一切要素。

战争境遇是军事境遇的直接表达,极具鲜明的军事特色,突出表现为以下四个方面的特性:(1)极易变性。由于政治对抗和战场态势错综复杂,情况千变万化,影响战争胜利的相关因素重叠交叉,使得战争充满诸多变数,战争结果难以预测。(2)强流动性。无论本土作战还是远程作战,军队都具有极大的流动性,这种流动性不仅使作战环境发生了根本性变化,而且还直接影响战斗力的有效发挥。(3)高致伤性。强大的火力杀伤及相关战场疾病的突发,特别是高、精、尖武器和核、生、化武器的使用,使得战场上充斥着大量伤病人员。(4)高消耗性。战争是国与国、集团与集团之间的对抗,对人力、物力和财力的消耗是任何形式的活动所无法比拟的,强有力的经济基础是各国军事行动有效实施的坚实后盾。

除上述四个方面的鲜明特点之外,近年来,高新技术在现代战争中的广泛应用及战争理念的不断提升,现代战争境遇更突现了以下几个新特点:(1)广延性。战争的直接交战空间逐步缩小,战争的相关空间不断扩大,前后方界限不清,大规模交战波及战争双方的整个领土及外层空间,且战争不只停留在空间领域的对抗,越来越扩展到信息和知识领域的较量,与之相互应的还包括经济制裁、政治对抗和文化渗透。(2)高效能性。高新技术的大量运用,极大地提高了部队的快速反应能力、火力杀伤力和机动能力,也缩短了指挥决策的时间,作战效率有了极大的提高。持久战不复为各交战国所推崇,取而代之的是闪电战和速决战。(3)非对称性。由于交战主体之间的巨大差异,交战双方军事力量和装备技术水平发展不平衡,双方军事组织的构成及战术运用上完全不同,非对称作战日益成为高技术条件下局部战争的基本模式。正是战争境遇的特殊性,使得战场医学活动不同于普通的医疗实践和医疗活动。伤病救治是战场医学活动的核心任务,战争境遇的高致伤性和高效能性使得伤病救治在军事医学活动中的重要性最为凸显,而高效、机动、灵活地实施战地救援是战地医学活动的必然要求。战争境遇作为特殊的道德场景,使得军医面临着普通医生所不曾面临的诸多伦理问题和道德困惑:是严格遵循医学伦理原则和道德规范,还是按照军人的角色行事,服从命令,听从指挥,抑或是二者相互妥协? 境遇的差异,将直接导致选择的不同。

与此同时,非战争军事行动是军事境遇的其他表达。非战争军事行动分为以下六类:反恐、维稳、处突、维权、维和及抢险救灾。与战争境遇不同,非战争军事行动主要有以下几项特征:任务涉及面广,目的功能多样,任务突发性强,参与力量多元。因此,军医在非战争军事行动中的伦理处境可谓十分复杂。非战争军事行动中,军医所面临的最为棘手的伦理问题莫过于个体生命质量与群体生命数量的矛盾问题。在非战争军事行动的各项医疗救援处境中,医疗资源的供需矛盾有时极为突出,其中以自然灾害事件和公共卫生事件等大型突发事件为典型代表。这些突发事件中的伤病员,大多呈现数量多、病情重、病情急等特点,而医疗资源则呈现医护人员少、药品设备缺等特点。军医必须依据境遇特性做出明确的判断与选择。

第五节　有效的道德评判:马克思主义伦理学

一、马克思主义伦理学

马克思主义伦理学的产生是人类伦理思想史上的一次伟大变革,它第一次把伦理学奠定在辩证唯物主义和历史唯物主义这一唯一科学的世界观和方法论的基础上,它根本地改变了伦理学的阶级性质和服务方向,它使伦理学真正实现了理论和实践的高度统一。由此,它使伦理学成为一门真正科学的道德理论,它在批判继承以往伦理思想和道德学说的基础上形成了具有全新理论特色的理论体系。[1]

---

[1]　罗国杰.马克思主义伦理学[M].北京:人民出版社,1982.

马克思主义伦理学是马克思主义完整思想体系的重要组成部分,是运用辩证唯物主义和历史唯物主义对社会道德现象进行全面和系统分析的道德哲学。在马克思主义完整的思想体系中,哲学、经济学和科学社会主义是其最重要的三个组成部分,马克思主义的伦理思想就是伴随着整个马克思主义思想体系的形成过程逐渐成熟和发展起来的,其伦理思想在这三个重要部分中都得到了体现。马克思主义伦理思想的形成不是马克思主义的创始人在专著中一次性完整阐述的,而是散见于马克思和恩格斯一生完成的多部著作中。19世纪中叶起,马克思和恩格斯在《神圣家族》《德意志意识形态》《1844年经济学哲学手稿》《共产党宣言》《道德化的批判和批判化的道德》《反杜林论》和《家庭、私有制和国家的起源》等著作中,批判了一些资产阶级思想家和机会主义者散布的错误道德观念,对马克思主义伦理思想的一系列重大问题做出了明确阐述。

马克思主义伦理体系主要包括理论伦理学、经验伦理学和规范伦理学三个有机的构成部分。理论伦理学主要阐明的是马克思主义在道德问题上的立场、观点和方法。在马克思主义伦理学看来,社会道德属于社会意识形态范畴,社会经济基础决定道德的形成、变化和发展,社会道德关系是对经济关系的反映。马克思主义认为,社会经济基础和社会道德相互作用具有可以认识的规律性和可以把握的作用机制。经济基础决定社会道德的路径是清晰和明确的。社会生产力作为社会发展的最终决定因素,决定社会生产关系和上层建筑与意识形态,社会生产关系本质上是经济关系,这种经济关系作为社会的经济基础,直接作用于包括社会道德在内的意识形态的形成与变化。

经验伦理学主要是采用道德社会学性质的考察、调查和搜集等方法对现实生活中的道德状况进行经验性描述和分析。由于经验伦理学的研究对象是现实道德生活中的各类事实,它就构成了理论伦理学和规范伦理学的研究基础。在现实社会中,道德的载体好似社会生活中的民风民俗、职业习惯、民族传统、人际关系、生活方式等道德实践方式,镶刻在这些现象中的道德成分是特定环境和条件下、特定的人类群体长期积累、继承和发展的结果。马克思主义伦理学把这些现实道德现象作为考察和研究的对象的目的,一方面是为研究道德变化规律寻求现实依据,另一方面是为指导社会的发展选择方向。经验伦理学的建立充分体现着马克思主义伦理学在道德问题研究中的唯物论的思想路线和方法。

规范伦理学是马克思主义伦理学的核心内容。马克思主义伦理学本质上是要形成与社会道德现实相适应的、对社会道德的变化和发展具有即时和准确反应能力的,在对道德发展规律认识的基础上,具有前瞻性和预测性的社会道德原则和规范体系。在这部分内容中,马克思主义伦理学对历史上人类丰富伦理遗产中的概念、范畴和道德实践方式加以总结和提炼,形成了关于善恶、义务、良心、幸福、自由、正义、理想、节操等伦理学概念的科学认识和解释,并在此基础上,逐步建立了马克思主义伦理学的道德规范体系,比较科学地解决了社会公共生活中的道德规范、社会主义道德规范和共产主义道德之间的关系,梳理和确立了爱国主义、集体主义、人道主义、公正和诚实守信等马克思主义伦理学的道德原则。以这些道德原则作为道德评价标准,建立了马克思主义伦理学的价值判断理论。

马克思主义伦理学随着无产阶级革命实践和马克思主义理论的发展而不断发展,列宁、毛泽东等各国马克思主义者结合本国无产阶级和劳动人民的革命实践,进一步丰富和完善了马克思主义伦理学。

马克思主义伦理思想中国化一直是中国马克思主义伦理学界研究的重要问题之一。马克思主义中国化的要旨是把马克思主义与中国社会的现实和具体实践相结合。这一结合过程包含着多重理论和实践维度,既有本体论和认识论维度,也有历史观和文化观维度。中国传统伦理的现代化与马克思主义蕴含的伦理精神的中国化不仅需要理论的互补交融,还要在马克思主义产生的世界图景和马克思理论本身所提供的参照之下,对现实的社会发展提出制度更新和理论创新的双重任务,从而确立现代中国社会伦理变革的趋势。解决这一任务的前提就是找到马克思主义中国化伦理价值维度的契合点,从而明确这一维度落实的可能。这包括如下几个方面:第一,马克思主义与传统儒家理论在实践观上的一致性;第二,马克思主义与中国传统伦理的价值诉求有一致性;第三,马克思主义与中国传统哲学的批判精神有一致性。[①]

中国不仅在选择马克思主义伦理思想方面具有自己的独特性,而且在推动马克思主义伦理思想中国化方面也具有显著的特征,最终使其在内容和精神实质方面也具有不同于其他国家的特点。第一,在道德原则和价值目标上,坚持以个人同社会和谐发展为价值目标的集体主义道德原则,把全心全意为

---

① 魏英敏.功利论、道义论与马克思主义伦理学[J].东南学术,2002(1).

人民服务视为共产主义道德和社会主义道德的核心,主张把绝大多数人民群众的根本利益作为一切言论和行动的出发点和归宿。第二,在价值评价标准和道德价值观念方面,主张超越道义论与功利论的对立,坚持功利与道义的辩证统一、有机结合,即义利并重、义利统一。第三,在对待伦理文化遗产上,主张对中西伦理文化遗产给以科学的清理与总结,批判地吸收其民主性的精华,摒弃其封建性的糟粕,"古为今用""洋为中用",建立起一种立足本国而又面向世界的,既有民族特色又合乎世界伦理文化潮流的社会主义新伦理。第四,在中国伦理文化出路和中国伦理文化向何处去等问题上,认为"只有社会主义才能救中国""只有社会主义才能发展中国",把建设有中国特色的社会主义伦理文明作为中国伦理现代化的唯一出路。

马克思主义伦理学对医学伦理学的建立与发展具有重要的影响作用。这种作用一方面体现在这种伦理学所倡导的伦理认识的路径和方法上,医学伦理学的研究同样是把医学道德的经验描述和医学道德规范体系的建立作为学科主要目标的;另一方面,马克思主义伦理学在道德哲学层面对道德形成与变化规律的认识,对医学伦理学和医学道德发生和发展规律的揭示具有重要的示范和导向作用。由于特定的历史境遇和中国医学界所接受的道德教育过程,特别是医务人员的品质形成的特殊性,马克思主义伦理学在中国医学伦理学形成和发展中,对医学道德一般理论的建立和医学伦理学研究方法的影响具有不容忽视的时代价值。

二、革命的人道主义——马克思主义伦理学在中国军队医学实践中的具化

革命人道主义是中国共产党和中国军队的重要道德原则之一。在战地医疗救护中,革命人道主义对于我方内部人际关系而言,主要体现在及时妥善地抢救、护理和帮助伤病人员。对对方而言,主要在于履行相关的国际公约,妥善对待降敌和救治伤病俘虏等[①]。

（一）无条件支持我方的正义战争

发扬革命人道主义精神首先体现在无条件地支持我方的正义战争。中国军队医务人员要为赢得战争胜利而尽最大的力量,绝不能被战争吓倒,更不能

---

① 郭照江.军医伦理学[M].北京:人民军医出版社,2009.

从抽象的人道主义出发,幻想敌人会自动放下武器。1947 年春,在"三下江南"的其塔木战役中,因战斗激烈,伤员较多。中国医科大学的广大师生不仅投入抢救工作,而且为伤员献血 20 万毫升。这是军队医务工作者面对战争,积极履行职责,用自己的全部知识、能力,甚至鲜血和生命无条件支持中方正义战争的典型事例。一切为了伤病员,是中国军队战场医护人员革命人道主义的集中体现。在解放战争中,中国共产党军队的医护人员全力抢救伤员,由于各级卫生组织采取了行之有效的分级救治方案和抗休克、抗感染、早期清创、延期缝合、石膏固定、补液输血、疫苗、血清等先进技术,有效地救治了大批伤员,保护了军队的有生力量。

(二)坚决执行优待俘虏的方针、政策

优待俘虏,给伤病俘虏以同等的医疗救治是人道主义原则的重要体现。收治战俘伤病员的政策性很强,它是贯彻执行俘虏政策的具体体现,有利于扩大中国军队的政治影响,是瓦解敌军的重要手段。日内瓦《红十字公约》第六条规定:战时被俘的伤病员,应给予治疗和照顾,治愈后在情况允许的时候,经交战双方军事当局协商同意做遣返处理,在指定地点交送双方。战争爆发后,卫勤部门应指定专门机构负责收治战俘伤病员。救治机构受领任务后,要做好各项准备工作,制定有关的规定和制度,包括《战俘伤病员住院须知》和对医务人员的具体规定。战俘伤病员入院以后,相关的保卫和公安人员应相互配合,加强警戒,严加管理,确保安全。救治工作应做到细致检查,确保及时诊断,认真治疗,耐心护理。

(三)勇敢揭露敌人的战争罪行

对于一切非正义战争,我们都应坚决反对,予以揭露。所谓揭露,包括两个方面,即在战争发生前,揭露其准备发动战争的阴谋,做好应付事变的充分准备,在战争发生后,及时将其公布于世,批驳其各种荒谬的宣传,使人们认清事实真相,增强人们反对非正义战争的正义感和责任感。对于中国军队的医护人员来说,要彻底地揭露敌人使用非法武器残害军民和袭击医院、学校等非军事设施的行为。

第三章　军事医学伦理与多元文化

文化是人类社会的特有产物,在人类世界里,文化现象无处不在。随着现代军事医学活动的发展,军事医学伦理已经发展成为一种不可忽视的文化现象。从文化维度的视角研究军事医学伦理势在必行。

第一节　军事医学伦理文化流变

文化是人们实践的结果,也是环境的产物。中国和西方由于地理环境的差异、经济政治背景不同,形成了各具特色的军事医学伦理文化。同时,由于中西社会发展演变的脉络不同,中西军事医学伦理文化的发展也呈现出不同的阶段性特征。

一、中国军事医学伦理文化流变

(一)"德济天下"的古代中国军事医学伦理文化

1."德济天下"的古代中国军事医学伦理文化解读

中国传统文化的代表当举儒家。儒家思想以"仁"为核心,主张修道德之身,树立道德理想人格,继而修身、齐家、治国、平天下。受儒学的深刻影响,古代医学乃仁爱道义之为,非仁爱之士不可托。此外,道家主张修自然生命之身、无为而无不为;佛教主张修清净功德之身,寂灭一切烦恼。这些思想共同造就了中国古代文化中,上至国君丞相,下至文人志士共修德性修为的传统文化。

古代中国的军事医学伦理思想正是在这样的文化熏陶中形成了"德济天下"为特征的古代军事医学伦理文化。"德"要求在军事医学工作中的各个角色都应该具有"德"的品质,从而使军事医学工作能够以保存生命为宗旨。"济天下"表明了军事医学伦理思想的军事特性。军事行动是为国家服务的,天下即国家,天下的利益就是国家的利益。"济天下"意思就是为军队、为国家作贡献。儒家代表著作《大学》中说道："古之欲明明德于天下者，先治其国；欲治其国者，先齐其家；欲齐其家者，先修其身；欲修其身者，先正其心；欲正其心者，先诚其意；欲诚其意者，先致其知。致知在格物……"格物致知、修身、齐家、治国、平天下是古代中国有志之士共同的德性修为的座右铭，更是古代中国军事医学伦理文化的一种象征。

2."德济天下"的古代中国军事医学伦理文化的具体体现

早在春秋战国时期，诸侯将帅为了取得战争的胜利，就已经开始注意士卒健康，而且时刻要求将帅和军医对士卒进行德性关怀。《吴越春秋》中，曾提到越王勾践在伐吴前誓师说："士有疾病不能随军从兵者，吾予其医药，给其糜粥，与之同食。"以身为帅，勾践对军队伤病员的关心表现出其高尚的德性，这也成就了后来的勾践灭吴的精神力量之一。受"德济天下"的军事医学伦理文化的影响，古代文化对军事人员和医务人员都提出了苛刻的道德标准。《尉缭子·武议》中说："凡兵不攻无过之城，不杀无罪之人……故兵者，所以诛暴乱，禁不义也。"要求为兵者必须行道义之战，不可为不义之事。医者的要求更为严格，《医论》中记载："夫医者，非仁爱之士不可托也；非聪明达理不能任也；非廉洁淳良不可信也。"要求从医者秉承仁爱之心，誓为救治生灵，不可有他心。而对军事医学从业人员，道德要求就更为严格。

随着古代军事的发展，军队中逐渐配备了军医，形成了诊治制度。如，战国时期的长官巡视病员的制度，在《通典》（卷一百四十九兵二杂教令）中记载："诸将三日巡本部吏士营幕，阅其饮食精粗，均劳逸、疾苦，视医药。"这一规定不但使伤病员在精神上能得到安慰和鼓励，而且对医护人员也能起到督促和考核作用。战国末期出现了专门负责军中医疗的巫医和救治伤病、煎制药物的方士。《司马法·仁本篇》中曾说："敌若伤之，医药归之。"足见当时的部队已经设有掌管医药的人。晋朝更是有了专职治疗战伤的医生——金疮医。这些设置不仅治疗了伤病员的生理伤痛，更通过军事将领与军医高尚的道德修为安慰着士卒的心理创伤。军事医学人员的德性修为也为军队提升了士气，培育了连续的战斗力。

（二）"师夷制夷"的近代中国军事医学伦理文化

1."师夷制夷"的近代中国军事医学伦理文化解读

鸦片战争之后，西方文化的冲击令中国传统的价值体系日渐解体。在民族危难之际，中华志士们开始从各方寻求救国之路，中国文化改革思潮丛生，伦理思想也经历了剧烈的变化。时任江苏布政使的魏源作为最先睁眼看世界的国人之一，在他所编纂的《海国图志》中写道："为以夷攻夷而作，为以夷款夷而作，为师夷长技以制夷而作。"他提出，在当时西方入侵、国家危难的社会背景之下，中华民族唯有打开国门，学习西方先进思想和科学技术，"师夷制夷"，才能强国，才能自立。这一思想不仅成为当时中国文化发展的路向，更作为一种方法论被运用于社会文化生活的方方面面。在洋务运动中，曾国藩和李鸿章等率先学造外国船炮。恭亲王奕䜣总结洋务运动的宗旨为"师夷长技以自强"。他在奏折中提到，治国要做到自强，自强以练兵为要，练兵又以制强为先，"我能自强，可以彼此相安"。

随着西方医学的传入，清朝末年的政府军队已经开始使用由中医、西医共同维护的军队医疗保障。"师夷制夷"的理念深入近代军事医疗保障的事宜。特别是辛亥革命之后，千年帝制结束，传统的价值系统失去了固有的物质承当，中国唯有改革固有状态才是生存之路。当时的军事医学伦理文化也唯有"师夷制夷"才能自立、发展。"师夷"，就是学习西方先进技术，于军事医学伦理文化就是应该吸收来自西方的先进军事医学伦理精神；"制夷"则时刻提醒，文化的建设应该具备自觉自省特性，才能最终达到"制夷"、自强的目的。直到十月革命胜利，中国的先进知识分子将马克思主义引入中国，近代中国近百年的革命探索时期，"以夷制夷"的思想成就了中国近代数位仁人志士复兴民族伟业的不懈追求，也成就了这一特殊时期"师夷制夷"的军事医学伦理文化。

2."师夷制夷"的近代中国军事医学伦理文化的具体体现

清末，传统的封建军事系统日渐落后。特别是清军在中日甲午战争中惨败，朝廷上下为之震撼。清政府认识到，旧军队不足为恃，开始"仿照西法添设新军""师夷制夷"，西方的军事医学思想随之传入近代中国。

在军事医学发展中，"师夷制夷"首先表现为学习和使用西医技术。相对中医传统理论，以生物医学为特征的西医，主张立足于以人体生物体征的偏正及主观感受的描述作为诊断、治疗的依据。其治疗手段和方法对症又省事，逐渐被人们所接受。近代中国开设了西式的医学教育，总督医院、北洋医学院、陆军医学堂都分别聘有英、美、法、日等国的军医或布道会教士担任教员；重编军队医疗系统，在陆军、海军部设军医司，禁卫军设军医科，标设军医官，队设军医长，成立陆、海军医学堂和随军西医医院。其次，"师夷制夷"还表现为开始吸收西方近代的军事医学伦理思想。伴随着高效、直接的西医模式,西方着眼于个体、强调权利的伦理思想也开始被人们所接受。特别是针对传统文化中,存在的一些封建迷信和宗法等级观念等消极落后的东西,近代西医所内含的科学的思想帮助人们开始挣脱封建伦理思想的束缚。传统观念所影响的对宗法关系和血缘关系的盲目崇拜等落后思想,到近代已经开始被摈弃,人体解剖、截肢等治疗手段已经开始被普遍接受。人们开始使用西方医学伦理的思想反思中国军队的医疗手段和传统的医患关系。

这时期涌现的一大批爱国将领一方面遵循着传统文化的君臣家国的伦理道德,一方面又强调西方的民主思想。这种"师夷制夷"的伦理文化指引着近代的军事医学在战火中认清时代的责任,认清时代发展的方向。将爱国主义与自强不息紧密结合起来,从而创造了近代中国的民族精神。

(三)"革命人道"的现代中国军事医学伦理文化

1."革命人道"的现代中国军事医学伦理文化解读

中国历史进入现代,中国军队形成了以"革命人道"为核心的军事医学伦理文化。中国军队军医的革命人道主义是在中国内忧外患的特殊革命时期提出的,与无产阶级、劳动人民的革命斗争相联系的特殊的人道主义。在这一时期,中国广大无产阶级劳动人民面临着来自帝国主义、封建主义和官僚资本主义三座大山的压迫,迫切需要以武装斗争争取革命与解放。革命的人道主义是这一时期时代斗争的需要,更是这一时期军事医学伦理文化的基本特征。

在革命战争时期,"革命"是武装斗争的特殊需求。五四运动的爆发推动了马克思主义在中国的广泛传播,促进了马克思主义与工人运动的结合。这一时期,中国军队医学工作人员和普通的战士一样,秉承着伟大的马克思主义信仰,以竭尽全力救治伤病员为其革命目标。"人道",则是指有中国特色的军事医学人道主义精神。在战争时期,军医往往不顾自身安危抢救伤病士兵。白求恩就是当时国际共产主义军医工作者的典范。不仅如此,红军的军医还帮助群众看病,帮助军属和贫苦农民生产劳作,军民关系鱼水情深。

在和平时期,革命人道则是一种坚持不懈的奋斗精神。当突发社会重大卫生事件时,人民军队的医疗队伍始终保证第一时间赶到现场,并以精湛的医术为伤病人员提供帮助,将每一次救援当作革命任务来完成。在新型军事行动作战方式出现和新型军事医学技术得以运用的情境之下,革命的人道主义时刻提醒军事医学工作者,要坚持中国特色的马克思主义的伦理观,建设公平权利、为人民服务的军事医学体系,铭记道德伦理对于社会文化的重要作用。"革命人道"的伦理文化为现代中国的军事医学伦理思想树立了一面鲜红的旗帜。

2."革命人道"的现代中国军事医学伦理文化的具体体现

"革命人道"的伦理精神深入军事医学活动的方方面面,为中国军队军事行动中的伤病员争取了及时妥善的医疗护理。

首先,革命人道的现代军事医学伦理要求全力做好医疗救护工作。中国军队的医务人员全心全意做好战场救护工作,竭尽全力不遗漏一个伤病员。在唐山地震发生后,原北京军区某师卫生科在接到上级命令之后,经20多个小时的冒雨急行到达唐山,立即展开施救工作。为了不使受伤群众漏治,他们采取定点收诊、巡回出诊、四处巡诊等方式,在极端困难的条件下,对伤员进行了精心的护理。

其次,革命人道的现代军事医学伦理要求彻底揭示敌人的战争暴行。对于非正义战争阴谋的揭示,可以使人们认清事实真相,激起义愤,增强人们反对非正义战争的正义感和责任感,并让人们团结起来进行战斗。20世纪50年代,中国军队的医务工作人员以确凿的证据揭示了美军的某些罪恶行径,引起了国际红十字组织和国际舆论的巨大关注。国际科学委员会在实地调查之后谴责了美军的罪行。中国军队在赢得军事斗争的同时赢得了政治斗争和外交斗争的胜利。

再次,革命人道的现代军事医学伦理要求严格执行相关伦理政策。其中,优待俘虏,就是中国军队革命人道主义的重要表现。20世纪70年代,中国军队的医护人员对俘虏的700多名敌军伤病员进行了及时治疗。其中一个被中国军队救治的战俘事后激动地说:"我接触过许多国家的军队,但是我深刻地感受到,中国边防军对待战俘是最宽大、最人道的。"

二、西方军事医学伦理文化流变

(一)"宗教与神学"的古代西方军事医学伦理文化

1."宗教与神学"的古代西方军事医学伦理文化解读

作为社会文明的一种存在,军事医学伦理文化受社会主流文化的影响。宗教与神学的统治,影响了整个古代西方社会文化的发展。在古代西方的某些社会中,医学护理事实是指神职人员颇为神秘的"一次触摸"。随着宗教参与政治越发频繁,神学几乎渗透到了古代西方社会的所有知识领域。

这一时期的军事医学同普通医学一样,信奉上帝决定生死的生死观。军人们坚信自己的灵魂和肉体都是上帝给予的,只有肉体经受磨难,灵魂才能得到升华,疾病和伤痛都是灵魂获得永生的过程。这一时期的医患关系表现为神(上帝)与人之间的关系,这长期抑制了军事医学人文精神的发展。同时,对神的崇拜也长期阻碍了军事医学科学的发展。

当然,宗教道德信仰也具有一定的社会价值。一方面,宗教的道德约束力具有广泛的渗透性,在社会文化的各个领域发挥约束力;另一方面,宗教的道德信仰还可以整合人们对军事医学伦理的价值观。宗教与神学成为这一时期军事医学伦理文化的主宰。

2."宗教与神学"的古代西方军事医学伦理文化的具体体现

西方早期医学多存在于祭祀活动中,神职人员将单纯的生命思考转换成神学的医学实践。这时,疾病和病痛被认为是众神愤怒的结果,是神对"罪人"的惩罚。于是,对神的崇拜和畏惧相应就构成了当时医学伦理的核心。当时的军事医学伦理也是如此。军事活动被赋予了上帝的荣誉,战争是为了保卫圣地,为上帝而战,军事伦理的价值取向也随之被朝向天国与上帝,与基督教的伦理和道德教育紧密相连。同时,教会的控制让医学资源很难应用于战争,军事医学方式采用神职人员的一些神秘的处理方式。医学被涂上了浓重的宗教色彩。

宗教与神学让人们坚信,疾病、伤害和病痛是人们因罪恶、打破禁忌、不道德行为,以及不遵守宗教礼仪而激怒神灵所致。人们认为,只要顺应那些看不见的伟大力量,就有办法保持自己的健康。在军事医学方面同样如此。祭司、巫师、仪式和咒语等都被用于治疗战场中的伤病,这些来自神学的咒语或者法术并没有直接治疗疾病的作用,但可以减少接触感染和使用不洁净的探查技术,同时还给予伤病员积极的精神支撑。因此,对战场上的伤病有一定程度的疗效。

但森严的宗教文化更多的是阻碍了军事医学伦理文化发展。基督教在《圣经》中阐述了人类始祖亚当和夏娃的人类原罪,强调人类本性就具有罪恶的欲望。苦行被看作一种有效的赎罪方式。1284年,著名的骑士理查德·苏阿尔德瘫痪在床,他恳请上帝让他通过这种病魔的痛苦折磨,以洗刷他从前所犯下的罪过。①这种对人本性的否定,对人类现实生活及命运的悲观态度是对人性的极大压抑和扭曲。宗教的道德观凌驾于现实社会之上,而只关注神的世界,形式化的善功取代了真诚的内在信念,也导致这一时期军事医学道德观的普遍虚伪。

(二)"理性与人道"的近代西方军事医学伦理文化

1."理性与人道"的近代西方军事医学伦理文化解读

文艺复兴、宗教改革和实验科学共同汇成了西方近代理性化、世俗化的历史进程,形成了以科学、理性、人性、民主、自由等为内涵的西方文化精神。其中,理性主义适应资本主义经济的发展要求,成为近代西方文化的基本精神之一。理性主义强调理性的精神,认为实在(自然、宇宙、世界)是依据理性或逻辑而运行的合理的存在结构;人类是理性的存在物,因而,人可以通过理性把握人同事物的关系,把握世界的本质,从而控制自然和操纵自然。理性主义精神造就了近代西方理性主义的社会文化,并产生了现实主义、实用主义等社会思潮,在资本主义发展初期促进了社会生产力和近代西方资本主义文明的发展。同时,在欧洲资产阶级反抗封建统治阶级的革命中,人们对于生命权、生命价值和尊严的要求也越来越强烈。基于生命权益和人性道德的考虑,人道主义得到了飞速发展,并迅速影响医学领域,形成了一般意义上的医学人道主义。这种一般意义上的医学人道主义把医学看作人类生命的高尚事业,不允许把国籍、种族、政党和社会党派等因素掺杂进去;谴责和反对不道德行为等;从而使医学人文精神得到了巨大发展。

近代西方军事医学伦理文化受理性主义与人道主义精神的影响,一方面注重军事医学活动的实用价值,另一方面也开始注重军事医学的人性关怀。在西方资本主义的发展初期,理性与人道的军事医学伦理文化既科学又感性,相互制约也相互促进。

2."理性与人道"的近代西方军事医学伦理文化的具体体现

进入近代,理性主义精神一方面使战争的价值逐步世俗化,另一方面还使得这一时期的军事医学进入了经验主义医学的发展阶段。经验主义医学促进了军事医学科学的发展,为军事行动中的医疗提供精良的技术支持,极大地提高了军事医学的保障能力。这时期产生了一种新的医务工作者——军队外科

理发师,他们在战场上应用了新兴的经验主义医学知识为战场上的伤病员提供专门的医疗服务。这是一千年来,士兵们第一次可以得到真正有效的实用医学人才来挽救他们的生命。军队中也开始出现了正规医疗机构。解剖成为医学研究的一种常用方法,临床观察也被教学医院广泛使用,极大地促进了外科医学水平的迅速提高。

人道主义则是近代西方军事医学伦理文化的又一大特征。资本主义文明的发展让人们越来越注重人的价值实现。近代科学技术在战争中的应用让作战形式发生了巨大改变,火药的运用改变了战场的一切。武器的不断更新让军队的战斗力不断提升,战争的规模越来越庞大,同时造成了更多的死亡和伤痛。人道的理念在这一时期得到了广泛应用,普通士兵开始真正享受到军队医疗。并且开始对战争中儿童、老人、妇女和平民给予关照,还要求给予战俘、拘留犯和囚犯以人道的待遇。1552年,在梅兹之战中,指挥官吉斯公爵首次对战俘表现出极大的人道主义关怀。在此之前,交战双方获胜方会对敌方的战俘,尤其是伤病员进行屠杀,但吉斯公爵并没有这样做,而是把他们送入医院进行治疗。[1] 他优待战俘的行为促进了交战双方对待战俘态度与做法的重大转变,更为其他军队逐渐采取人道主义救治树立了榜样。

理性与人道的军事医学伦理文化极大地促进了近代西方军事医学的发展,而后在1864—1949年逐步形成并缔结的《日内瓦公约》正是基于对军事医学理性与人道的反思结晶。此时,西方军事医学活动的现实主义诞生了。这就导致了由于军队过度要求自方的利益实现,让医学技术的滥用一度扭曲了伦理精神的正常发展。

(三)“多元与霸权”的现代西方军事医学伦理文化

1.“多元与霸权”的现代西方军事医学伦理文化解读

首先,军事医学伦理文化的多元性体现在军事医学所处大环境的多元化,即当下的社会是多元文化的融合。第二次世界大战后的西方为世人呈现的是一个前所未有的辉煌时代,创造了丰富多彩的物质财富和精神财富。资本主义经济的全球化发展过程中,西方文化也融入了多元的全球文化,传统西方文化随之产生了新的时代特征。自由主义、功利主义、人道主义、存在主义、实用

---

[1] [美]理查德·A.盖布里埃尔,凯伦·S.梅兹.军事医学史[M].王松俊,等译.北京:军事医学科学出版社,2011:16;99-100;108.

主义等理论思潮都对现代西方文化有着不同的解释；同时，不同的文化体系也都有着各自不同的文化主张，这就构成了现代西方多元文化的现状。多元文化的提出是基于对族群身份的认识。族群身份即一定少数人族群的集体，形成一个族群的性质或特征，而产生对语言、文化、经济利益上的认同，以及"共同的身份"①。一个社会中存在多种族群身份就造成了多元文化。多元文化的特征在军事医学伦理文化中也同样适用，涉外军事行动中的多种文化碰撞造就了不同的军事医学伦理文化倾向。

其次，军事医学伦理文化是否存在霸权是受世界政治格局的影响。克劳塞维茨说过"战争是政治的延续，是流血的政治。相应地，军事医学伦理也受到了世界政治格局的影响"。反观第二次世界大战之后，全球呈现"一超多强"的政治格局。美国成为世界唯一的超级大国。除了军事、经济活动中所表现出来的强权行为，文化渗透、文化干涉也成为其争取世界文化霸权的隐性手段。文化霸权，就是指一国通过文化扩张，将其价值观念传播或强加给其他国家，从而影响和改变其价值观、行为方式、文化模式甚至社会制度，以期实现对该国的征服和控制，取得政治、经济和军事力量所不能达到的目的的一种行为②。军事医学伦理的文化霸权既不是军事医学伦理发展的需要，也并非正常的军事医学伦理文化交往，而是一种强行的政治外交和文化侵略。

2."多元与霸权"的现代西方军事医学伦理文化的具体体现

现代军事行动区别于以往的地域性军事行动，行动的任何一方都不再是单纯地生活于单一民族文化体系之下的国家，而是具有文化多元性、差异性的军事集团。在这种复杂的军事环境下，现代西方军事医学伦理文化也呈现出多元化的态势。不同的民族、理论派别拥有不同的文化背景，因而产生不同的人性道德倾向。例如，战争中的检伤分类，公平主义的文化与关怀主义的文化将选择不同的分类方式。很难说哪一种文化形式是对的，多元的伦理文化只有在具体的军事医学环境中才可以做出具体的判断。现代西方军事医学伦理面对多元文化，一方面，注重维护正常的军事医学伦理多元形态，保护不同文化背景下患者的权益；另一方面，也严禁打着多元文化"幌子"的军事医学伦理文化之争。

---

① ［美］菲利克斯·格罗斯.公民与国家［M］.北京：新华出版社，2003：248.
② 李丹娜，任维平.美国文化霸权的历史原因和现实基础［J］.中国社会科学院研究生院学报，2006（5）：131-133.

同时,现代西方军事医学伦理也受到了文化霸权主义的影响,以暴力强行推行文化霸权,造成了血与泪的教训。而今,依仗政治、经济的绝对优势,美国将自身的价值观视为"绝对真理",并在世界范围内强制推行。自 20 世纪 80 年代以来,美国直接参与了包括海湾战争、科索沃战争、阿富汗战争、伊拉克战争等 12 次大规模的军事行动。在战争过程中,美军推行其军事医学伦理思想,并频频做出违反基本军事医学伦理准则的行为,在世界范围内引起了众多争议。美国的全球霸权主义和追求单极的战略目标同世界多极化的发展趋势形成了尖锐的矛盾。

第二节　军事医学伦理文化构成

所谓军事医学伦理文化,是指有关军事医学伦理思想、规范、行为的一切人类文化成果的集合。在社会生活中,主要表现为军事文化、医学文化以及伦理文化中涉及军事医学伦理文化的成分,受军事文化、医学文化、伦理文化的影响。

一、军事文化为导向的军事医学伦理文化

(一)军事文化

军事文化就是一切与军队、军事和战争相关的人类文化。自人类社会文明产生以来,军事就与社会、国家、政治紧密相连。军事不仅代表着武装斗争,更是政治斗争和文化斗争的延伸。具体来说,军事文化,就是指关于战争、军人和军事实践的,以思想理论、道德规范、军队建设、制度建设等为主要表现形式的社会文化产物。先进军事文化是一国军队在长期奋斗中创造的精神财富,是体现军队性质宗旨、职能任务、历史传统的文化形态,是提升军队战斗力的重要因素和滋养官兵的精神沃土。从类别上,军事文化可以分为战略文化、道德文化、战斗文化、军营文化、和谐文化、制度文化、文化遗产等,还可以分为思想理论类的军事文化、文学艺术类的军事文化、军事设施类的军事文化和网络特色类的军事文化。[1]无论哪一种分类方式和类别,军事文化都是以战争、军人和军事实践为内容,以塑造军事实践应有精神为目的的文化

---

① 蔡永宁.关于军事文化含义、类别及性质思考[J].海军工程大学学报(综合版),2012(3):65-67.

形式。

先进的军事文化对社会文化具有导向作用。首先,在一个社会中,军事文化需求产生于国家、社会文化需求,因此,军事文化发展方向代表了社会文化的发展方向。其次,军事领域的特殊性需要军事主体无私无畏的奉献精神,这种高尚的价值取向是社会文化价值的标杆。再次,军人核心价值是国家、社会核心价值在军事领域的集中体现,以军人核心价值为核心的军事文化的发展有助于国家、社会核心价值的文化发展。最后,军事文化与社会文化同生于一个国家、一种社会制度、一个社会发展需求,因此,军事文化与社会文化既相互区别,也相互依存、相互依赖、相互渗透。

本质上,军事文化具有战斗文化的属性,是军人战斗精神的体现,对于培养官兵坚强意志、提升部队战斗精神、增强部队凝聚力,有着不可替代的作用①。同时,先进的军事文化还具有极强的社会效应,对于涤荡民族文化中的污浊,净化、升华其中的优秀成分,对于培育民族的尚武、正义、进取、坚韧、团结精神,增强民族和国家的凝聚力、自信心,都具有巨大的影响。在中国,先进军事文化既是社会主义先进文化的重要组成部分,又对社会主义先进文化产生重要促进作用②。军事文化以其先进的精神价值、实践价值,汇集了社会众多的优秀人才精英,并拥有着完善的文化制度管理机制,代表着国家先进文化的发展方向。军事文化成为引领社会文化前进的指导方向和凝聚社会文化不断奋斗的中坚力量。

(二)军事医学伦理文化中,军事文化的导向作用

在军事这个特殊领域中,充满了危险、困苦和牺牲,因此,产生于军事领域的军事文化也具有不同于社会其他领域的文化构成。军事文化所蕴含的复杂的人类思想和潜在、持久的社会影响是社会其他领域文化所不能比拟的。军事文化对社会文化的导向作用同样体现在军事医学伦理文化的建构过程中,原因在于:首先,不同形式的文化基于不同的实践生活方式,军事医学伦理文化产生于军事实践之中,就必然离不开军事行动的影响,继而也就离不开军事文化对军事医学伦理文化的影响。其次,军事文化有着明显的政治、经济优势,军事文化往往是整个国家先进文化的集中体现,从而引领着社会文化各个

---

① 张洋.积极探索军事文化建设的有效途径[J].南京政治学院学报,2012(5):128.
② 蒋乾麟.先进军事文化与社会主义先进文化[J].南京政治学院学报,2012(4):4-12.

领域包括军事医学伦理文化的发展。

　　具体来讲，军事文化对军事医学伦理文化有三个方面的导向作用。

　　其一，军事文化的发展方向引导着军事医学伦理文化的发展方向。随着现代军事对战争需求的改变，军事文化由传统意义上的国与国之间战争的军事文化逐渐发展为局部战争、反恐战争等新型战争的军事文化。随之，军事医学伦理文化也由传统的关注战场伤病员救治逐步转向关注由局部战争、反恐战争等新型战争产生的新型军事医学伦理文化需求（如战俘权益的关注）。另外，随着军事文化由单一作战行动向多样化军事任务发展，军事医学伦理文化也逐步由关注战场治疗，更多转向关注非战争军事行动中的医学伦理文化。

　　其二，不同的军事文化对军事医学伦理文化具有不同的导向作用。武德文化作为军人的道德要求在军事文化中占有重要的地位，不同的武德文化对军事医学伦理文化发挥着不同的导向作用。在日本武士道文化中，"名誉"胜于生命，许多日本士兵往往宁愿选择自杀也不愿成为俘虏，更不愿接受敌国救治。而在美国军事文化中，军人个体的自主性、个人生命的价值是至高无上的，完成战争后光荣地回归祖国才是军人们最高的追求，他们往往主动接受并要求医疗权益。

　　其三，军事医学伦理文化的发展必须符合军事文化的需求。军事医学伦理文化只有适应了军事文化的发展需求，才能真正地找到伦理解答的出路。在新式战场上，战略战役后方出现大批减员现象，平民大量伤亡，烧伤、复合伤伤员增加，化学中毒、新型战伤不断出现，并发症增加，中暑、海水浸泡伤、高原综合征、多脏器功能衰竭、战斗应激反应和战场精神病显著增加。高科技军事文化非但不能减轻战争对于人们的伤害，更增添了军事医疗救援的难度和强度。随着军事文化的转型，军事医学伦理文化相应产生了文化转型。由传统的关注医疗保障水平逐步转变为更多关注伤病员的医疗权益和生命质量。

二、医学文化为基础的军事医学伦理文化

（一）医学文化

　　医学文化就是一切与医学科学和医学实践有关的人类文化。医学是人类特有的社会现象，是人们运用特定的理论、技术、方法以及经验防治疾病、维护健康的系统科学及社会行业。作为维系人类自身价值的重要手段和关爱生命、挽救生命的重要学科，医学在人类社会的发展中，始终受到众多的社会关

注。具体来说,医学文化就是在医学社会实践中所形成的,有关医学理论、医学道德、医疗手段、医患关系等人类文化形态,其中包括承载各种医学信息的物质成分和精神成分。医学文化是医学领域中通过的物质因素、精神因素、规制因素、行为因素和心理因素承载的人类关于医学的所有主观信息,是指导人们进一步进行医学社会实践的原动力。[①]在内容上,医学文化包括人道主义、仁恕情怀、理性精神、公益思想、博容理念等方面的丰富人文内涵。从类别上,医学文化包括医学技术文化、医者修养文化、医患关系文化、医学制度文化等物质、精神、制度文化。

医学是一门直接面对人,又直接服务于人的科学。因此,医学比其他任何科学都更强调人文关怀。再者,医学文化作为医学实践为基础的社会文化,时刻与疾病和生命打交道,要求医学工作者具有完美的人性修养,人文气息愈加浓烈。医学精神,亦指医学行为中的人文精神,包括敬畏生命的生命观、人性至上的价值观、精诚服务的职业观、医者仁心的道德观、公平和谐的世界观,等等。医学复杂的人文精神内涵使得医学文化不单是工具性的治疗疾病的文化,更是一种具有系统人文思想的文化形式。作为重要的社会亚文化范畴,医学文化在人们现实生活中以及观念世界中的地位和关系都不容怀疑和轻视。古往今来,人的生老病死都离不开医学的照护。不仅如此,医学文化以其精密的科学性和人性的人文关怀成为整个社会文化发展中一个重要元素,社会的每一次进步都离不开医学文化的支撑。

随着生物医学向生物—心理—社会医学模式转型,医学文化不仅关注疾病的医疗,更关注对患者的诚挚关怀和细致照料。它包括指导人们进行医学社会实践的心理驱动力,也包括人们在医学社会实践中所创造、形成的一切成果。[②]这种特殊的文化形式是社会文化的重要组成部分。一方面,医学文化以其旺盛的生命力不断从社会文化中汲取养分,不断丰富自身内涵;另一方面,具有高尚的道德要求的医学文化内核为广泛的社会文化提供了人文精神资源。

(二)军事医学伦理文化中,医学文化的基础地位

正是由于医学文化内含的丰富人文思想,产生了医学伦理的道德诉求,进

---

① 昝加禄,昝旺.医学文化学[M].北京:人民卫生出版社,2011:58.

② 何渊,周琴生,张晓,等.浅谈医学文化中的人文精神培养[J].医学与哲学,2007(5):47-49.

而产生了军事医学伦理文化。医学是最具人文精神的科学,因为医学本身就承受着关爱生命、关爱人类、救人于危难之时的崇高任务。在实践过程中,当医学文化面临着人性关爱与残酷现实的选择时,来自伦理的争论就此产生。当军事行动中的医学活动面临上述问题时,军事医学伦理文化的需求就随之产生了。因此,可以说,医学文化是军事医学伦理文化的根基,是军事医学伦理文化生成的土壤。没有医学文化,就没有医学伦理文化的需求,而在军事行动中也就没有了军事医学伦理文化。

医学文化对军事医学伦理文化的产生和发展有三个方面的基础作用。

其一,医学文化是军事医学伦理文化产生的基础。医学文化中富含人性、道德思想,这样的医学文化就生成了以人性和道德为标准的军事医学伦理文化。不仅如此,以不同的医学文化为基础,还将产生不同的军事医学伦理文化。

其二,医学文化是军事医学伦理文化的发展依据。以医学文化为基础,医学文化的发展就产生了军事医学伦理文化的发展需求。医患关系问题始终是医学文化中的重点,为了建立良好的医患关系,医学文化由传统的针对医者的严格道德要求逐渐发展为对医者、患者、社会等全面的多方位要求。随之,军事医学伦理文化中伤病员的权益维护也得到了全面的发展。首先,在军事行动中的军医要以中立的姿态对待伤病员;其次,军医与伤病员之间要建立一种互信的医患关系;同时,社会群体、国际组织也给予战伤病员极大的伦理关注。

其三,医学文化是军事医学伦理文化的价值指向。不同的文化体系将产生不同的军事医学伦理文化需求,从而维护不同的医学文化的发展需要。在对待战场安乐死的问题上,儒家文化影响下的中国医学文化与西方民主、民权主义影响下的西方医学文化就有着不同的军事医学伦理文化倾向。从 19 世纪开始,安乐死作为一种减轻死者痛苦的特殊医护措施在临床实践中应用,而后,战场安乐死的合法合理性问题也成为一个重要的军事医学伦理热点。西方民主、民权主义者认为选择死亡是人的权利,安乐死是忍受着痛苦煎熬的患者死亡的权利。例如,2001 年 4 月,荷兰议会通过了安乐死法案,成为世界上最早通过(主动)安乐死法案的国家。在这些接受了安乐死医学文化的国家,战场安乐死的探讨就不再复杂。而其他国家,例如中国,传统儒家文化认为人的生死都是命中注定的,安乐死是不仁不善的做法。在这些国家,战场安乐死的伦理问题就是一个重要的伦理热点。

三、伦理文化为核心的军事医学伦理文化

（一）伦理文化

"伦理"一词，原指人与人之间微妙复杂而又和谐有序的辈分关系，后来进一步发展演化，泛指人与人之间以道德手段调节的种种关系，以及处理人与人之间相互关系应当遵循的道理和规范①。伦理的概念与道德紧密相连，而相对道德，伦理更加注重社会的共同性、普遍性和可通解性。伦理生活几乎渗透在人类社会的每一个角落，无处不在。伦理关系是人类社会中最基本的人际关系。伦理精神是指在社会文化中，伦理的自觉性和能动性，它体现了人对世界的能动把握及人对自己生命的深刻认识和价值追求。

我们把人类社会中的一切伦理现象，包括道德规范、伦理学说和伦理行为，统称为伦理文化。伦理文化既是最普遍的大众生活，表现在社会日常生活领域的道德文明之中，又是高尚的道德追求，表现在人类道德生活的人文关怀和具体文化功能之中。伦理文化是一个国家、社会必不可少的因素，它既是一种从人的目的性出发来改造世界，包括人自身的自觉自在的精神文化，又是一种人们在伦理关系中所体现出来的实践文化。伦理文化是人类社会价值观的必然构成要素，同时，社会也反映了人与国家、人与社会之间富有理性的伦理道德关系。按照伦理文化研究的不同领域，伦理文化大致可分为生命伦理文化、制度伦理文化、生态伦理文化等；按照伦理文化实现道德价值的程度和对人们道德行为影响的深度，伦理文化又可分为核心伦理文化、主要伦理文化和初级伦理文化。

伦理文化具有价值指向的渗透性。首先，伦理文化作为处理人与人关系的实践性价值规范，在不同的国家、社会的不同领域之间具有价值指向的渗透性。一种伦理文化（如尊重人权）可能成为众多文化领域的共同要求。其次，伦理文化具有道德关系的地域性。伦理文化的产生与政治、经济密切相关，不同的国家、民族因其不同的政治、经济、社会情况会产生不同的伦理诉求，因而产生不同的伦理文化。再次，伦理文化具有实践内涵的历史性。随着历史的变迁，人与人之间的关系越来越复杂，社会对人际关系的要求也随之产生变

---

① 罗国杰.伦理学基础[M].北京:首都经济贸易大学出版社,2004:21.

化,伦理文化作为实践的文化随着历史的发展而变更。最后,伦理文化具有行为规范的一致性。尽管伦理文化多种多样,但人类社会对伦理道德需求从根本上是一致的,无论时代如何变迁,核心、基本的伦理文化(如人性的自由解放)始终不会改变。伦理文化既包含一般伦理的内在概念和普遍可能性,又包含个体成员的自我意识或道德意识,是个体道德与社会伦理的辩证结合。在众多社会实践文化中,伦理文化拥有广泛的应用领域,并发挥着核心的精神价值。

(二)军事医学伦理文化中,伦理文化的核心价值

军事医学伦理文化的核心是解答军事医学活动中的伦理问题和文化冲突,是对军事医学活动中,人的自觉自在精神价值的呼唤。作为一种实践文化,伦理文化是从人的目的性出发来改造世界,包括改造人自身的自觉自在的精神文化,体现了人对世界的能动把握及人对生命的深刻认识和价值追求。伦理文化的价值,在于规范人类社会生活中的人际交往,而追求合理合道德的人际关系模式。以伦理文化为视域,军事医学伦理文化的核心价值,就在于准确地把握、合理地处理军事医学活动中的人际关系,以符合军事医学活动的生命价值和伦理道德需求。

在军事医学伦理文化中,伦理文化的核心价值主要表现在以下三个方面。

其一,军事医学伦理文化是研究军事医学活动中的伦理关系的文化。伦理关系是伦理文化的基本内容,军事医学伦理关系作为一种特殊的伦理关系是军事医学伦理文化的重要组成部分。随着全世界社会民主的发展,人的权利得到越来越多的社会关注,人与人之间的伦理关系所带来的一系列权利与义务问题也得到了更多的社会关注。通常来讲,伦理关系影响着人际的亲疏关系,家庭成员、小群体成员之间拥有一种特殊的伦理义务,以至于在军事行动中,医务人员往往更倾向于首先为己方伤病员提供医疗救助而不是按照普适的关怀原则救助敌方伤员。这时,这种军事医学伦理特殊关系就形成了特殊的军事医学伦理文化现象。

其二,军事医学伦理文化是解答军事医学活动中伦理实践的文化。作为实践的道德哲学,伦理文化来源于伦理实践。以伦理文化为核心,军事医学伦理文化以军事医学伦理实践为依据。随着现代军事行动的发展,反恐军事行动越来越频繁。但在反恐行动中,恐怖分子的生命、医疗权益并没有被明确列入国际人道法的规定之中。因此,这就产生了解答恐怖分子是否拥有医疗权

益的军事医学伦理问题的需要。

其三,军事医学伦理文化是培育军事医学活动中伦理精神的文化。伦理精神是伦理文化的思想精髓,是伦理文化建设的基本内核。军事医学伦理文化的建设需要以培育军事医学活动中的基本伦理精神为核心。尊重人权是伦理文化中的一个基本伦理精神。军事医学伦理文化从维护伤病员生命权益、注重人格尊严、尊重宗教信仰和风俗习惯等各个方面对人权的维护提出了严格的要求,为军事医学活动中的人权维护提供了良好的文化环境。

第三节　军事医学伦理文化境遇

在当今世界,随着经济全球化发展,全球文化在不断融会贯通。全球文化在经济利益的推动力、文化需求的原动力、政治图谋的策动力作用下汹涌澎湃,相互碰撞与交融,呈现出前所未有的繁荣景象,也呈现出前所未有的复杂性。①当代的军事医学伦理文化面临着文化多元、文化差异和文化霸权等文化境遇。

一、文化多元:军事医学伦理的文化现状

全球文化的交融与碰撞使得军事医学伦理文化的社会背景发生了历史性的改变,军事医学伦理文化不再依存于某种单独的民族或宗教文化。各种不同的文化体系交融,构成了纷繁复杂的军事医学伦理文化现状。

（一）本土文化与外来文化融合

本土文化指一个国家、民族的行为习惯和生活方式经过历史的发展和外界的影响所呈现的文化结晶。相应地,外来文化则是指在一定历史条件下,影响一个国家、民族内社会文化发展的其他文化。在人类社会中,每一个国家、民族的文化都不可能只拥有单一文化元素。特别是当代社会,全球化为各个国家、民族的文化都注入了外来文化的新鲜血液。文化的交往无关国家实力的强弱,即使国家实力的强势导致某些文化具有世界性的认同优势,但在文化大融合的背景下,居于强势地位的文化体系也不得不开始融入对外来文化的

---

① 朱运来.全球文化多元化趋势对我军文化建设的影响与对策[J].军队政工理论研究,2006(2):51-52.

考量。

军事医学伦理文化的军事特殊性使其具有明显的国家意志,但并不影响军事医学伦理本土思想与外来思想的融合。在历史上,当蒙古兵的战争延伸到东欧大陆,法国骑士军队的脚步踏上远征的路途时,军事医学伦理文化就遭遇过本土文化与外来文化的碰撞。但直到现代社会,特别是全球经济加速一体化之后,军事医学伦理本土文化与外来文化融合的现象才尤为明显。就军事医学人体实验的知情同意伦理原则为例。由于军事医学伦理的研究发源于西方国家,现有的世界公认的军事医学伦理基本准则主要是依照西方国家中的军事医学伦理实践而得出的,西方的知情同意原则就是在西方个人权利、个人本位的基础上而提出的。但就儒家文化圈的东亚国家,如新加坡、韩国、中国等国家而言,个人的权利使用往往受到家庭本位的传统伦理文化的影响。这时,普适的知情同意的伦理原则在东亚国家就受到了来自本土文化与外来文化的共同影响。总体来讲,本土文化与外来文化的融合使得各个国家、民族的军事医学伦理文化不断调整自身文化结构,并在其中相互影响与借鉴。

(二)精英文化与大众文化同生

"精英"一词在《辞海》(2006年版)中解释为:"指社会上具有卓越才能或身居上层地位并有影响作用的杰出人物。"精英文化就是代表正统的、由主导一个国家或民族的那一部分精英所创造并欣赏的文化。相对精英文化,大众文化则是指普通民众所创造并欣赏的而非庙堂的一种普及文化。①

一方面,在军事医学伦理文化中,精英文化走在伦理文化的最前方,是新兴伦理观念的领航者,在军事医学伦理认识中具有一定的超前性和引领性。当代的军事医学伦理文化中的精英文化包括由高新医学科技而产生的胚胎干细胞移植伦理文化、人类基因组研究伦理文化等。这些伦理文化适应新兴的医学科技而生,通常由一些专门的伦理研究人员和军事医学人员所关注,在大众生活中很难接触到。但这些新兴的医学科技涉及的伦理问题却不容小觑。另一方面,军事医学伦理文化中的大众文化作为普通大众所欣赏和理解的文化,通常包括一些传统的伦理观念,如医者的使命乃济世救人的伦理文化,和已经被大众所熟知的,如普通医学器官捐献的伦理原则、患者的知情同意权利

---

① 樊爱香.大众文化与精英文化关系之分析[J].编辑之友,2009(2):25-27.

等伦理文化。大众文化的优势在于具有一定的社会基础和广泛的群众认知，在军事医学伦理文化的日常行为构成中起到了重要的作用；不足在于由于大众的认知水平参差不齐，文化习惯的养成需要足够的时间，往往在新的伦理文化面前具有一定的滞后性。

（三）先进文化与落后文化共在

先进文化是符合社会发展方向、代表着社会前进的进步力量，它既可以是精英文化，也可以是大众文化，而落后文化是那些脱离了社会发展步伐的文化现象。无论是精英文化还是大众文化，只要是对社会进步不具有推动作用，甚至阻碍其发展的文化都是落后文化。社会必然是不断前进的，先进文化使社会进步，应该得到宣扬，而落后文化是社会发展的阻碍，理当清除。军事医学伦理文化也是如此，虽然在建设军事医学伦理文化时，努力地为先进军事医学伦理文化创造优越条件，但一些历史遗留的落后文化仍然存在。尽管《日内瓦公约》禁止刑讯逼供，视之为战争犯罪，但是这种行为仍经常发生：在某些文化和信仰中，交战双方都认为刑讯逼供是很正当的事。有人认为，刑讯逼供能够获取敌人信息，进而保证获胜和挽救战友生命，这就是落后文化所造成的错误观点。另一些落后文化显得更加原始而残暴。同样是国际公约中严厉禁止的，但在一些战争中还是出现了侮辱尸体的事件。怀有种族仇恨和惨无人道的士兵会收集死者的头发、耳朵、金牙作为战利品，而这种现象在第二次世界大战期间的太平洋岛屿争夺战中时常发生。[①]这些落后文化的历史残留给军事医学伦理文化带来了无法统计的负面影响。因此，清楚地区分、理性地认识和选择先进文化，作为军事医学伦理文化的发展方向，是每一名军队医学伦理工作者不能推脱的责任。

二、文化差异：军事医学伦理的文化之争

文化，是人类实践的产物，是社会历史的产物，任何历史时代的文化，它总是主要地、本质地表现出特定精神内涵。因此，不同的社会实践就会萌发出不同的文化形态。当军事医学活动超出一个特定的时空范围时，军事医学伦理文化便面临着来自不同文化背景思考的争论。

---

① 美国陆军部.指挥官战斗应激控制手册[M].郝唯学，邵贵宾，等译.北京：军事谊文出版社，2006：47-49.

（一）涉外军事医学活动中的文化碰撞

1991年，苏联解体以后，国际战略格局发生重大变化，全球化趋势让各国间往来程度日益加深，国家安全内涵不断扩展。各国军队开始承担名目众多的非战争军事行动任务，从而最大限度地遏制军事冲突、避免战争危机，保持和平稳定的安全环境，有效维护各国的国家利益。非战争军事行动大量增加了涉外军事医学活动的次数，而非战争军事行动不同于战争行动，社会特性也更加强调对军事行动中的医学文化特性的把控。

涉外军事医学活动，主要指发生在国家、地区间的战争行动或涉外非战争军事行动中的医学活动。在涉外军事医学活动中，军事医学伦理不仅局限于道德伦理的考量，还需要准确掌握和应对来自不同文化背景的军事医学伦理思想。如果处理方法不当，文化的差异就很可能引起文化碰撞，牵制甚至阻碍整个军事医学工作的进程。

目前提供国际医疗援助的国家，通常都以直接的金钱援助或直接提供医疗服务和医疗物资为主，很少通过了解受援国家的国情和文化状况来帮助根除卫生隐患。因此，在外提供医疗援助的军医与当地居民之间就往往由于文化差异产生观念冲突。如，由于叙利亚战事不断，产生了大量的战争难民，国际医疗救援组织在叙利亚共开设了三家军事医院，至今救治了逾万名患者。其中，医生们对于难民的医疗救助难点通常不在于医疗技术问题，而是他们与当地居民之间的文化鸿沟。由于文化的差异，医疗救援人员通常并不被理解，且常常发生医疗人员遭袭、医院被毁的事情[1]。在非战争军事行动中，这种由行动方和受援方的伦理文化习俗造成的军事医学伦理文化碰撞十分常见。

（二）战地安乐死支持还是反对：不同文化选择

战争造就了大量不能迅速死亡但也毫无生还希望的伤病员，为摆脱其痛苦和潜在威胁，伤病员和指挥员心中就萌发了加速死亡的想法，这就是战地安乐死的最初雏形[2]。"安乐死"（Euthanasia）一词源自希腊文，原意为"善终""无痛苦的、快乐的死亡"。可见，安乐死的最初目的在于争取死亡的权利与尊严。战地安乐死的最初目的也是让在战争境遇中无生还希望的伤病员获得平静的、有尊严的死亡的权利。但面对现实，战地安乐死还是遇到了文化差异带

---

① 木村秀哉.无国界医生组织的严峻现状[N].东洋经济周刊,2013-2-9.

② 常运立,杨放,杜萍,等.军医伦理学视域下生命伦理问题研究[J].中国医学伦理学,2010(2): 46-48.

来的众多伦理争议。

在西方,自文艺复兴运动之后,思想的解放让许多人接受了安乐死。如,17世纪英国唯物主义学者弗兰西斯·培根谈到医生的职责时说道:"医生之职责不只是治愈患者,而且还要减轻他的痛苦,包括在必要时使他安逸地死去。"①赞同这种理性主义的医学文化认为,延长寿命是医学崇高的目的,而旨在为患者谋取权利的安乐死同样是医学技术的重要领域。在战地安乐死中,赞同安乐死的理由不仅如此。他们还认为,战场的优先医疗资源应该服从军事需求,与其将紧缺医疗资源用于延长不可逆死亡者的死亡过程,不如将其用于救治轻伤员,以实现战斗力再生;再者,战场临终关怀无法保障濒死伤病员的生存质量,与其痛苦不堪地延长生命,不如让其有尊严地死去。

与之相悖,许多传统文化则极力反对安乐死的做法。在西方,《医德十二箴》中说道:"即使病入膏肓无药救治,你还应该维持他的生命,解除当时的痛苦来尽你的义务。如果放弃就意味着不人道。"在中国,儒家文化认为生命是天地与父母所予,个人没有权利自作主张结束自己的生命。因此,从传统文化的视角来看,只要不是个人自然死亡,医生就要履行其天职,即治病救人,帮助终止患者生命是有悖医德的。

其中,最为反对安乐死的反面教材便是第二次世界大战时期,德国纳粹分子以安乐死为借口实行种族灭绝计划犯下的滔天罪行。

(三)检伤分类与平等救治:军事功利主义文化与医学人道文化

在面对战争、突发重大自然灾害或重大灾难时,医疗资源难以在第一时间保障所有的伤病员。因此,按照一定的原则对伤病员治疗检伤分类再分别救治就尤为重要,这就涉及了军事检伤分类法(或称"军事医学类选法"),即在战时或救灾时,对伤病员按一定原则进行筛选,决定优先治疗顺序,以确保最大限度地完成军事任务和救护使命。但究竟以什么标准制定检伤分类引起了军事功利文化与医学人道文化的争论。

和普通的医疗关怀一样,军事医学关怀也建立在"医学需求",而非绝对的"军事需求"基础之上,因此,公正、平等和非歧视的原则要有所体现。检伤分类的原义为按照伤病人员的病痛严重程度进行医疗顺序分类,就是为了保障危急伤病员得到及时救护。在军事医学活动中,这种检伤分类对于保障伤病

① 弗兰西斯·培根.学术的进展[M].杨立信,毕承钧,译.上海:上海人民出版社,2007:102.

员的生命尤为重要，本质上是出于人道主义精神的考量。而平等救治，就是指按照伤病员的病痛详情依序提供医疗帮助。因此，可以说检伤分类本质上应属于医学人道文化。《日内瓦公约》明确规定："只有处于紧急的医疗考虑才允许有治疗的优先分类。"医学人道主义要求军事行动中的检伤分类应该严格按照病痛的严重程度进行划分。这样既有利于更多的人获得医疗关怀，又兼顾了公平的原则，让个人身份不得成为影响医疗决策的影响因素。①但在实际的军事行动中，在军事功利主义阻挠下，检伤分类的实际操作发生了明显的转化。参与海湾战争中的一名美军外科军医承认，他们习惯上采取美军伤员第一、盟军第二、平民第三、敌军第四的检伤分类法。②战争中，这种以己方利益为重而不顾医学人道主义原则的做法十分常见。这时，检伤分类就演变成为一种军事功利主义文化。这种情况通常表现为在军事检伤分类中以军事需求为最高指标而暂时放弃公平的分类方法。

（四）战俘生命权益：身处异乡时的文化恐慌

在古代，战俘没有人权可言。除非胜利一方的指挥官下令停止杀戮，将俘虏出售或当奴隶使用，否则整个溃败的军队将被无情地杀戮，没有一个士兵可以幸存。③在现代战争中，战俘的权益受到了人道主义（如《日内瓦第三公约》即《关于战俘待遇之日内瓦公约》《东京宣言》等国际医德法规）的关注。一些优待战俘的做法也赢得了参战军队和世界人民的赞赏。但大多数情况下，战争的残酷境遇令身处敌军的战士或平民失去了最基本的人身保障，战败方士兵常常受到非人的对待。一方面，战俘身处敌方，其文化背景与战胜方有着巨大的差异，战胜方很难设身处地为战俘的生命权益着想；另一方面，屈从于军事需求，军医产生了对待战俘的道德扭曲。此外，对虐待战俘行为的监督和制裁体系尚不完善。这些都导致了对待战俘生命权益的军事医学伦理文化失去了基本的人道主义导向。遭遇着来自敌对双方文化差异所导致的文化恐慌，已然失去人身自由权利的战俘只能任由战胜方摆弄。

2003 年，美国军队占领伊拉克之后，在伊拉克境内发生的一系列美英军队

---

① Gross M L. Bioethics and Armed Conflict: Moral Dilemmas of Medicine and War[M]. London: the MIT Press, 2006:14-27; 137-173.

② Howe E G. Dilemmas in military medical ethics since 9/11[J]. Kennedy Institute of Ethics Journal, 2003(2):175-190.

③ ［美］理查德·A.盖布里埃尔，凯伦·S.梅兹.军事医学史[M].王松俊，等译.北京：军事医学科学出版社,2011:16; 99-100; 108.

虐待伊拉克战俘的事件,引起了全球媒体的关注和热议。事实上,在伊拉克阿布格里卜监狱发生的一切,早已经在朝鲜、越南发生过。1953 年,在一篇名为《美军虐杀战俘调查报告书》的长篇报告中,详细介绍了美国军队虐待战俘的行为。而在越南战争期间,美军的一支被称为"老虎部队"的陆军部队杀害妇女和儿童、折磨俘虏、残忍地切下俘虏的耳朵等,诸如此类的虐俘行为在当代战争中,尤其是在特殊军事行动,如反恐行动中屡见不鲜。反恐行动中所面对的恐怖主义分子交战双方并非传统意义上的国与国之间的斗争,从而凌驾于《日内瓦公约》之外[①],被俘双方伤病员的生命权益就更难得到保障。

三、文化霸权:军事医学伦理的文化干涉

文化对社会政治、经济的重大作用让人们逐渐认识到文化的重大力量。20 世纪初,意大利政治学家葛兰西提出了文化霸权的概念,所谓文化霸权,就是指拥有话语权的文化霸权主义认为存在一种文化形态具有"放之四海而皆准"的普适性。但事实上,这种解释只不过是文化霸权的一种托词,实际上则是拥有话语权的文化强势群体的意识形态霸权的一种表现形式。

军事医学伦理文化兼具军事的政治性、医学的人文性和伦理的社会价值,是一种具有全方位社会价值的文化存在形式。一旦文化霸权主义掌握了军事医学伦理文化的主动权,将造成严重的后果。因此,在军事医学伦理文化研究中,对文化霸权主义的防范不容小觑。

（一）文化渗透

广义的文化渗透,泛指国与国之间有意识地通过各种文化传播媒介,宣扬、传播其制度主张、社会价值、人文习俗等文化形态的文化交流。狭义的文化渗透,是指侵蚀目标国家的文化核心,改变民众的文化观念,最终接受其预先设定的文化观念的文化强势传播。军事医学伦理的文化渗透不同于一般意义上的文化渗透融入了国家意志、国家利益的成分,而更多意指西方国家借助现代化的传播工具和信息控制手段,向发展中国家、地区进行军事医学伦理的文化扩张。

现代媒体的发展让国际文化交流变得便捷,媒体自由让民众更多地接触到了各国军事行动的发展态势。这一方面让军事医学伦理拥有了更广泛的群

---

① 杨放,王芳.国外军事医学伦理学的发展概论[J].医学与哲学(人文社会医学版),2007(9):28.

众获知度,但另一方面,也使得西方国家通过现代媒介进行军事医学伦理文化渗透成为可能。目前,西方国家的军事医学伦理文化渗透方式主要有:理论渗透,通过依托于西方文化如自由、民主、个人权利的军事医学伦理的学科建设、学术交流、理论研究来进行理论传播;社会渗透,通过大众媒体如电影、电视、广播、互联网、书籍、报刊等进行西方军事医学伦理文化的耳濡目染;制度渗透,通过主导西方国家的、国际的军事医学伦理制度规范建设、军事医学伦理人道法律建设等制度形式强制推行西方军事医学伦理文化。

（二）人道干涉

一般意义的人道干涉,是指从非政治立场出发,为终止一国国内的大规模侵犯人权行为,未经该国许可而运用强制武力干涉的行为。1991 年之后,以美国为首的西方大国多次发动或借助国际人道组织"决议"发动对索马里、科索沃等国家和地区的"人道主义干涉"行动。而军事医学伦理文化的人道干涉就是在人道主义干涉行动过程中涉及军事医学伦理文化的部分(如人道干涉行动中,行动方军医行为对当地医学文化的影响),以及国与国之间的军事医学伦理文化交流过程中强制推行"军事医学人道主义文化"的行为,例如,美军在世界范围内强制推行所谓的"人权维和"。尽管文化多元已经成为不可阻挡的趋势,但在跨国界、跨地域的文化交流日益增多,各种文化相互影响、相互碰撞的过程中,当今世界还是面临着单一文化的威胁。相比文化渗透,军事医学伦理文化的人道干涉具有更加强烈的霸权意识,采取的方式也更加激烈。

第四节　中国军事医学伦理的文化建构

"文化是民族的血脉,是人民的精神家园。"为了进一步深化文化体制改革,建设文化强国,2011 年 10 月,党的十七届中央委员会第六次会议通过了《中共中央关于文化体制改革推动社会主义文化大发展大繁荣若干重大问题的决定》(以下简称《决定》)。之后,为了响应《决定》精神,2012 年 1 月,中央军委下发了《关于大力发展先进军事文化的意见》。在军队领域展开了先进军事文化的学习和建设高潮。在积极推动文化大发展大繁荣和大力发展先进军事文化的背景下,积极建构中国军事医学伦理文化也随之成为时代的呼唤。

一、中国军事医学伦理的文化建构原则

（一）以马克思主义为指导

作为先进军事文化的组成部分,中国军队军事医学伦理的文化建构必须坚持以马克思主义为指导。马克思主义是工人阶级、人民群众的根本利益代表,同时还是社会发展和人的自由全面发展需求的集中体现,它在中国特色社会主义建设过程中发挥了根本性的指导作用。中国军事医学伦理的文化建构归根到底是中国特色社会主义文化建设的一个部分,是马克思主义中国化的具体体现。马克思主义的先进性体现在其辩证唯物主义和历史唯物主义的世界观和方法论上,还体现在其坚持一切从实际出发、理论联系实际、实事求是、从实践中检验真理和发展真理的实践观上。军事医学伦理的文化建构以马克思主义为指导核心,就能正确地把握文化建构发展方向,坚持理论建设的先进性。因此,军事医学伦理的文化建构只有以马克思主义为根本指导,才符合当前中国特色社会主义的国情,才能促进中国军事医学伦理文化建设的实践发展。

以马克思主义为指导,军事医学伦理的文化建构有三个方面的具体要求:第一,如恩格斯所说:"不论在自然科学或历史科学的领域,都必须从既有的事实出发。"因此,军事医学伦理的文化建构必须实事求是、与时俱进。第二,中国的国体决定了军事医学伦理的文化建构必须来源于人民、服务于人民。第三,坚持以马克思主义为指导,军事医学伦理的文化建构还需要时刻警惕文化入侵,时刻保持军事医学伦理文化建设的民族性与科学性。

（二）以医学伦理为核心

以医生的道德规范和医患关系处理为基本研究对象,医学伦理作为促进和保障医学更好更人性化地完成其维护人类生命健康的伦理研究,是社会文化建设中的重要组成部分。同样,军事医学伦理文化的建构也是为了赋予军事行动中的医学活动更多的人性化。亨利·杜南在《索尔费里诺回忆录》中讲述了他在面对战争涂炭生灵时所能给予伤病员最人性化的关怀:"行动起来——照顾伤员;帮他们解渴;握住即将逝去者的双手,让他们在最后一刻能够安息;答应给他们的父母捎去消息……"

医学伦理是军事医学伦理的文化建构的核心,因为军事医学伦理的文化建构的最终目的在于服务和规范军事行动中的医学活动,其根本性质是医学伦理关系的处理,基本任务在于提升军事医疗体系的道德水平。因此,一旦核

心思想偏离了对医学伦理的探讨,就不再称其为军事医学伦理文化。以医学伦理为核心,军事医学伦理的文化建构需要注意三个方面:第一,军事医学伦理的文化建构必须符合医学伦理文化的基本要求。如高尚的医德风气、良好的医患关系、维护患者权益等。第二,军事医学伦理的文化建构必须严格遵循既定的医学伦理规范和国际人道法律。如《日内瓦第一公约》即《改善战地武装部队伤者病者境遇之日内瓦公约》等,一旦违反,必当追究责任。第三,军事医学伦理的文化建构应该推进和规范医学科技的不断进步。以高新的医学技术帮助解决传统医学问题的同时,规范和防止新的医学伦理问题的发生。

(三)以军事需求为根本

不同于普通意义上的医学伦理,军事医学伦理是军队在军事准备与斗争境遇中开展医学活动的伦理规范。军事需求代表着国家利益的需求,在国家利益面前,牺牲是在所难免的。因此,在军事行动中,军医为了保全军事需求,保护国家利益,需权衡得失利益,暂时在医学伦理上作适当让步。因此,军事需求本质上是军事医学伦理的文化建构的根本需求。在军事行动中,军医必须按军事需求行事,因为军医不仅是一名医生,更是一名军人。军人的天职就是维护国家利益,完成军事使命。一方面,军事需求是军事医学伦理文化的生成土壤,只有在军事需求之下,才有军事医学伦理文化的需求。离开了军事需求谈军事医学伦理文化建构,就是乌托邦,就没有了具体的实践价值。另一方面,军事需求也提供了军事医学伦理文化建构的营养支撑。军队是保卫国家安全和维护国家利益的国家武装,是国家组织的重要组成部分。以军事需求为根本,军事医学伦理的文化建构的重要性也随之被提升起来。

以军事需求为根本,建构军事医学伦理的文化需要从两个方面来着手。首先,军事医学伦理的文化建构应该具有浓郁的军事特色,既要突显国家、集体利益为先的军事特色,还要突显中国特色社会主义的军事特色。其次,军事医学伦理的文化建构应该严格遵守军事法规制度、遵守国际军事法律法规,以保证军事行动的正义性。只有在保证了军事行动的正义性之后,才能进一步对军事行动中的医学活动进行伦理规范。

二、中国军事医学伦理的文化建构内容

"文化"一词有双重内涵:一是人类对自然的改造,二是人类对自身的教育和教化。通观人类发展的全部历史,人类文化可分为物质文化、精神文化、制

度文化三个层面。军事医学伦理的文化建构作为兼具理论价值与实践价值的文化体系，内含人对自然的改造（不断发展和改进军事科技、医学技术等）和人对自身的教育和教化（严格要求军医道德、坚决维护伤病员权益等），是一个系统的文化建构结构。因此，这种三分法同样适用于军事医学伦理的文化内容建构。

（一）军事医学伦理物质文化

军事医学伦理的物质文化，是指军事医学伦理文化中的军事医学伦理物质形态所呈现的人类文化。因为军事医学伦理文化主要是关于军事医学活动中的伦理关系的文化，所以狭义地讲，军事医学伦理物质文化就是军事医学活动中的人际关系。主要包括：军事医学医患关系、军事指挥官与军医的关系、军事指挥官与伤病员的关系等。在文化建构中，物质文化有着基础文化的地位，起着基础性作用。原因在于，物质文化作为有形的文化形态，是各种文化形态社会存在的载体。军事医学活动中的人际关系是社会存在中，人们可以真正看到、感受到的军事医学伦理文化存在，同时还是军事医学伦理的实现形式。广义地讲，军事医学伦理物质文化还包括军事医学物资设备，包括医疗器械、医疗手段、医疗场所等，和高新的军事医学科技，包括基因技术、克隆技术等。这些物质文化存在为军事医学伦理文化渗透到军事医学活动的方方面面提供了技术支持。

建设军事医学伦理的物质文化，首先，应该加强军事医学科学人才培养。加强军事医学人才的素质培育，培养具有人文精神的军事医学人才，保障军事医学科学研究的智力支撑和人文氛围。其次，应该加大军事医学科学研究的投入力度，与世界接轨，从而保障军事医学科学研究的科技能力，进而不断实现科技创新发展。最后，建设军事医学伦理的物质文化，还应该时刻注重军事医学科学发展过程中的伦理反思。时刻反省军事医学科学发展是否符合伦理需求，是否符合社会发展需要，才能时刻保证军事医学伦理物质文化建设的伦理性和科学性。

（二）军事医学伦理精神文化

军事医学伦理的精神文化，是指军事医学伦理文化中，表现个体道德心性要求以及关于伦理理论的思想精神的文化。其中，个体道德心性要求的军事医学伦理精神文化主要表现为军医的医学道德素养和患者的医学伦理精神培育，即战争或非战争军事行动中，医务人员的义务和权利以及患者（包括伤病战士和平民)的权利和义务。而伦理理论的思想精神文化主要表现为规范医患伦理关系的伦理精神,主要包括战地医务人员中立,军事医学科研伦理(人体实验伦理、严禁使用生化武器原则、防生化疫苗的使用伦理等),战地医疗伦理(战地器官移植伦理、战地安乐死伦理、战斗应激反应伦理等),非战争军事行动中的军事医学伦理(突发公共卫生事件、自然灾害、国际医疗救援、反恐等行动中的医学伦理)等。精神文化建设在军事医学伦理的文化建设中具有引导性的作用。原因在于,精神文化具有相对稳定的文化特征,是历史发展的文化精髓,代表着社会文化发展的精神需求。精神文化隐藏于文化结构之中,支配并引导着全部文化内容及其演变,从而引导各种文化形态的发展。建设军事医学伦理的精神文化,首先,应该准确把握军事医学伦理救死扶伤的核心价值。只有明确精神文化的核心价值取向,才能把握精神文化发展方向。其次,应该适应军事文化的发展需求。中国军队的军事医学伦理精神文化属于先进军事文化建设的一部分,应受先进军事文化的指导。最后,还需要将传统与现代相结合,找到切实可行的优秀精神文化道路。从传统军事医学伦理思想与国外军事医学伦理思想中吸收精华,剔除糟粕,创造适应中国军队特色的军事医学伦理精神文化。

(三)军事医学伦理制度文化

军事医学伦理的制度文化,是指军事医学伦理文化中,具有社会约束力的社会制度、法律法规、国际惯例等文化形式。社会制度作为社会上层建筑的一部分,是社会实践的反映,因此,制度文化建设也成为军事医学伦理的文化建设中与实践联系最密切的一个层面。其表现为现存的相关国际人道法律、国际医学伦理法规中涉及军事医学伦理的部分,主要包括《日内瓦公约》及其附加协议和海牙《陆战法规和惯例公约》《圣彼得堡宣言》《东京宣言》《悉尼宣言》《国际护士道德守则》《夏威夷宣言》《赫尔辛基宣言》《威胁使用或使用核武器的合法性》《人体生物医学研究国际伦理指南》等。制度文化具有外在约束力,在军事医学伦理的文化建设中发挥着规范作用,引导实施符合伦理要求的军事医学行为,并严惩违反军事医学伦理的行为。

建设军事医学伦理的制度文化,首先,应该加强规范军事医学伦理的法律法规建设。在实践中,许多军事医学伦理行为涉及人的健康权利,甚至关乎生死存亡,军事医学伦理法律法规将为生命提供最强有力的保障。其次,还需要利用制度建设促进军事医学伦理文化的交流与传播。文化的发展需要良好的社会环境,而良好的制度建设是文化发展坚实的保障。

三、中国军事医学伦理的文化建构路径

（一）加强核心价值观建设,提升文化势能

核心价值观是社会价值体系中起主导和支配作用的价值观,是一种社会制度长期普遍遵循的基本价值准则,是整个价值体系中的基础与核心。党的十八大报告将社会主义核心价值观总结为 24 个字,即"富强、民主、文明、和谐、自由、平等、公正、法治、爱国、敬业、诚信、友善"。社会主义核心价值观是社会主义核心价值体系内核的高度概括,核心价值观的倡导和践行将指导整个社会的经济、政治、文化发展。中国军事医学伦理的核心价值观,正是社会主义核心价值观建设在军事医学伦理领域的具体体现。中国军事医学伦理的核心价值观是中国军人核心价值与中国医学核心价值在军事医学伦理领域的具化,是建设中国军事医学伦理文化的核心理念和最高价值体现。

加强中国军事医学伦理的核心价值观建设,适应国家文化发展方向,是积极有力推动中国军事医学伦理发展的必要措施。在全球文化繁荣发展的新时期,核心价值观的建设将成为应对多元化社会文化思潮、坚定先进文化发展方向的有力武器。核心价值观的建设,将有力提升中国军事医学伦理的文化势能,突显中国军事医学伦理文化的先进性。

（二）搭建文化发展平台,推进文化繁荣与发展

世界文化是由多元文化组成的一个有机体,军事医学伦理文化在全球范围内也容纳着纷繁复杂的文化形态。建构中国军事医学伦理文化,就必须为其提供一个既规范又有效的文化发展平台,从而保证在规范多样的军事医学伦理文化的同时,推进中国军事医学伦理文化的繁荣与发展。

军事医学伦理的文化发展平台,可以从四个方面来建设。其一是学科建设,通过建立和发展专门的军事医学伦理学科,形成中国军事医学伦理专门研究体系。其二是课程建设,通过在医学院校、军事院校设立专门的军事医学伦理课程,教授军事医学伦理文化。其三是学会建设,通过成立军事医学伦理的学会机构,为军事医学伦理的研究提供良好的组织环境。其四是学术交流,积极促进军事医学伦理学科内以及跨学科(如联合医学伦理学科、军事伦理学科、生命伦理学科等)的学术交流,促进军事医学伦理文化的繁荣与发展。

搭建军事医学伦理的文化发展平台,还需要坚持民族文化与世界文化相

融合和文化的吸纳性与辐射性相统一。在多元文化背景下,军事医学伦理文化既要坚持民族文化的优秀成果,坚定民族文化发展特色,也要吸收西方现代军事医学伦理文化的优秀成分,走在文化时代发展的最前沿。同时,中国军事医学伦理文化发展是世界文化的一个组成部分。中国军事医学伦理文化应与世界文化结合起来,促进交往,共同建设新型的全球军事医学伦理文化。

（三）依托制度规范,促进文化渗透与融合

目前,军事医学伦理的研究在中国尚为少数,体系尚未形成。而在西方国家中,特别是美军军事医学伦理的研究已十分成熟。因此,中国军队学习和借鉴其理论研究,有助于推进中国军事医学伦理的发展。但是,中国军事医学伦理的理论内容绝不能全盘照搬照抄西方国家军事医学伦理理论,应在具有中国特色的理论基础之上,学习其制度规范,促进精髓理论与文化的渗透与融合。

中国军事医学伦理文化制度,主要指中国的军事医学伦理文化制度和国际上公认、通用的军事医学伦理文化制度两部分。其中,中国的军事医学伦理文化制度,应该是依照中国国情、军情,制定出的一套涉及军事医学伦理领域的全面、实际的军事医学伦理规范制度。制度依照实际需求,切实为中国军事医学伦理领域的日常工作提供良好的引导和规范。而国际上公认、通用的军事医学伦理文化制度,则是中国军事医学伦理文化与国际接轨的必然要求。在军事行动中,这些国际公约、通用的军事医学伦理文化制度将成为我国军事医学活动是否符合伦理的唯一标准。

在规范建设军事医学伦理文化制度过程中,中国特色社会主义制度显现出明显的优势。国家宏观调控力和集体主义精神为中国军队建设军事医学伦理文化制度提供了坚实的群众基础。在制定与推行文化制度过程中,国家各个领域的文化制度都为中国军事医学伦理文化制度建设提供了良好的参照。

（四）加强人才培育,确保智力支撑

人才培育是确保中国军事医学伦理文化不断发展的智力支撑。目前,从全军乃至全国来看,涉足军事医学伦理研究的学者不多,更尚未设立专门的军事医学伦理课程。这是不利于中国军事医学伦理发展的。因此,首先,要大力加强军事医学伦理人才培育,加大对军事医学伦理研究的投入力度,让中国的军事医学伦理研究者有机会接受更多的专业教育,更好地了解国外军事医学伦理研究现状。其次,要将军事医学伦理教育引入医学院校,特别是军医院校各个层次的教学培养计划中,使每个医学生,特别是即将服务于军队的医学生真正了解这一专业的重要性。最后,要调整政策机制,设立专门的军事医学伦理研究者的工作职位,从而为军事医学伦理研究提供一个良好的研究环境,从而吸引更多的军事人才、医学人才、伦理学人才来研究军事医学伦理。

加强中国军事医学伦理人才培育应从两个方面出发,一是要加强一般高素质军事医学人才的人文素质培育。加强军事医学院校的人文素质培育,加大人文课程在军事医学院校课程教育的比例,让军事医学生意识到人文素养对军事医学科学的重要性。二是要加强专业军事医学伦理人才的培育。培育专业军事医学伦理人才,建设系统的军事医学伦理人才培育体系。在学习借鉴国外军事医学伦理人才教育的同时,结合中国特色、军队特色,培育出一批从事中国军事医学伦理的科学与研究的专门人才。

（五）构建预警机制,维护文化安全

军事医学伦理文化是维系军事医学伦理的健康、正常运行的精神保障。然而,多元的军事医学伦理文化形态又让军事医学伦理的实践过程面临复杂的文化境遇。要维护军事医学伦理的文化安全,不仅要为军事医学伦理文化的建构做好基础工作,还要为未知的文化风险建构完善的预警机制。这些未知的文化风险包括外来文化对中国军事医学伦理文化的渗透,反伦理、反文化的军事医学活动,军事医学活动中的文化冲突等。

构建中国军事医学伦理的预警机制,首先,要防止外来文化的入侵。这就要求中国军事医学伦理的文化建设坚持以马克思主义思想为指导和坚持为国家、人民谋利益的价值取向。其次,要预防反伦理、反文化的军事医学活动的发生。这就要求中国军事医学伦理的文化建设时刻掌握中国、国际军事医学动态,时刻排查可能的军事医学伦理文化风险。最后,要合理应对文化冲突。这就要求中国军事医学伦理的文化建设制定有效的沟通机制,尽量减少冲突发生;制定文化冲突应急预案,作为紧急情况下的参考,将冲突的危害性降到最低。

第四章　战争行动中的医学伦理

在医学生所熟知的《希波克拉底誓言》中有这样一句话："我将尽我之所能与判断对患者利益着想而救助之。"但是，在 2 400 多年前，希波克拉底的救世并未超越国界，作为一名希腊医者，当他面对敌国波斯使臣前来求助救治瘟疫之时，他义正词严地回绝："告诉你们的国王，金钱于我如尘土，伟大的爱国之情将不允许我救治敌国伤病员。"时至今日，希氏的这一做法也许已不再为大量医生所推崇与信仰。然而，从古至今，当国家利益、民族需求与患者的个人利益发生冲突时，医生是遵循普适于世的医学人道——无差别地救治一切伤病员，还是忠于自己的爱国之情——必要时放弃部分伤病员的个人利益，一直以来都是一个无法回避的问题。这一道德性冲突在战争境遇中独特的道德载体——军医身上尤为凸显。

医学与战争这对孪生兄弟自诞生之日起就相互对立、难以融合。服务于人道事业的医学，总是充满着对人性的浪漫追求和终极渴望，安逸、舒适、僻静的医疗环境和耐心细致、体贴入微的医疗服务是患者得以康复的最佳选择。而服务于政治目的的战争，却只追求胜与负这一简单、冷酷、现实的结果，杀戮与殊死肉搏使得战场上到处弥散着人性的失落和生命的麻木。医学不要战争，但是战争却离不开医学。医生一旦以军人的身份出没于战场，便产生了从事战场医学活动的特殊角色——军医。当伤病员的个人利益与军事需求发生矛盾时，军医这一混合性道德载体（既是军人，又是医生）势必面临冲突性忠诚。在血与火、爱与恨、情与仇相互交织的战场中，军医一方面要忠诚于人道的医学事业，坚守医生的职业道德和行为规范，不顾一切地救治性命攸关的敌我伤病员；另一方面要忠诚于国家的军事利益和民族安全，竭尽一名军人的爱国之情与报国之志，必要时还要拿起武器，浴血奋战。而由此引起的伦理困惑和道德争议无不深深地追问着军医的道德良知和医德情感。

炮火纷飞、硝烟弥漫的战场上，军医面临的伦理困惑主要集中在以下几个方面：如何有效地救治伤员，使其重返战场，实现战斗力的再生；是否可以依据军事需求或敌我关系开展战地类选，以此决定伤病员的救治序列；依据《日内瓦协议》，医疗资源严重匮乏情况下，是否还要给予战俘同等的医疗保障；为获取必要的军事情报，军医是否参与战俘审讯；当己方伤病员已出现了不可逆的死亡征兆时，是否可以对其实施战地安乐死。除此之外，随着现代战争的发展和地方性武装冲突的加剧，与军事医学相伴的一些新的伦理问题也日益凸显。如：怎样处置现代战争中的平民伤员，采取何种方式进行平民救治？如何合理使用防生化疫苗？由战场恐慌引起的过度应激问题如何应对？与康复医学相关的脑外伤综合征患者又将如何处置？……这些问题对医生所遵循的日常伦理规范和国际公认的医学伦理原则提出了严峻的挑战，迫切要求战地医生进行认真审视和深入思考。

军医应如何抉择、如何行动，简单地借用一名普通战士的道德情感或者一名普通医生的道德规范是很难做出完美应答的。以战争为背景的军医伦理抉择是极具现实道德判断的，战争的突变性和不可预测性使其难以像普通的职业伦理学一样固守某一特定的行为规范，更不能完全遵照现存的医学伦理原则行事，必须结合战争境遇进行深入的伦理分析。但是这并不意味着战争境遇中，军医就可以盲目行事，军医的伦理抉择就无规律可循。无论何时，正义和人道永远是每一名有良知的军医进行伦理抉择的道德基础。而现实的战场需求、强烈的社会责任、丰富的道德情感迫切要求我们对战争中的医学的正义和人道进行认真分析和深入思考，建立起特定的适合于战场需求的军医伦理原则和行为规范。

对理想之"善"的追求是所有职业活动中道德实体的终极渴望，诚如亚里士多德所言："我们应当至少概略地弄清这个最高善是什么。"①但是理想与现实总是存在着无穷的差距，严酷的军事对抗塑造了战争境遇这一独特的道德场景，使得军医在追求理想之"善"的道路上举步维艰，面临着诸多的伦理问题和道德困惑。

第一节 战争行动中的医学伦理问题

道德实践离不开道德场景，且道德场景对道德实践具有重要的反作用。

---

① ［古希腊］亚里士多德.尼各马可伦理学［M］.廖申白，译注.北京：商务印书馆，2004：5.

战争行动是一切战场实践活动的道德场景,同样是战场医学活动独特的道德场景,它对战场军医的道德实践有着重要的影响和制约作用。

一、战争行动中的医学活动

战争行动的特殊性,使得战场医学活动不同于普通的医疗实践和医疗活动。在现代战争中,随着战场医疗理念的提升和军事医学的发展,在传统意义的战场伤病救治之上,对战场伤病的预防和对作战人员肌体的促进,越来越受到各国军事医学的关注。伤病救治、伤病预防、强健促进,三者共同构成了战争行动中的医学活动。

（一）伤病救治是战场医学活动的核心任务

战场的高致伤性和高效能性使得伤病救治在军事医学活动中的重要性最为凸显,而高效、机动、灵活地实施战救勤务是战地医学活动的必然要求,是鼓舞士气、消除战士后顾之忧、实现战斗力再生的有效途径,是确保战争胜利的重要保证。伤病救治通常分为四个阶梯:即刻救治、前方复苏手术、战区住院治疗和后送途中救治。即刻救治是指对严重外伤人员,也包括部分急症患者,由最先发现者对其实施即刻救治,迅速稳定伤病员的伤情和病情,其最佳救治时间是伤后 5～10 分钟。前方复苏手术（Forward Resuscitative Surgery, FRS)是指通过提高前方手术技能和引入先进技术,增加手术初期的功效,稳定伤员的伤情和病情,挽救肢体和生命,减少不必要的死亡。其重点是稳定伤员的伤情,然后用具有临床救治能力的后送系统将伤员后送,降低伤员的死亡率。战区住院治疗主要是由战区医院来实施与完成。战区医院不同于普通的后方医疗机构,一般位于战区运输中心附近,高度的灵活性、可变性及一定的可移动性是其鲜明特征。后送途中救治是指为保证救治的连续性与不间断性,防止病情恶化,救治小组在运送伤势稳定的伤员时,必须适时地采取途中救治。

（二）伤病预防是战场医学活动的重要组成部分

由于作战分队的强流动性,特别是现代战争交战空间的广延性和战斗样式多样性,交战士兵感染疾病的概率较普通人员明显增高,因此有效的伤病预防是防止战斗力削减的重要措施。战争表明,疾病和非战斗外伤减员是制约战斗力生成的重要因素,如第二次世界大战和索马里战争的伤病减员高达95%,是由于没能有效地预防环境、职业、作战和生化武器造成的疾病和损伤而引起的,而在 1979 年越南战争中,这一比例已降到 69%。可见,有效的伤病预防是降低非战斗减员、提升战斗力的一个重要因素。对伤病的预防应做好以下几个方面的工作,一是传染性疾病的预防,通过对食物、水和垃圾的处置,及疫苗注射和化学预防剂的应用,最大限度地降低传染病造成的风险。二是心理性减员的预防,通过精神健康问题分析、应激缓解、心理咨询及必要的药物服用,调节作战官兵心理健康,预防心理减员。三是环境性减员的预防,一方面,应增强预警机制,加大对可能置身的环境的预测,制定相应的应对措施;另一方面,应注重心理调节,严格控制由于作战环境的变迁而引起的情绪的大幅波动。四是非战斗性外伤预防,向士兵传授有针对性的安全防护知识,使其了解和掌控基本的预防知识和技能,同时注重自身调节。五是战伤预防,其着力点是战场上,指挥员灵活运用防护技能和防护设施,同时战地医生针对战场危险和威胁向指挥员提出对策是避免战伤的关键。

（三）强健促进是未来战场医学活动的关注重点

战争行动的高强度性和高消耗性,严重地挑战着军人的体能和智能,而军人身心健康是战斗力有效发挥的先决条件,是赢得作战胜利的根本保障。现代战争中,军医除做好伤病预防和救治外,还应从生理和心理两个方面关注参战人员的健康状况,提升其健康水平。规律的生活习惯是生理健康的重要保证,而战争的突发性和不确定性却严重破坏和影响了正常的生活规律。因此,战场上,军医必须制定出合适的生理健康标准,借助于必要的方式和手段确保每名参战人员的健康饮食和充足睡眠。战场上,战士的心理变化也不容忽视,心理健康的军人,能够主动调节战场应激程度,主动适应战场环境,执行战斗任务时精力更集中。对此,军医必须通过有效的沟通与疏导,鼓舞其战斗士气,使每名军人保持良好的心理状态,减少其对酒精、尼古丁和药物的依赖。

二、战争行动中的医学伦理问题

战争行动作为特殊的道德场景,使得军医面临着普通医生所不曾面临的诸多伦理问题和道德困惑。这些问题既有传统意义战场上存在的伦理问题,也有现代战争中才逐步为人们认识和感知的道德争议。它们的根源在战场医学活动,但是又不仅局限于战场医疗实践活动,甚至已严重背离了战场医疗实践活动。这些问题对平时医生所遵循的道德原则和道德规范带来了不同程度的挑战，迫切需要我们认真审视与思考。

（一）战地医疗类选法

"类选"（triage）一词来源于法文 trier，意思是分类、挑选、精选。它最初是指对咖啡、羊毛等商品按质量进行分类与排序。随着医院的出现和医疗机构的设置，类选概念逐步渗透到民间医疗领域和医疗实践中。最简单的类选方式是对患者根据病情分类，合适地安排医疗人员和医疗器材进行救治。对待急诊患者，首先要进行预诊，而后进行分类，对严重者先进行护理与手术。这种以患者为中心的类选方式已为广大医院和医疗机构所接受。法兰西战役中，拿破仑的首席医生巴瑞男爵（Dominique Jean Larrey）将"类选"一词引入了军队医疗活动，建立起了战时流动医院，对伤病员实施分类救治，根据伤病情的轻重缓急确定救治秩序，首先救治急重伤病员，而"不论其职务与级别"[①]。此时的战地医学类选法并非今天所特指的意义。

随着军事医学的发展和对伤病员救治价值的重视，战地医疗类选发生了根本性的变化。现代意义上，战地医疗类选法通常是指战争中根据战场军事需要和患者的抢救价值，对伤病员进行筛选、分类，而后确定先后救治程序，以确保最有效地利用医疗人员和医疗设备。同时，战地医疗类选法还涉及战争中对稀缺日用品的分发与处置，以取得最大收益。第一次世界大战和第二次世界大战中，由于大量伤病员存在，战地医学类选法被广泛应用并日趋完善。美军《紧急情况与战时救治手册》中，将战地医学类选法定义为：由于战场的特殊性和不确定性，"根据使最大数量的伤病员取得最大收益的原则，为了治疗和后送目的对伤病员进行评估与分类……分类还包括建立优先救治与后送秩序"。如第二次世界大战时，青霉素刚刚被发明，资源非常有限，而战场大量伤员急用，但在战事吃紧的情况下，青霉素首先保障的并不是那些使用后就可活命的士兵，而是那些染上性病的战士，因为他们被治疗后，可以立即重返战场，形成战斗力。这严重地违背了《日内瓦公约》第十二条规定："只有医疗原因才能决定优先救治秩序。"目前，北约和美国军队的战场救治正是建立在战地医疗类选法的基础之上的。美国在其《紧急情况与战时救治手册》中，明确将伤

---

① Skandalakis P N, et al. "To Afford the Wounded Speedy Assistance": Dominique Jean Larrey and Napoleon[J]. World Journal of Surgery，2006(8)：1392-1399.

病员分为五类：急迫救治者（但不包括生命垂危的）、需立即救治者（但可短时间忍耐的）、可延时救治者、轻伤员、生命垂危无存活希望者（或称期待救治者），而后根据战争态势的轻重缓急确定救治顺序①。手册中规定："期待治疗者应被隔离但不能被遗弃。总之，通过少量但能够胜任的人员关心与护理使其感到舒适是最佳的处置方式。"但是在极端境遇中，即使这样做也并非易事，部分指战人员提出应采取战地安乐死处置极端境遇中的期待救治者。因为这样做一方面可以解除期待救治者等待死亡的痛苦煎熬，另一方面可以使有限的医疗资源和医务人员更好地服务于可能生还者。

伴随着战地医疗类选的出现，类选的合理性被人们广泛质疑，特别是依据军事需求首先救治轻病员的类选模式，严重背离了一名普通医生的行医标准。围绕谁对医疗资源享有支配权，谁最先被救治等问题，人们强烈要求医疗机构对此做出合理的回答。

（二）如何对待战俘

战俘是指战争或武装冲突中被交战对方所俘获的合法交战人员，包括参战的军人、志愿部队人员、游击队员、民兵及其他因战争遭受拘留的人员。《日内瓦公约》明确规定，"战俘在任何时候均须受人道的待遇和保护，不得对战俘加以肢体残伤或任何医学或科学试验""不得施以肉体或精神上的酷刑或以任何其他方式来获得任何情报""战俘的住宿、饮食及卫生医疗等应得到保障"。但在实际战争状态中，战俘的医疗权却难以得到保证，为获取情报，军医参与审讯、虐待战俘的情形时有发生；甚至出现军医利用战俘为受试对象进行的活体实验。事实上，军医参与囚犯审讯在很多国家由来已久，只不过较为隐蔽、不太明显而鲜为人知。如电击设备的最初发明者就是一名狱医，通过将电话的电动设备连接于受审者的脚趾等部位进行电击，试图借此极端的审讯手段获取高价值的情报。2003 年，美军关塔那摩、阿布格莱布监狱大量军医参与的虐囚行为引起了国际社会的强烈震惊和广泛关注。

战争中，狭隘的民族主义和种族主义思想更是严重地危及战俘的生命与安全，将战俘不当人看，恣意践踏、任意摧残，使战俘遭受着心理和生理的双重伤害。第二次世界大战时，德国和日本法西斯军医依托战俘实施的人体实验

---

① Bowen T E, Bellamy R F. Emergency War Surgery, Second United States Revision of The Emergency War Surgery NATO Handbook[M]. Washington, DC: US Department of Defense, 1988: 184-186.

就是这一思想的肆意膨胀与扩散。尤其值得人们反思的是,参与实验的许多法西斯医生和教授在国内外享有盛誉且具有极高的学术造诣。战后审判中,他们诡辩道:"我们只是简单地执行了上级下达的命令;犯人不管怎么样,最后总要被处死,与其被枪决,何不为医学的发展作'贡献'。"可见,这些军医并没有认识到自己的医学本性的缺失和道德的沦丧。

(三)战地安乐死

战地安乐死是伴随战场医疗实践由来已久的问题,也是战伤救治中一直争议不定的问题。关于是否可以实施战地安乐死的道德争议异常尖锐。如,1799 年,拿破仑从迦法撤军时,部分人员感染了淋巴腺鼠疫,即使使用最好的药物也难以存活 24 小时。为防止落入敌人之手,拿破仑命令军医向受感染的官兵提供致命剂量的鸦片从而结束其生命,不料这一命令却遭到了军医们的拒绝,他们认为生命是神圣而不可侵犯的,而救治和不伤害才是自己的根本责任。

对战地安乐死持肯定态度的人认为:战地安乐死是战争境遇中无法回避的问题。战地安乐死有别于普通安乐死,对战地安乐死的认识必须立足于战争境遇的现实。首先,战场医疗资源紧缺是促使战地安乐死实施的最重要的影响因素。匮乏的医疗资源难以维持患者的伤病需求,战场的紧急态势又不可能给予伤病员平时所能享有的临终关怀,而无谓地延长其生命,只能增加死亡的痛苦。其次,作战分队的军事需求也是促进战地安乐死实施的重要原因。战伤的强烈折磨使得伤员发出痛苦呻吟,极易暴露目标,影响其他人员的安全,甚至直接威胁到作战计划及战争任务的完成;部队撤离时,伤病员不能移动,如携带伤病员必然影响撤离的速度,而对其遗弃有可能会遭到敌人的严刑拷问,甚至被痛苦处死,等等。类似上述的种种情况,都可能促使军医和战场指挥员对不可生还者和可延迟死亡者,甚至对可生还者做出实施战地安乐死的裁决。

对战地安乐死持反对态度的人认为:生命是神圣不可侵犯的,敬畏生命开启了人类关爱的良知,而对生命的尊重推动了医学人道主义的发展,尊重生命、关爱生命、珍视生命、为挽救生命而尽心尽力是每名医生行医的基本准则。另外,从情感上讲,和自己浴血奋战的战友被自己所处死,无论如何在情感上是难以让人接受的。退一步讲,即使实施战地安乐死,在战场上也很难做到知情同意,而安乐死的实施需要规范的程序做保障,战争境遇使其很难得到有效的执行,且一旦做出决策,其影响将是长远的。如将战地安乐死作为一项军事政策推广实施,很可能出现严重的道德滑坡,夸大军事需求而任意对伤病员实施杀戮,并且对健康的士兵也会造成潜在的心理伤害。

（四）疫苗使用

近年来,随着科技迅猛发展,核生化技术门槛越来越低,拥有和潜在拥有核生化技术或武器的国家和地区越来越多,虽然国家之间的努力降低了其大规模应用,但核生化幽灵仍频频现身于世界各地。继"9·11"恐怖袭击后,2001年10月美国的"炭疽邮件"事件再次掀起了生物恐怖的轩然大波。如何应对核生化武器的杀伤,进行有效防护,军医在积极研究应对措施的同时,与此相关的伦理问题也时刻困扰着军医的选择。其中,最难以应对的就是如何解决疫苗使用中的知情同意问题。

第一,疫苗使用的真实效果难以知晓。任何疫苗研制最终都要通过人体实验而后进入临床应用,但核生化疫苗难以借助人体实验验证,这是因为将健康人员暴露于核生化武器威胁之下,以此检验防核生化疫苗的实际效果很可能会造成大量的伤害与死亡,也严重地违背医学的初衷。因不能经过必要的人体实验,核生化防护疫苗的安全与效益长期以来一直缺乏有效的保障。第二,战场疫情并不明了,直接影响疫苗使用的选择性。战场情况是复杂多变的,敌方会使用何种生化武器难以预测,并且众多生化武器的致病机理并不十分确定。特别是未来战争中,一旦DNA重组技术应用于生物武器,造成什么样的疫情危害,更是难以知晓。第三,战士对强行注射疫苗极为反感。以"个体防护"和"保存与储备战斗力"为由强行注射防生化疫苗,严重地违背了战士的自主权和同意权。士兵并不乐意进行核生化防护疫苗的注射是因为敌国是否使用核生化武器、如何使用核生化武器和使用什么样的核生化武器是难以预知的,核生化恐慌的传播并不等于核生化武器的拥有,核生化武器的拥有也并不等于核生化武器的使用。第四,谁来为疫苗使用者的长期健康负责。由于缺乏临床记录,疫苗的功效也颇有疑义,从短期看也许具有很好的免疫能力,从长期看是否对身体具有潜在的伤害难以知晓。如强行使用疫苗,战争结束,士兵退伍后,谁来为其因为疫苗使用不当而引起的病变"埋单"无从知晓。如"海湾战争综合征"的病因虽至今仍不清楚,但是有媒体已经揭示可能涉及疫苗使用不当问题,这无疑向我们敲响了疫苗使用的警钟。

（五）战斗应激

战斗应激犹如一把双刃剑。适当的战斗应激反应能够增强战士的警惕性、忍耐性和对抗性，使得战士浴血战场、奋勇杀敌；过度的战斗应激反应通常被认为是一种心理病变，需要对其足够重视，并采取有效的处理，不然就会影响战斗力，造成战斗力减员。现代战争中，随着对战斗应激认识的不断加深，与之相关的伦理问题日益突出。问题的根源往往指向能否将过度战斗应激反应者视为具备完全责任的人。如将战斗应激反应者视为具备完全责任的人，他们就应拥有患者所应拥有的权利。

首先，战斗应激反应者是否拥有个人隐私权。战场上过度的战斗应激行为包括性乱交、性偏爱、嗜酒及药物依赖，虽然这些行为并没有直接削弱部队的战斗力，但是有关战场法律却对此类行为进行了明令禁止，明确规定一旦发现将严刑惩处，并且要求军医将患有此种怪癖行为的士兵及时上报。但是军医却认为此种行为属于战士的个人隐私（除非是严重的流行病和传染病）而不应公之于众，若随意向指挥员告知，不只是对患者的不尊重且会对患者造成严重的伤害，同时会严重地疏远医生与患者之间的距离，使所有士兵对医生产生极端的不信任甚至敌视态度，从而将自己的病情藏于心底而不能得到及时的疏导与治疗。

其次，战争应激反应者是否应具有社会责任豁免权。战场上过度应激行为还常常伴有一定的道德缺陷，如强烈的复仇欲望和愤怒情绪可能会导致对战俘的残酷虐待和肆意杀戮，甚至出现对敌人尸体的肢解与毁伤；再如，抢劫、掠夺和强奸也可能是由不当应激行为所致。战场上，类似上述种种行为的动机是否来源于过度应激机理难以甄别，如将其一律视为过度应激的病理特征，为士兵寻求一种免于法律制裁的开脱借口，对其随意践踏和蹂躏人权行为就不能有效遏止。但同时又不能将其地视为简单道德缺陷，因为事后大多数战士对自己的行为难以理解，不相信是出于自己的情感所为，并且产生极度的内疚和羞耻之情。

总之，战争行动中，军医面临的伦理问题是多方面的，既有传统战争中存在的伦理问题，又有随着现代战争和军事医学的发展才逐渐暴露和显现的伦理问题。这些问题对医学伦理原则的挑战是多方面的和多角度的，由此造成的军医道德困境也是多重的和复杂的。随着现代战争的发展和军事医学的发展，一些新问题又将不断出现。所有这些问题都迫切需要军医进行认真思考和积极应对。

第二节 战争行动中的医学伦理道德根源

恩格尔哈特(H. Tristram Engelhardt, Jr.)在《生命伦理学基础》一书中指出:"不同国家和民族医生之间的道德差异源于彼此处于不同的道德同共体内,正是在具体的道德共同体内,一个人才过着自己的生活并找到生命的意义和具体的道德指导。"①战争行动构成了军医活动特殊的道德共同体,在这一道德共同体下,军医的道德角色、道德情感、道德义务和道德场景也都发生了根本性变化,与普通医生有着很大的差异。而战争行动中,军医面临的伦理问题和道德争议,正是源于军医独特的道德角色、道德情感、道德义务和道德场景。

一、军医的双重身份:道德角色的结构性冲突

社会的分工形成了角色的差异,不同的角色拥有不同的权利,同时履行着不同的责任,"拥有社会成员资格的个人在社会结构体系中,处于多个纽结点,是多个角色的统一体",②角色的差异必然使得个人在日常生活中时常面临两难选择的困境。而军医这一特殊的道德载体,由于承载了既是一名军人又是一名医生的双重角色,又将两者融为独特的单一角色实体,其结构性冲突相对于其他个体尤其突显。战争行动中,军医在救治伤病员的过程中,究竟是严格保持医生独立的自我决断能力,遵循医学伦理原则和道德规范,还是按照军人的角色行事,服从命令、听从指挥,抑或是将二者相妥协,这些由双重身份引起的角色性冲突问题严重地困扰着军医的道德判断,构成了军医所有伦理困惑的道德之源。

古老而神圣的医学事业,源于人类的仁慈之心和悲悯之情,随着现代医学的发展更迸发出其悬壶救世的旺盛生命力。作为医学活动行为主体的医生,在长期医疗实践中逐步融合了医生、哲人、科学家等多重理想人格,最后形成了今天这一完善的人格和鲜明的角色模式。这一角色要求医生无论何时都要具有独立的人格和强烈的自我决断能力,在面对疾病和患者时,抛开一切外在

---

① [美]恩格尔哈特.生命伦理学基础[M].范瑞平,译.北京:北京大学出版社,2006:77.
② 宋希仁.社会伦理学[M].太原:山西教育出版社,2007:63.

干扰因素做出明确的自我判断,如同《希波克拉底誓言》所言:"我愿尽余之能力与判断力所及,遵守为病家谋利益之信条。"而战争是恶的诉求,屠戮、斯杀、凶暴无不源于人类的原始冲动和罪恶欲望。当军事走入科学的殿堂之时,军人这一角色才被赋予了光荣而神圣的意义,不再是以往草莽鲁夫的代名词。然而,交锋时的士兵仍然不能摆脱原始野性的束缚,破坏的欲望和杀戮的激情总会被点燃。战争犹如脱缰的野马,军人则像凶残的暴徒,军人一方面体察着战争中生的艰辛和死的悲壮,一方面又感受着战场上强烈的爱和凄凉的美。因此,战场上铁的纪律便成了控制军人情感、约束军人行为的重要保障,长期的军事实践造就了军人绝对服从的鲜明角色。军人的角色要求其必须抛开个人己见,服从命令,听从指挥,这是因为军事活动追求的是整体效能的达成,克劳塞维茨曾说:"一支军队,如果它在极猛烈的炮火下仍能保持正常的秩序……在失败的困境中仍能服从命令……那么,它就是一支富有武德的军队。"①

二、民族情结和人道精神:道德情感的取向性冲突

民族情结和人道精神同属于道德情感,却具有不同的价值取向。对于军医这一职业而言,在走入战场时既要肩负起民族存亡的历史责任,又要撇弃一切民族偏见,实施无差等的救治。

按照民族学家的说法,民族自我意识即"对他而自觉为我"②的一种意识,是"同一民族的人感觉到大家是属于一个人们共同体的自己人的这种心理"③。它具体表现为:人们对自己属于某一民族共同体的意识;在不同民族交往关系中,人们对本民族的存在、发展、权利、荣辱、得失、安危、利害等的认识、关切和维护。因此,民族情结是生活在民族共同体中人们的一种本能的、由血统决定并难以逾越的、天然的、社会的意识和感情。军人的民族情结使其将自己的命运同国家的命运紧密联系在一起——以身许国、同仇敌忾、奋勇杀敌。如《诗经》所言:"王于兴师,修我戈矛,与子同仇。"伟大的军事家拿破仑在放逐地圣海伦娜岛临死前留言,死后要头朝西方下葬,以表示不忘记自己祖国的民族情结。

而以关心、同情、救治患者为中心的医学道德,其基本信条是医学人道主

---

① [德]克劳塞维茨.战争论[M].杨南芳,等译校.西安:陕西人民出版社,2005:193.

② 梁启超.中国民族上历史之研究[M].1922:43.

③ 费孝通.费孝通民族研究文集[M].北京:民族出版社,1988:173.

义,它是人类最基本的愿望和医学的基本任务,是人类在几千年医疗实践中形成的珍贵的医德瑰宝。把人道作为医学的基本道德准则,一方面是来源于人类的基本要求,当人的生命受到疾病折磨的时候,他的最迫切的愿望就是要求得到治疗,能够生存下去;另一方面,医学的研究对象和服务目的,就是救治被疾病折磨可能失去生命的患者。医学人道世代相袭的稳定性特征,表现于不受时间和空间的约束,在不断的医疗实践活动中透出永恒的光芒。而兴起于欧洲新兴资产阶级的人道主义,更是将人道的医学看成全人类的事业,强调人的价值,尊重人的权利,维护人的自由,关心人的幸福,倡导人的解放,使医学超越国界、超越民族,表现为东西方文化的相通。诚如1949年世界医学会采纳的《日内瓦协议》所述:"在我的职业和我的患者之间,不允许把宗教、国籍、种族和政党考虑掺杂进去。"

然而,战场军医每天目睹己方战士受伤和死亡,强烈的民族情结和爱恨情感使之与己方战友们同仇敌忾,命运息息相关。这使得战场上军医对敌方、友方、平民和我方不同伤病员怀有不同的道德情感,且情感差异十分明显,很难做到医学人道所倡导的不分国别而公平、平等地救治一切伤病员。因此,他们面对己方伤病员必然竭力救治,而对敌人伤病员则可能麻木不仁。民族情结极端的表现形式是狭隘民族主义,狭隘民族主义思想的膨胀危害社会的安全与稳定。从历史来看,第二次世界大战时如果没有当时在日本社会和医学界盛行的民族主义思潮,日本医生的人体实验是不可能发生的;同样,如不是对犹太民族的极端歧视,德军纳粹党卫军的医务人员也很难以"民族社会主义的生物学战士"的身份发动种族灭绝和与日军如出一辙的人体实验。

三、战斗力再生与珍视生命:道德义务的目的性冲突

目的是行为的灵魂,是行为主体所要实现的目标或预期达到的结果,规定着行为的价值和方向,影响着行为主体的道德选择。目的本身具有高度的自我性和排他性,如多个目的交相重叠于同一行为中,则必然充斥着矛盾和冲突。战争中,救治伤病员作为战场军医活动的最基本行为方式,是由战斗力再生与珍视生命的双重目的驱动的,如不能进行有机协调,必然面临众多的道德异议和行为困惑。

以珍视生命为根本的医学,其目的——预防、治疗与护理——是纯洁与高尚的。防病于未然,这一千百年来亘古不变的古训是医学睿智的高度浓缩,治

疗疾病是医学活动的最直接目的,也最能体现对生命健康的珍视与对疾病的深恶痛绝,而体贴入微的护理则充分展现了医学的人道关怀。医学目的的神圣性还体现在对生与死的直接掌控,诚如我们所言:医学不创造生命,但是医学可以确保新生的成功降世;医学不能阻止死亡,但是医学可以延缓死亡的来临;医学不能改变命运,但是医学可以提升生命的质量。医学目的的实现来源于医患之间的真诚合作,医生与患者共同感受生与死、喜与悲的紧张时刻。当今"生物—心理—社会医学模式"①时代的到来,"平等式"的医患关系逐步取代了一直以来的"家长式"的医患关系,更使得医患之间消除了原有的隔阂,建立了互相信任的亲密关系与相互尊重的默契配合。

实现战斗力再生的救治目的缩小了救治范围,改变了医生和患者平等的医患关系,将珍视一切生命的医学拖下神坛来服务于现实的战场救治需求。战斗力再生的救治目的根源于战争的目的。克劳塞维茨从战争的概念出发,将战争的目的概括为必须消灭敌人的军队,使敌人军队陷入不能继续作战的境地;必须占领敌人的国家,否则敌人还可以建立新的军队;必须征服敌人的意志,使敌人丧失彻底的抵抗能力。在战争追求的所有目的中,消灭敌人的军队永远是最高的目的。战场上的一切军事活动都是直接或间接地服从和服务于战争目的,军事医学从一定意义上说也是如此。正如现代军事医学的定义所言:在军事活动条件下,以军事成员为对象,预防伤病,降低伤死率;采用生物医学手段,提高人员军事作业体能、技能、智能和效能;保护和增进人员的生理和心理健康,降低卫生减员,以保护、再生和提高战斗力。②由此可见,巩固与增强战斗力和实现战斗力的再生,已成为当今战场医学活动的重要目的,已被许多国家军队医疗机构信奉为战场格言,并且以此指导军医的医疗实践,如部队中保健医学和预防医学的开展,都是围绕这一目的实施的。

四、平战迥异的医疗环境:道德场景的差异性冲突

随着疾病结构的变化和医学模式的转变,人们对医疗环境的要求越来越高,特别是心理和精神性疾病的治疗与康复对环境的依赖尤其明显。优美雅致的环境能够使患者心情舒畅、精神振奋,增强患者战胜疾病的信心和勇气;

---

① 钟明华.医学与人文[M].广州:广东人民出版社,2006:120.
② 吴乐山.现代军事医学战略研究[M].北京:军事医学科学出版社,2004:92.

而不良的医疗环境不仅影响着医疗质量的提升,而且直接挑战着惯用的救治模式和医疗方式。

和平时期,医院能够为患者提供安逸、舒适、清新的医疗环境和人性化服务,无论是硬环境的建设还是软环境的营造都能充分体现"以患者为中心"的理念。就硬环境而言,宽敞的病房、舒适的床铺、适宜的温度、良好的通风构成了安静温馨的室内环境,院内林荫的小道、交错的亭台、如茵的草地、开阔的视野、清新的空气也营造了一种温馨和悦、雅致悠闲的外部生活环境,不但给患者以良好的感官和心理刺激,充分调节和调动患者的自我康复心理和就医心态,使疾病顺利转归,而且也为医护人员创造了愉悦舒适的工作氛围,甚至还能达到陶冶情操、提升工作效率的作用。而医生耐心的倾听、细致的讲解和护理人员体贴的关怀和周到的服务也为患者提供了良好的就医软环境,满足了患者的生理和心理的双重需求。

战争时期,军医活动的道德场景发生了显著的变化,与和平时期迥异。这一方面制约了军医医疗实践的正常开展,另一方面严重地影响着患者的有效治疗和快速康复。首先,就自然医疗环境而言,简陋的医疗条件、简易的医疗设施和流动的医疗分队使得战场上难以开展长期有效的住院治疗;即使短期的住院治疗,狭小的病房、嘈杂的空间、拥挤的床位、污浊的空气也严重地影响了患者的及时康复;作战区域复杂的疫情和污染的水源很容易导致传染病的流行和复发性疾病的发作。而伤情的难以预测和病员的突发性增多更使得既定的医疗方案和救治程序难以实施。此种情况下,如不对战场医疗环境进行良好的管理与控制,很容易出现美军沃尔特·里德陆军医疗中心的场景:医院人满为患,病房里血迹斑斑、小便横流,无人清理。其次,战场上患者的心理医疗环境更是与平时有着明显的差别。新式武器造成的心理恐惧,快速机动造成的心理紧张,生化威胁造成的心理威慑,高强度对抗造成的心理压力等都会对生理和心理疾病的康复产生延缓和迟滞作用。如脑外伤患者,若在战场中能够得到很好的治疗,战后就不可能患有创伤后应激障碍综合征——时常感到焦虑和沮丧,严重者生活不能自理。

由此可见,战争行动中,军医面临的伦理问题和道德冲突包含了内在与外在两个方面:一方面是军医道德角色、道德情感、道德义务的双重性而引起的军医自身内在的问题与冲突,另一方面是军医与普通医生在道德角色、道德情感、道德义务和道德场景方面的差异性而引起的外在问题与冲突。

第三节　战争行动中的医学伦理抉择

军医如何抉择、如何行动？简单地借用一名普通战士的道德原则或者一名普通医生的道德原则是很难做出完美应答的。军医独特的道德角色、道德情感、道德义务和道德场景，要求其伦理抉择必须建立在理性思考之上，依据战争境遇的差异，灵活机动地采取不同的抉择方式，最大限度地实现道德实体的个体和社会价值。

一、军医伦理抉择的理性依托

战争行动中，军医伦理抉择的理性依托应建构于伦理、情理、法理和抉择方法等的基础之上。合情、合理、合法是军医的伦理抉择的根本要求和重要依据，是军医伦理抉择的出发点和落脚点。

（一）职业与社会：军医抉择的伦理支撑

军医的道德角色突显了军医的社会职责。通常一种职业被人们信仰、追随与推崇并不是在于它含有多么高深的技术，从业者能够以此获取多么丰厚的收入，而是在于职业本身承担着崇高而光荣的社会责任。在西方，自古以来，法学、医学和军事就属于这种崇高而神圣的职业领域，作为医生和军人的嵌合体，随着历史的发展，军医也成了一种为人们所敬重的职业。

社会的需求形成了生产内部的劳动分工，产生了职业差异，而社会一般道德的细化形成了职业道德，同样特定的社会需求也必然将两种或多种不同的职业融合在一起，进而实现职业道德的融合和统一，军医就是这样一种职业。首先，社会的需求、职业的发展促使了军人和医生两种职业的融合，形成了军医这一独特的角色。当社会安定受到威慑时，医生如同普通公民一样，对于保护社会具有相同的责任，只不过医生借助于特殊的技能服务于社会。而当医生穿上军装，走入战场，医生这一角色就转变成了军医，军医角色的形成并没有背离医生的职业道德，反而更加巩固和提升了其服务于社会的职能。因此，军人和医生两种职业融合，并不存在本质的伦理冲突。相反，储存战斗力这一基本的军事行动原则将两者有机地联系在一起。其次，军人与医生两种职业的互补性也促使了两者之间的融合。尽管两者采取的手段迥异，达成的直接目的不同，但是两者互为补充、相互依赖、密不可分。一方面，借助于军事手段和军事威慑达成的国家安全和社会稳定,为个体的健康提供了良好的医疗环境和医疗保障;另一方面,身心强健的个体反过来又可以组成强大的国防力量,保家卫国。再次,军人和医生两种职业的相似性也促使了两者之间的融合。两者的相似性突出表现在对生死体察的深度上较普通社会个体深刻得多,每天面临疾病、伤害、痛苦和死亡,塑造了他们特殊的不为人理解的职业个性和职业习惯。两者的相似性还表现在对职业术语的使用上,如 2003 年的传染性非典型肺炎(以下简称"非典")被称为"没有硝烟的战场"和"'非典'攻坚战",与癌症做斗争的患者被称为"抗癌英雄"等。众多术语相同绝非偶然,这是因为医生和军人同属于两个不同的战场,只不过是作战对象不同而已,医生的作战对象是疾病,而军人的作战对象是敌人。有战争就有胜利与失败、生还与死亡,医生失败后死的是患者,而军人失败后死的是自己,无论如何,两者最终的目的都是相同的——战胜死亡。

军医职业形成后,其社会责任性较普通医生异常凸显。任何职业都涵盖三个方面的品质,即社会责任性、专业性、互补性。职业的社会责任性是一个职业存在的道德基础,是职业的最根本属性和价值所在,它明确了职业的基本职能是服务于社会。职业团体的局部受益和局部个体的受益只是职业的从属性功能,而不是职业存在的根本条件。如同立法是为了维护社会的秩序与安定,行医是为了满足社会成员的生理与心理健康,军事是借助威慑与战争维护社会的安全而稳定,确保其他职业的存在。职业的社会责任性还体现在对社会行为具有一定的示范性功能,个体通过践行其职业道德对整个社会道德文明的提升有着极大的促进作用,这是因为职业道德本身就是"社会道德在各种职业活动中的特殊表达式和具体贯彻"①,是社会道德在职业生活中的具体体现,直接地反映着社会道德的要求和道德面貌。不同职业服务于社会的形式不同,有的职业直接服务于社会的整体需求,其社会责任性较为明显;有的职业则是通过服务于社会的个体而服务于社会,其社会责任性较为隐蔽。军人和医生就恰恰是这样两种职业,当医生和军人的道德理想和价值取向统一于国家的社会需求和军事需求,统一于国家的安全稳定和民族的利益时;当医生对单个患者的人道关怀上升为对战友的人道,对期待正义战争胜利和人民的人道上升为对整个社会的人道时,军医的社会责任性则由重视单个伤病员的

---

① 罗国杰.伦理学[M].北京:人民出版社,1998:247.

个体医疗需求而转化为重视作战团体的整体医疗需求。因此,军医与普通医生相比其社会责任性就异常明显。

(二)良知与忠诚:军医抉择的道德情感

良知与忠诚是军医应具备的基本的道德情感。良知是个人内在的道德判断和道德律令,康德认为良知包括"良"(良心)与"知"(确然)两个方面,"人们应当这样来定义良心:它是一种朝向自身的道德判断力"①,"确然"是指对一个行为之正当性的理性把握。马克思主义伦理学对良知做了全面而深入的解释:良知是人们在履行对他人、对社会的义务过程中所形成的道德责任感和自我评价能力,是人们的各种道德情感、情绪在意识中的内在统一,是以各种道德原则和道德规范体系为内心信念和情感的道义力量。②军医的道德良知是指军医在军事活动和医疗实践中,对自己行为的美丑、荣辱的深刻感受、认识和责任;是军医在对待伤病员关系及社会关系时,发自内心地对自己所担负的道德责任的自我意识和自我评价。在战争行动中,军医的良知要求,一方面表现为对战争中正义之举的支持和对非正义行为的反对,这是每一名有正义感的人都应拥有的道德良知,军医也是如此;另一方面表现为对伤病员满腔的同情心和对所有战士健康高度的责任心,它是军医抵制损害患者健康和患者利益行为的内在约束机制,也是战场上,军医对平民和敌方伤病员实施人道救治的道德根源。军医的道德良知要求其在救治伤病员过程中必须严格遵守慎独的态度,这是因为战场混乱,缺乏对军医行为的监督,且伤病员众多,医患比例极度不对等,如军医放任自己、任意行事,轻则造成对伤病员利益的侵害,重则很可能影响战争胜利的达成;另外,军医的道德良知还要求军医必须具备完善的人格,必要时坚持自己的价值判断,对于符合道义的行为据理力争,而不完全依照战场指挥员的意愿行事。

忠诚如同良知,作为一项基本的道德范畴,是衡量个人品质的一个重要的标准。"忠诚的最高境界是为了整体、多数人,甚至他人的利益而牺牲个人利益。"③忠诚是军人高尚的道德情操,也是军医必备的道德品质。军医的忠诚主要指向两个方面,一方面,指军医对国家、对人民、对自己所信奉的正义战争的无限忠诚、尽心竭力,它激励军医英勇无畏地冲锋战场抢救伤员,直至献出自

---

① [德]康德.未来形而上学导论[M].北京:商务印书馆,1998:8.

② 马克思恩格斯全集:第6卷[M].北京:人民出版社,1979:152.

③ 王联斌.军人伦理学[M].上海:上海人民出版社,1987:270.

己的生命。为了战争胜利的达成,军医甚至还要以一名战斗员的身份浴血于战场英勇奋战、奋勇杀敌,以践行其对人民、国家和社会的忠诚。另一方面,军医的忠诚还包括对所救治的伤病员和战友的忠诚,对战友和伤病员以诚相待、言而有信,严守战友的个人隐私,杜绝利用自己的身份之便进行有悖伤病员利益的军事活动。这是军医获得战友信任和支持,解除其医疗保障之忧,使其英勇战斗的关键。

由此可见,战争行动中,军医的良知与忠诚并不是相互对立的,而是相互促进、相互统一的。一名有良知的军医能更好地忠诚于自己的国家、自己的人民、医学人道事业;缺失良知的忠诚是愚忠、可怕的,如第二次世界大战中,日本军医对其天皇的愚忠就使其严重地背离了医学的人道。而一名具有无限忠诚的军医,才能不顾自己生命的安危出没于战场救治伤病员,践行医生的道德良知,如没有对自己国家和人民的忠诚,没有对伤病患者的忠诚,军医的道德良知就失去了立足点和出发点,从而难以实现。

(三)国际人道法:军医抉择的法理基础

国际人道法是国际公法的一个分支,由《日内瓦公约》(1949年)与其附加议定书(主要是1977年的《第一附加议定书》《第二附加议定书》两个)组成;是指在战争或武装冲突(国际性和非国际性)中,出于人道的目的,以条约和惯例的形式,保护不直接参加军事行动或不再参加军事行动的人员和设施,包括平民、伤兵、战俘、医务人员、医院及文化场所等,规定各交战国或冲突方之间交战行为的原则、规则和制度的总称。国际人道法为战地医务人员确立了三项基本准则,这些准则清楚地界定了战地医务人员的义务、权利和医学行为。

第一,中立原则。国际人道法中的"受保护人员"必须在武装冲突的任何时候都严守中立,即不参加实际的敌对行为。如果放弃中立,这些本该受国际人道法保护的人员将不再受保护。因为任何团体或个人,只要继续从事"有害于"敌方的行为,就不能主张这项受保护的权利。国际人道法要求战地医务人员中立,抛开一切歧见,抢救受伤的敌我双方武装人员及其他有关人员。

第二,区分原则。冲突各方在任何时候都应将平民百姓和作战人员区分开来,以便保护平民及其财产。平民,不管是作为群体还是个人,都不应受到攻击。攻击应只针对军事目标。所以,国际人道法最基本的限制或规定,就是要区分战斗员和非战斗员。在战斗中,消灭敌人,摧毁对方军事目标,都是合法的;但如果被攻击的是非军事目标,则是不法行为。在战争和武装冲突中,不能对不参加战斗或已退出战斗的人员施加攻击。国际人道法明确规定,战地医务人员为非战斗人员,即使是身着制服的军队医生,应将其与一般战斗人员相区分,给予保护;对军用医疗点、医疗船、医务飞机及医疗设备提供特殊尊重和保护,免于遭受攻击。

第三,避免不必要痛苦原则。该原则准确揭示了战争的目的和限制作战手段和方法的逻辑关系:既然战争的最直接目的是消灭敌人的军事力量,那么在战场上,只要以正常的手段将敌人杀伤,使其减少到不能再继续进行战争或武装冲突的状态,即可以说达到目标;但如果使用某种武器,致使敌人即使在退出战斗以后,仍继续遭受痛苦,则是已超出作战目标,因而是不必要的,应予避免和禁止。基于此,在战争和武装冲突中,应尽量避免并不带来军事利益的痛苦,或带来军事利益相对较小的痛苦,即所谓"不必要的痛苦"。为此,国际人道法严格制止利用任何生化武器进行战争行为,反对军医参与生化武器的开发与研制。

（四）境遇伦理学:军医抉择的道德决疑法

决疑法(casuistry),是对个人所面临的一些道德境遇或道德情景的研究,在个人所面对的难以抉择的这些场合,一般道德原则往往不能直接地应用于其上。决疑法包括与典型案例的类比、求之于直觉和对特殊案例的评价。境遇伦理学作为一种道德"决疑法",对于指导战争境遇中,军医如何抉择具有重要的方法论意义。境遇伦理学兴起于20世纪六七十年代的美国新道德改革运动。境遇伦理思想方法主张在面对道德困惑时,应灵活地对待各种道德戒律,充分发挥个人在道德实践中的能动性和积极性。

第一,境遇伦理学适合于战争行动中复杂的道德场景的变化。境遇伦理学是一种道德"决疑法"。"决疑法是伦理学研究的目标"①,伦理学研究应当有助于人们的实际道德生活选择,应当成为人们日常生活中道德冲突或道德困境行为选择的指南,而不是仅拘泥于抽象概念的推演。境遇伦理学的主旨是要提供给人们获得生命、自由及其多样性的一种方法。依据境遇伦理方法,军医既不能固守某一特定医学伦理原则和军事法规,更不能陷于无原则无信念的自然冲动,而应根据战争境遇中特定的道德场景,充分地发挥军医在道德选择中的自由意志,灵活运用医学伦理原则和军事法规,坚持绝对原则的因时因地因事因人之相对实践,"爱当时当地做决定"②。

---

① [美]约瑟夫・弗莱彻.境遇伦理学:新道德论[M].程立显,译.北京:中国社会科学出版社,1989:124.

② [美]约瑟夫・弗莱彻.境遇伦理学:新道德论[M].程立显,译.北京:中国社会科学出版社,1989:112.

　　第二,境遇主义思想方法的四个理论前提对于战争行动中军医的伦理抉择具有重要的借鉴意义。实用主义、相对主义、实证论与人格至上论是境遇主义思想方法的四个理论前提。其中,实用主义位列首位,在弗莱彻看来:"实用主义本身不是独立、完整的世界观。确切地说,它是一种方法,而不是实体信仰。"①实用主义不能为军医提供判断善恶的价值标准,但是这种伦理思想方法却揭示:一种善的价值标准与价值观,必定具有有用、成功的品质。而弗莱彻所讲的相对主义,是一种有绝对的相对,不是否定绝对的相对。"倘若要有什么真正的相对,就一定有某种绝对或标准,这就是境遇伦理学的规范相对主义的中心因素。"②就军医而言,这一绝对标准就是"医学人道",在这一绝对标准之下,军医战场医学活动的相对灵活性才具有道德意义。实证论则强调境遇主义伦理学是关于实践、行动的伦理学。"它不是问什么是善,而是问如何行善、为谁行善;不是问什么是爱,而是问在特定境遇下如何做可能最大爱心的事。"③依据实证主义,军医应注重战场医疗活动的实际效益,而不是一味地墨守成规。人格至上论主张事物的价值是因为人而存在:任何事物,不论是物质的还是非物质的,只是因为对某人有好处,它才是"善"的。人格至上论为军医的医疗实践提供了道德评判标准,是军医战场医学活动的落脚点,它强调军医的任何行为都应始终坚持对伤病员的健康有利为最终标准。

　　第三,境遇伦理学的两个核心范畴同样适用于战争行动。爱与公正是境遇伦理学的两个核心范畴。爱作为境遇主义伦理思想方法的基石,是唯一的善和绝对的规范,其他一切规则、原则和德行只是爱的仆从和下属,"是有条件的,只有当它们在某一境遇下恰好符合爱时,它们才是正当的"④。如何实现爱,弗莱彻将爱与公正等同起来,"爱同公正是一回事,因为公正就是被分配了的爱"⑤,爱如果不同公正相结合,爱就不成其为爱。"要爱就得公正,要公正就得爱。"⑥

---

　　①　[美]约瑟夫·弗莱彻.境遇伦理学:新道德论[M].程立显,译.北京:中国社会科学出版社,1989:30.
　　②　[美]约瑟夫·弗莱彻.境遇伦理学:新道德论[M].程立显,译.北京:中国社会科学出版社,1989:33.
　　③　[美]约瑟夫·弗莱彻.境遇伦理学:新道德论[M].程立显,译.北京:中国社会科学出版社,1989:40.
　　④　[美]约瑟夫·弗莱彻.境遇伦理学:新道德论[M].程立显,译.北京:中国社会科学出版社,1989:21.
　　⑤　[美]约瑟夫·弗莱彻.境遇伦理学:新道德论[M].程立显,译.北京:中国社会科学出版社,1989:70.
　　⑥　[美]约瑟夫·弗莱彻.境遇伦理学:新道德论[M].程立显,译.北京:中国社会科学出版社,1989:75.

对于军医而言,依据境遇主义伦理学,爱确切而言,是医学所强调的人道之爱,但绝非限于对单个伤病员的人道之爱,更侧重于解救众生于痛苦的博爱;而公正则包含着两个方面意义,正义的公正和救治的公正。爱与公正的统一,应从狭义和广义两个方面来把握,狭义方面指军医对众生的公平救治,既包括同期伤病员之间的公平,也包括潜在伤病员之间的公平,推而广之还包括伤病员与战斗人员之间的公平;广义上的统一则是指军医对于战争中一切正义之举都要持支持态度,在个体的视野中关涉全局的公正,必要时要做出取舍,持大爱弃小爱,践行公正。

综上所述,职业的社会属性明确了军医的道德角色,良知与忠诚限定了军医基本的道德情感,国际人道法廓清了军医的道德义务,境遇伦理学适应了战场复杂多变的道德场景。它们共同组成了军医伦理抉择的理性依托,为军医的伦理抉择提供了伦理支撑、情感支持、法理基础和道德决疑法。

二、战争行动中军医的伦理抉择

在战争行动中,军医的双重身份和双重责任引起的尖锐性冲突和温和性冲突时常存在,为有效地化解冲突,最大效益地救治伤病员,维护士兵的生命与健康,军医的伦理抉择必须建立在理性依托之上,依据境遇的差异进行灵活的抉择。按照战斗态势对国家安全的威胁程度和对战争胜利的影响程度的不同,战争行动可分为非严峻境遇、严峻境遇、极端境遇。非严峻境遇是指敌我对抗不明显,或虽有一定的武装对抗和军事威胁,但依据本国的军事应对能力可以迅速消除此种状态。此时,战场上的其他非军事活动虽受到一定的威胁,但可以有序地开展与实施。严峻境遇指敌我双方虽然处于长时间的火力交锋状态,且持续时间和战争走向都难以预测,但战场态势并没有直接威胁到国家安全和战争胜利的达成,此时,其他战场活动应顾及和考虑到本国的军事利益和军事需求。极端境遇是指敌我火力对抗处于胶着或白热状态,战场态势直接威胁到国家安全和战争胜利的达成,此时,战场上的其他活动必须无条件地服从于军事需求,如稍有不慎,将直接威胁到战争胜负、国家安全和社会稳定。

（一）非严峻境遇中军医的伦理抉择

当士兵健康利益的满足危急不到军事需求,甚至有利于战斗效能的提升时,军医应牢记"行善""自主""不伤害""公正"等医学伦理原则,严格贯彻平时医生所遵循的职业道德和行为规范,而不需要进行过多的伦理思考和道德判断。这是因为,在通常情况下,己方伤病员健康需求的满足与战斗效能的生成有着密切的正相关性,相互影响、共同促进。一方面,作战人员的个人健康是构成战斗力的重要因素,是战斗力生成的关键;另一方面,战斗团队高效的战争能力,能够迅速"消灭敌人、保存自己",减少己方作战人员的伤亡。同时,依据医学伦理原则实施无差等的医疗保障,还能够赢得作战士兵对己方公平地实施医疗保障的信任,解除战士的后顾之忧,不担心由于伤势过重而延迟甚至放弃救治,增强其受伤后即刻获得救治的信心,从而激发其战场上奋勇作战的豪情。同样,对敌方和平民采取必要的救治,一方面,可以解救患者痛苦,充分体现医学的人道精神;另一方面,可以瓦解敌对分子负隅顽抗的战斗意志,赢得平民和更多爱好和平人士对战争的理解与支持。

（二）严峻境遇中军医的伦理抉择

严峻境遇中军医应兼顾伤病个体和团体的利益,充分利用境遇伦理学的道德决疑法进行战场伦理抉择。这是因为,严峻境遇中战场军事需求相对于极端境遇明显弱化,甚至不甚明了(如对于敌方是否使用核生化武器缺少明晰的判断)。因此,军医对如何最佳地满足作战士兵的个人健康和伤病需求必须给予高度重视。此时,军医的伦理冲突和道德困惑也最为严重。军医如何抉择很少与军事法规和战斗条例相悖,而稍有不慎却有可能影响作战人员个人的健康利益或生命安全。简单地诉诸军事法规难以做出高尚的道德选择,法律标准只提供了合法的依据,并没有规定如何做才是按道德行事,或者说只界定了行为者的道德底线,而不能给出最佳的伦理选择。因此,军医必须借助于道德决疑法。

"方法是对存在理解的一种表达"①,道德决疑法的种类多样,既包括理性主义分析法,又包括非理性主义(情感主义)分析法;既包括目的论分析法,又包括义务论分析法;既包括个人自由论分析法,又包括契约论分析法;既包括绝对论分析法,又包括相对论分析法;不同的伦理分析方式会得出不同的甚至截然相反的结论。战争行动的极易变性和强流动性,使得境遇伦理学的道德决疑法更适合于军医的抉择需求。依据境遇伦理学,对军医伦理抉择的分析应立足于境遇需求,综合考虑战场多重相关因素和道德评判标准,权衡利弊,

---

① 高兆明.伦理学理论与方法[M].北京:人民出版社,2005:167.

当时当地做出决策。军医在进行抉择时,要善于寻求最优均衡点,最大限度地同时满足军事需求和士兵利益。

(三)极端境遇中军医的伦理抉择

极端境遇中军医的道德角色必须偏重于军人身份,严格履行各种军事法规、战场条令和规章制度。服从命令、听从指挥,通常被认定为军医最佳的道德选择,而任何违背战场条令和法规的行为都是不道德的,军医如一意孤行将单个伤病员利益放在首位,必将直接影响战争的胜利和战斗效能的达成。这是因为极端境遇中,国家的利益受到了直接的威胁,军事需求绝对至上,军医的伦理抉择直接关系到战争的胜负或战斗效能的达成。如果国家的利益都保不住,单个伤病员的个人健康也就难以实现,只有保住了国家和人民的整体利益,才能有单个人的利益的满足。而军事活动本身追求的是整体效能的达成,卫勤保障作为战场军事活动的一个有机组成部分,必须兼顾整体利益,对团体利益的追求远远胜过满足单个人的健康需求,而牺牲部分伤病员的健康利益甚至生命,是为了更多数人能够更好地生存下去且继续战斗,获取更大和更长远的战斗效益。这样做本身与战士的牺牲奉献精神是一致的,即为了国家安定、人民安危宁愿献出自己宝贵的生命。通常,士兵对军医的这一做法也是持理解和支持的态度。另外,极端境遇中,必要时军医还要部分或完全背离医生的职责,担当起战场指挥员和战斗员的角色。

由此,以战争为背景的军医伦理抉择是极具现实的道德判断,战争的突变性和不可预测性使其难以像普通的职业伦理学一样固守某一特定的行为规范,但是这并不能说明战争行动中军医伦理抉择无原则可循,战争行动中军医的伦理抉择必须遵守一定的伦理原则和伦理规范。

第四节　战争行动中的医学伦理原则与规范

战争行动中军医的伦理原则和伦理规范来源于对军医道德实践的理性分析与道德思考,而一旦军医的伦理原则和伦理规范形成后,必将指导其道德实践向着更好的方向发展。正如洛克所言:"理性明确行动原则,正是从这些原则的基础之上,产生了所有的德性以及对于确立养育道德所必要的一切东西。"①

---

① Locke. J. Essays on the Law of Nature[M]. ed. W. von Leyden, Oxford, 1954.

一、战争行动中军医的职责

对现代战争行动中军医职责的重新规范与认识是确定军医伦理原则和伦理规范的前提和依据。"爱兵、为兵是军医的神圣职责""保证官兵健康,也就是保证部队战斗力",这是中国武警新疆总队医院院长庄仕华写在笔记本扉页上的话。军医职业不单是一名普通医生职业在军事活动上的影射,它本身也具有鲜明的特色。

(一)抢救战地伤病员

抢救战地伤病员永远是军医最根本的职责,现代战争中精确制导和高效能武器相结合的显著特点,造成伤情、伤势复杂和重伤员比例明显增加。据相关统计,在伊拉克战争中,平均十名幸存者中,有九名士兵受伤,这是美国战争史上伤残比例最高的一次战争。而医疗技术的发展也使得战伤救治有了显著的提升,波士顿布莱根妇女医院的外科医生 Atul Gawande 在《新英格兰医学杂志》上发表了这样的结论:这是史无前例的事情,那些失去四肢中的二肢或三肢的人在过去是无法幸存下来的,但在伊拉克战场上他们幸存了下来。这无疑增大了军医战场救治的负担。而对于作战单位而言,这是现代高科技战争的特点所决定的。因此,对待轻、中度伤员和重伤员,军医应采取不同的救治策略,对于轻、中度伤员,应重点发展自救互救技术以维持其作战能力,对重伤员应提高"第一反应者"的救治能力,稳定伤情,延长"黄金小时",及时进行后送救治。

(二)做好疾病预防,防止战场疾病的传播

未来战争中,战场的扩大使得受传染病威胁的人员明显增多,气象武器的使用扩大了传染病病源,作战官兵频繁、远距离机动引起的疲惫导致其抵抗力明显下降,经常处于陌生环境,不了解、不适应当地疫源,飞机和远程导弹的大纵深袭击,造成大量建筑物倒塌、设施破坏、环境严重污染、饮水和食品缺乏及污染,等等。这些都使得传染病可能在部队造成广泛的流行,特别是流行性感冒等呼吸系统传染病和霍乱、腹泻(细菌性痢疾、阿米巴痢疾)等肠道传染病容易出现暴发流行。除此之外,战争中极端自然环境和人工环境——酷暑、严寒、缺氧等极端气候情况和狭小、低氧、潮湿的作战和生活空间——也导致了作战部队的中暑、冻伤和一些急性病的发病率明显增高。因此,军医除具备过硬的战伤救治技术外,还必须具备面对传染病的前瞻性眼光。对传染病和普通疾病的预防要重在平时,从传染源、传播途径和易感人群三方入手进行防治,要重点搞好作战区域的环境卫生和饮水卫生。

（三）解决战斗员的心理需求,鼓舞战斗士气

未来战争中,主要应激源(来自战场的心理威胁)强度加大,交战双方可能在战场上出其不意地使用一些新式武器。高新技术武器的杀伤力,高强度、大规模的综合火力打击,将使作战官兵产生心理恐惧。同时,作战时间短,作战官兵的适应时间也短,没有作战经验的官兵多,这些都将对战争的恐惧感加大,作战部队到达新的、陌生的环境也将增加作战官兵的紧张感。此外,核生化武器威慑始终会对参战官兵形成巨大的心理压力。次要应激源(来自自身免疫力的下降)的问题将更加突出,高强度的对抗导致的睡眠不足将比以往任何时候都强,多种高新技术武器的使用,要求参加操作的部队官兵必须消耗更多的脑力,未来战争的突然性和快节奏将使作战官兵出现辗转疲劳感。这些主要和次要应激源作用的增强将会导致过度战斗应激反应大大增加。对此,军医应从生理和心理两个方面采取双向防治措施:一方面要做好生理补充,保证官兵有充足的水、食物、睡眠,提高参战人员的抗应激能力;另一方面更主要是做好心理防护与疏导,加强社会心理支持。

（四）为战场指挥员的决策提供依据

战争行动中,军医除履行上述三个主要的职责外,还有一个重要的战场职能,即为战场指挥员的决策提供必要的依据,尤其是直接关系作战人员身心健康的重要决策。首先,战场上战斗决策的制定离不开军医的参与。这是因为军医掌握着战士的生理指标和机体效能,而战场指挥员必须关注参战人员的生理战备状态和战斗中机体效能变化,以更好地进行决策,最大限度地提高士兵的作战能力。其次,战场防护策略的制定离不开军医的参与。以防生化疫苗使用为例,疫苗本身没有经过验证,其潜在危害难以预测,如盲目使用不但不能达到良好的防护效果,而且很可能会削减战斗力。如1990年海湾战争中,就是否使用和如何使用炭疽疫苗,美国国防部专门召开了会议,与会人员有国家食品药品管理局、全国卫生研究所、国家安全局、司法部行政管理部和预算局及卫生和福利部人员,其中,军医在这次决策中起到了至关重要的作用。最后,战场上的营养策略的制定离不开战地军医的参与。持续、不间断、高强度的体能消耗使得参战人员难以获得正常的营养供给,特别是海上作战,水面部队和潜艇部队的营养保障更是制约战斗力的重要因素。

二、战争行动中军医的伦理原则

"在一个社会中,每个人的行为必须与别人的行为有某种一致"①,这里的一致就是我们所普通遵从的伦理原则。伦理原则调整着个人与他人、个人与集体和个人与社会整体之间的利益关系,是人们是非、荣辱、正邪、善恶的根本评价标准。战争行动中的军医伦理有着独特的职业道德和伦理原则。

(一)人道救治原则

战争是残酷的,但是根植于人类良知的医学人道精神却永不磨灭。对战场伤病员的人道救治思想是伴随着红十字运动的产生而产生的。红十字运动起源于战场伤病救护,瑞士人亨利·杜南先生是红十字运动的创始人,其宗旨是"人道",倡导对战场伤病员的深切关注与同情。红十字运动始终围绕着亨利·杜南先生在《索尔费里诺回忆录》中提出的两项重要建议向前发展:一是在各国设立全国性的志愿的伤兵救护组织(演化为当今的国家红十字会或红新月会);二是签订一份国际公约,给予伤兵救护组织以中立的地位(演化为当今以《日内瓦公约》及其附加议定书为核心内容的国际法文书)。《日内瓦公约》的签署,将战争行动中的人道主义从伦理学范畴引申到法学范畴。战争行动中的军医所应遵守的人道救治原则,除具有红十字精神强调的、一般医生所要遵守的重视人的价值、尊重人的权利和自由、维护人的尊严和人格之外,必须重点凸显战争行动中军医道德实体的人道内涵。战争行动中军医人道救治强调社会公益性和社会价值性,不局限于伤病员个体健康的范围,而是扩展到全社会的整体利益,对个体生命的认识也从生命神圣扩展到生命神圣、生命质量、生命价值的统一,不仅要求尊重患者的个体生命,更要求从生命的内、外价值统一的高度来衡量生命的意义。

战争行动中的军医人道救治原则的核心内容是尊重伤病员。尊重伤病员首先必须尊重伤病员的生命,这就要求军医加强责任感,积极救治伤病员的生命,不拿生命当儿戏或草菅人命,尊重伤病员的生命价值。其次还必须尊重伤病员的人格,伤病员都有人的尊严,理应得到尊重与维护,绝对不能冷嘲热讽和歧视他们,尤其是对敌国伤病员。最后更必须尊重伤病员的权利,伤病员不仅有正常人的权利,而且相对于正常人还有一些特殊权利,战争行动中军医应

---

① 宋希仁.西方伦理思想史[M].北京:中国人民大学出版,2004:395.

尽力满足与维护伤病员平等的医疗权利,获得医疗信息的权利,知情同意的权利,要求保守秘密的权利,因病获得休息和免除社会义务的权利,对军医监督的权利,等等。战争行动中的军医人道救治,对于己方而言,主要体现在全力以赴搞好战场医疗救治,妥善地抢救、护理和关怀每一名伤病员,不主动遗弃伤病员;对于平民和敌方而言,主要见之于履行公认的国际公约,善待降敌。《关于战俘待遇之日内瓦公约》第 13 条明确表明:"战俘在任何时间均须受人道的待遇和保护。"而《关于战时保护平民之日内瓦公约》第 27 条对于平民待遇也做了明确规定:"无论何时,被保护人均需受人道待遇,并应受保护。"现代战争所造成的平民伤亡极其严重,如不进行积极的人道救治,战争的正义性必将受到质疑。1991 年爆发的海湾战争中,伊拉克平民直接死于战争的有 2 278 人,间接死于战争的有 10 多万人,更不用说几十万难民流离失所,以"人权卫士"自居的美英并没有进行及时应对与救治,使其在政治和道义上受到国际社会的强烈谴责。

战争行动中,人道救治原则要求军医在医疗实践中敢于主持公道,捍卫生命尊严,勇于同一切违背正义、人性和良知的行为做斗争。杜绝因种族主义和狭隘民族主义思想的肆意膨胀,而将医学技术沦为荼毒生灵的工具,严禁借助军事医学活动进行非人道的人体实验,坚决抵制借助先进的医学技术开展军事活动,一切以军事需求为由而迫使医疗活动做出让步和妥协的行为都应遭到严厉的斥责;勇于揭露和制止交战双方对核生化非法武器的应用。第二次世界大战中,纳粹军医的医学暴行无不警示着今天每一名军医,医学一旦失去其人道的内涵,沦为战争的工具其影响是长远的、沉痛的和可怕的。战后,纽伦堡大审判向世人揭示了医学技术被作为进攻性手段应用于战争给人类带来的可怕灾难。"对全世界来说,纽伦堡法庭判决的重要性并不在于它怎样忠实地解释过去,它的价值在于怎样认真的警诫未来。"[①]今天,基因武器和基因战争概念的提出再次使未来战争笼上了恐怖的阴影。对此,军医更应做出明确判断,坚决予以抵制,严防被种族主义者和恐怖主义分子所利用,使历史悲剧重演。

(二)公正性原则

公正性原则是指军医在医学服务和医疗实践中公平、正直地对待每一位

---

① 利旋.纽伦堡大审判:第二次世界大战纳粹战犯受审纪实[M].成都:四川人民出版社,1994:4.

伤病员的伦理原则。公正的一般含义是公平正直，没有偏私。某一特定时代、特定社会所倡导和实行的公正观，总是由两个相互区别又相互联系的层次组成，即形式层面的公正与内容层面的公正。战争行动中，军医所遵守的公正性原则同样包括形式公正和内容公正两个方面。形式公正是指依据伤情的轻重缓急，对相同的伤病员给予相同的待遇，对不同的伤病员给予不同的待遇；内容公正是指依据伤病员个人的价值、能力、贡献等分配相应的医疗资源和医疗服务。战争境遇中，军医所遵守的公正性原则是形式公正与内容公正的有机统一体，即具有同样医疗需要以及同等社会贡献和条件的患者，应得到同样的医疗待遇，不同的患者则分别享受有差别的医疗待遇。在基本医疗保健需求上要求做到绝对公正，即人人同样享有；在特殊医疗保健需求上，根据境遇的不同要求做到相对公正，即对同样条件下的患者满足同样的需求。

公正性原则要求军医在具体医疗实践中，必须做到平等待患、公平使用医疗资源。平等待患指伤病员无论官兵、敌我、平民，不分民族、国别、信仰、党派、职务，在社会地位、人格尊严、健康权利上相互平等，均给予公平、正义的关怀，不歧视任何患者。如朝鲜战场上，中国军队建造的碧潼战俘营内，为美军战俘提供了全面而周到的医疗保障。战争结束后，联合国红十字会工作人员到中国战俘营考察多日，对于中国军队对战俘的悉心照顾给予了充分肯定，称赞中国军医"正像母亲的心一样"照顾美军患者，中国军医在平等待患上赢得了高度赞誉。公平使用医疗资源是指在使用医疗资源时，要兼顾到现实的公平和长远的公平、个体的公平和团体的公平、局部的公平和整体的公平等多个方面。也就是说，既要考虑到现有伤病员的医疗需求，又要考虑到后继伤病员和潜在伤病员的医疗需求；既要考虑到单个重伤员的医疗需求，又要考虑到团体轻伤员的医疗需求；既要考虑到小范围、小团队、小时段的医疗需求，又要考虑整个战斗态势和战争状况发展下的整体医疗需求。

依据公正性原则反观战地医疗类选法，不难看出过度强调"根据战场军事需要和患者的抢救价值确定伤病员的先后救治顺序"对于战场伤病员是极度不公正的，为维护救治的公正，应将形式的公正与内容的公正有机地结合，依据战伤的轻重缓急对伤病员实施救治：首先救治重伤病员，最后救治轻伤病员。正如《日内瓦公约》规定："只有医疗原因才能决定优先救治秩序。"第一，战地医疗类选法严重地挑战了救治的公平性。一方面，战地医疗类选法在对待不同身份的伤病员之间难以做到公平救治,先救治本国伤病员,而后救治盟军伤病员,再救治平民伤病员,最后救治敌军伤病员,是战地医疗类选法的一般救治顺序;另一方面,在对待己方轻、重伤病员之间,战地医疗类选法同样也难以做到公平救治。而为了提升救治效益,最大限度地实现战斗力的再生,依据战地医疗类选法,通常对轻伤病员实施优先救治,使伤病员重返战场,继续作战。第二,战地医疗类选法的实施很可能会过分地夸大军事需求而对期待救治者放弃护理与救治,从而引起军医"道德滑坡"现象。期待救治者是指伤病情极为严重、生还可能性极小的伤病员,依据战地医疗选法,对其倾力救治是不合理的,因为明智的选择应是将医疗资源用于其他伤病人员,这种做法将严重地违背医学人道精神对生命的尊重,并且严重地伤害期待救治者的道德情感。第三,即使战地医疗类选具有一定的可行性,谁来决定类选方式仍有很大的争议。一部分人认为医疗类选方式应由战场指挥官来决定,因为战场指挥官能够准确地把握战斗态势和战场的军事需求,对战争的发展趋势具有极强的洞察力和准确的预见性。一旦出现极端境遇,能迅速命令采取首先救治轻伤员的类选方式,军医只有执行权。另一部分人认为类选方式应由军医来决定,军医能够谨慎地对待战争需求和医疗需求。如交与战场指挥官将很可能出现以军事需求为由,任意实施医疗类选的情况,这对伤病员是极不公正的。

(三)效益性原则

公平与效益如车之两毂、鸟之两翼,不可偏袒。战争境遇中,军医在救治伤病员过程中,既要注重公平,又要兼顾效益。

效益性原则又称最优化原则,是指以最小的代价获取最大效果的救治决策。效益性原则的基本信条是"最大多数人的最大幸福是正确与错误的衡量标准"[1],它注重医疗行为本身的社会价值和群体受益,战争行动中对救治效益的衡量要兼顾伤病康复和战斗力生成的双重效益标准。这是因为,军事医学任务谱系的变迁——传统的伤病医学、现代的健康医学、未来的能力医学——提升了效益性原则在军医伦理抉择中的重要地位。"保护、再生和提高战斗力"是军事医学活动的一项重要内容,对士兵提供健康保障是为了储备战斗力,而救治伤病员同样要指向战斗力再生的军事目的。效益性原则存在的根

---

[1] [英]洛克.政府论[M].北京:商务印书馆,1997:92.

基是紧急而绝对的军事需求。战场上,独特的境遇决定其效用至上,交战方对战争胜利的目的性追求和战斗效用的提升压倒一切,为实现这一目的,军医在做到救治公平的条件下,必须兼顾到救治的效益。对于效益性原则的实际应用,应从战术和战略两个方面进行理解与把握:从战术的角度讲,是指某一医疗行为和救治目标当时、当地所产生的医学效益和战斗效益,紧急状态下,确保重伤病员的健康没有直接生命威胁的时候,适当地将医疗资源向轻伤病员倾斜,使其返回战场继续作战就是这一原则的具体体现;从战略的角度讲,效益性原则应考虑长期的和宏观的战争需求,军事卫勤保障应重在提升作战效能的达成。

三、战争行动中军医的伦理规范

伦理原则是伦理规范的道德基础,伦理规范是伦理原则执行与实施的必要保障。战争中,军医的伦理原则规定了军医道德的出发点和立足点,而军医的伦理规范则为其具体医学活动指明了方向。

（一）伤病防治与环境适应相结合

人与环境互相依存、互相制约,人类长期的社会实践不断地改变着环境,同时环境的变化又潜移默化地影响着人类的生活。战争作为一种独特的实践方式,给人类生存的环境带来了巨大的冲击,这种冲击不断地影响到人体自身,引起个体生理、心理的紊乱。环境的变迁是诱发战场疾病的主要原因:一方面,和平环境下,多数士兵对许多当地疾病有一种自然免疫力,而在陌生的战场环境中,面对新的疾病源,这种免疫力将不再起作用;另一方面,战争本身的激烈性、持续性和不确定性给作战官兵造成了极大的心理压力,人的情绪长期紧张,过度的恐慌会导致免疫功能下降,更容易受到感染,从而加速疾病的扩散。环境的不适不但极大地影响战斗力的生成,而且由此引起的疾病严重地消耗着医疗资源。因此,对战场伤病的预防,必须从战场环境入手,军医积极地协助作战人员迅速地适应战场环境,减小由于环境的变化而引起的疾病和非战斗伤病的发生。对于自然环境(地理环境和气候环境)的变化而产生的潜在致病因素,军医应协助战场指战员从个人卫生、单兵体质、环境改善三个方面进行积极应对。而对于心理压力诱发的伤病,军医应引导战士积极调整心理状况,变被动适应为主动适应,增强其战胜环境、改变环境、为信念而战、敢打必胜的信心和勇气。

为有效地做好伤病防治和环境适应相结合,军医应从以下三个方面入手:一是构建合理的预防机制,它是伤病防治的基础。未来信息化战场,预防机制应包括完备的战场环境疾病数据库系统、快速的检测评估环境威胁系统、高效的疫情分析与应对系统,防疫分队借助上述三大系统能够迅速地对战场环境取样、分析、评估,而后广泛地普及与传播有针对性的预防知识。二是控制传染性疾病的发作,它是伤病预防的关键。战场传染病主要是指呼吸道传染病和腹泻等疾病,军医应密切关注作战区域的病原体,及时控制潜在的和暴露的传染源,确保食物和饮水的卫生,做好对生活垃圾的清理与处置,借助于化学品预防、驱虫剂及有防护性化学物质的军装进行个体防护。三是提升作战人员对战场环境的心理适应,这是不容忽视的。作战人员对战场环境的心理适应主要通过心理训练和心理干预来实现。心理训练包括应激和技能性训练、疲劳的适应性训练和完成特殊任务的心理适应性训练。心理干预主要是指自愿和受命进行的心理咨询服务和心理健康支持,以及必要时借助药物进行的心理调适。对于心理干预作战人员应消除不光彩的感觉,着眼于减轻战场恐惧和焦虑,积极地接受心理医生的调节。

(二)战场急救与转移后送相结合

战场上严重外伤人员和急诊患者其最佳救治时间是伤后 5～10 分钟,而战场救治条件的极不稳定性,使得一个完整的治疗过程不可能像平时那样在一个医疗单位内完成,必须由不同的医疗机构去分别实施治疗任务。因此,紧急的救治需求使得伤病员的救治刻不容缓,必须首先进行必要的战场急救稳定伤病员的伤情,而后边救治边后送,对伤病员在后送过程中进行连续性、继承性的救治。通过有组织的医疗和后送,可以大大降低伤病员的死亡率和残废率,提高治愈归队率,保持军队的战斗力。作战中迅速安全后送伤病员,不仅直接关系着救治工作的及时进行,还涉及部队作战和救治机构本身的机动,是一件事关整个战争全局的问题。

后送的目的是使伤病员尽快获得完善的救治,伤病员后送必须遵循迅速和安全的两个要求。为此,在医疗后送过程中,军医应立足于以下两点,从而实现战场急救与转移后送的有机结合。一是延伸"黄金小时",提高后送速度。失血性和创伤性休克伤员在一小时内救治成功机会最大,即所谓的救治"黄金小时"。但是战场上,由于伤员后送时间显著延长,难以实现在"黄金小时"内实施抗休克的系统治疗。后送过程中,军医必须制定最佳的后送方案,借助于必要的药物,延长"黄金救治时限",以保证失血性和休克伤员包括神经系统在内的重要脏器的功能。同时为迅速后送伤病员,应尽量使用快速运输工具,尽量减少时间耽误。二是掌握后送指征,确保后送安全。战场伤病员后送是通过完备的医疗后送系统实现的,为确保后送系统的有效运行,各医疗分队都有统一的后送条令、后送程序和标准化的后送平台、后送装备。对此,军医必须熟练掌握、灵活运用,做好后送前的救治处置,途中救治护理,从而避免后送过程对伤病员的危害,保障伤病员的后送安全。另外,针对战场急救的转移后送急、难、险、重的特点,军医必须具有勇敢果断、不怕牺牲的奉献精神,处乱不惊、紧张有序的心理素质,密切协同、高度负责的工作态度,及机动灵活、随机处理的应变能力。

(三)合理应激与行为约束相结合

战争的突发性和残酷性极易引发作战官兵的应激反应,突出表现为:孤僻、偏执、易怒、过度警觉、人际交往困难等。严重的应激反应不但影响部队战斗力的生成,而且可能会使其丧失个人的道德判断。如伊拉克战争中,虐待战俘等反社会行为的出现,从某种角度上讲,与美军士兵长期处于高度紧张和压抑的状态之中不无直接关系。"海湾战争综合征"的出现及其严重影响,更使得战斗应激备受重视。而随着应激医学的发展,战斗应激反应相关的情感宣泄行为逐步被认为是合理、合法的正常反应,且与康复密切相关,其越来越被人们所接受。早在第一次世界大战末期,发泄就被看成从创伤后状态下恢复所必需的。为了战斗应激反应伤员尽快康复,发泄在治疗和早期的心理保障计划中被当作一项重要的救治原则。承认应激反应的合理性有助于患者恢复健康,患者越是将创伤的影响看成一个极端情景的、暂时的、正常的反应,他的自我感觉就越有助于他迅速摆脱应激反应;反之,如果认为创伤后反应是疾病,那么就越容易视自己为受害者和无助者。因此,战场上军医应积极帮助应激反应者改善自己的角色意识,使其消除自己是患者的角色意识,将应激反应视为人在死亡威胁之时的正常反应,这是士兵向健康和控制努力的标志,而不是疾病的症状。

但是很多情况下,应激反应的合理性需求并不能证明其行为的正当性。严重的应激反应可能会使其丧失个人的道德判断而伴有违纪行为出现,对此,必须建立严格的约束机制。这是因为:一方面,违纪型战斗应激反应已经危害到他人和社会的安全,而擅自逃离战场的应激反应行为,还会惑乱军心,严重地影响和削弱部队的战斗力;另一方面,违纪型战斗应激反应与真正的战场犯罪行为之间的界限极其模糊、不易划清,如以合理宣泄为由放纵应激行为,必将出现任意杀戮俘虏和平民的道德滑坡行为。应激约束机制对于不同的应激反应者应区别实施。对于嗜酒、药物依赖等轻微违背部队命令和规则的行为,军医可以采取不报知的态度,这样不仅保护了患者的隐私,更为重要的是通过这种做法可以增加患者对军医的信任,从而密切配合军医接受治疗。而对于严重违背军事法规和战争法的应激反应,如杀害虐待俘虏、拒绝作战、逃离战场等行为,军医必须积极上报,以对其进行严肃惩罚与处置,以免纪律进一步被破坏。

（四）即刻救治与终身保障相结合

1991年海湾战争结束后,当年很多参战的美国士兵出现了失眠、容易疲劳、头晕、关节与肌肉疼痛、恶心、淋巴结肿大和发烧等症状,被称为"海湾战争综合征"。2003年伊拉克战争结束后,"脑外伤后综合征"再度给从伊拉克战场归来的美军士兵带来遗忘的困扰:忘记熟人的名字,找不到钥匙或眼镜,错过定好的约会……由战争造成的隐形的和潜在的伤病,使得各国在注重伤病员即刻救治与康复的同时,也要高度关注战后官兵的身心健康。这是因为:一方面,战争给作战官兵造成了不同程度的心理和精神损伤,如不进行跟踪救治,患者自身无法走出战争的心理阴影,而自我封闭和孤立又会使其很难回归现实的社会,严重者还会引起机体的病变,如恶心、呕吐、难以进食,甚至失去基本的生活自理能力,最后通常采取自杀结束自己的生命;另一方面,某些疾病具有很强的隐蔽性,战场上难以进行确认。以脑外伤后综合征为例,其指标是很模糊的,仪器检查往往不会发现脑部有明显的损伤,许多士兵的脑外伤后综合征被诊断为精神症,或是人格障碍。另外,战场上核生化武器对官兵造成的伤害具有长时间的潜伏期,而防生化疫苗的使用也很可能存在潜在的健康隐患。诸如上述情况,迫切要求战场军医为战斗人员建立连续的卫生保健,为每个军人建立从开始服役到退休后完善的医疗档案,内容记录每名士兵在征募、训练、部署前评估及作战行动中的健康状况。如不进行终身制的全程医疗保障,很难弄清某些疾病的发病机理,更谈不上得到彻底治愈。

战争行动中,军医的伦理原则和伦理规范为军医履行其战场职责提供了道德保障。战争行动的复杂性和多变性,要求军医在医疗实践过程中必须依据境遇的差异灵活地运用伦理原则与伦理规范。在三大伦理原则中,人道救治原则是根本,是公正性原则和效益性原则的道德根基;而公正性原则和效益性原则是价值尺度,是人道救治原则在战争境遇中的扩展与延伸。人道救治原则向军医明确了战争境遇中"什么是善",公正性原则和效益性原则保证了军医在战争境遇中"如何最大限度地实现善"。四项伦理规范针对现代战争中战场伤病的发病机理,进一步规范了当今战伤救治的具体道德要求,将战前预防、战中急救和战后保障有机地结合了起来,明确提出战地军医必须为作战人员提供完善的健康保障。

第五章　非战争军事行动中的医学伦理

正所谓"兵马未动,粮草先行"。战争形态越发展,作战对后勤的依赖性越大。打现代战争,后勤必须先到位,后收场,全程用,必须加速响应,全维参战,精确保障。可以说,大仗小仗都要打保障,离开后勤就打不了仗。因此,建设世界一流军队,后勤建设必须跟上,必须实现跨越发展。

当下,除了战争之外,我军后勤历来是服务人民、保卫人民生命财产安全的重要力量。在抢险救灾应对突发疫情、扶贫帮困、增进民族团结等方面发挥着重要作用。

2003 年抗击传染性非典型肺炎的工作中,我军后勤部门是唱主角的。2008 年汶川特大地震,我军后勤部门救治灾区伤员 80 余万人次,被誉为群众的"救护神"。在这些一桩桩、一件件的后勤保卫战中,千千万万的我军后勤官兵,特别是冲在一线的军医和护士,守住了人民的生命线。

同时,在执行任务中,他们面临的不仅是专业领域的一个又一个难题,还经常会被医学伦理问题所困惑,只有解决这些困惑与问题,才能使其更好地开展后勤保障工作。

第一节　非战争军事行动与医学活动

一、非战争军事行动的定义及特征

（一）非战争军事行动的定义

为明确军医在非战争军事行动中发挥的职能,在此先对非战争军事行动定义的内涵和来源做如下介绍。

非战争军事行动(Operation Other Than War，OOTW)的概念首先由美国在 20 世纪 90 年代提出。军事活动中,非传统安全威胁因素日益凸显,美军意识到改变传统行动方式的迫切性。在此基础上,美国陆军在 1993 年颁布的《作战条令》中首次提出了"非战争军事行动"这一概念。随后在 1995 年出版的《联合作战条令》中首次对"非战争军事行动"的概念进行了阐述,即综合运用国家力量的各种手段,以军事能力辅助遂行作战行动之外的任何军事任务。经过若干年的调整之后,美军在 2001 年颁布的第二版《联合作战条令》中将其更新为:指通常在与战争相关的大规模作战行动以外使用国家力量的军事手段而进行的一系列活动。[①]

　　基于国际格局的变化和现实状况的要求,中国军队同样对非战争军事行动展开了研究。但由于美国的国情与国家性质与中国有较大差异,因而,中国军队的职能立场也与美军有着较大的差别。中国军队对非战争军事行动的界定是立足于营造和维护国内外和平环境的基本立场上的,这点与美军服务于美国世界霸权的立场截然不同。早在 20 世纪 90 年代初,中国军队一些学者就陆续提出过"和平时期军事斗争""非战争方式军事斗争""军事力量的非战争运用"等概念,这些提法的基本含义都与目前中国军队所指的非战争军事行动非常相似。2001 年,中国军队在新颁布的《训练大纲》中首次提出"非战争军事行动"一词。随后在 2002 年 9 月中国军队新颁布的《军事训练条令》中正式将"非战争军事行动"列入中国军队的职能范围,并且对其训练内容做出了明确的界定,主要包括抗洪、抢险、救灾以及其他突发事件的处置。2008 年 1 月,原总参谋部下发的关于《加强非战争军事行动训练》的通知中对非战争军事行动的内容做出了进一步修正,明确将其归为以下六类:反恐、维稳、处突、维权、维和及抢险救灾。但是关于非战争军事行动的定义,中国军队目前尚无正式文件做出统一的界定,中国学者对此也见解不一。经过多方资料对比[②],我们倾向于将非战争军事行动定义为:国家或者集团为了达成一定的政治、经济和军事目的,运用军队有组织、有计划地采取战争以外的军事手段而实施的行动,以及军队直接参与社会事务、支援国家建设的行动,是军事行动的重要组成部分。

　　(二) 非战争军事行动的特征

　　与战争行动相比,非战争军事行动在任务对象、力量配置、行动手段和行

---

　　① 杨进,徐锋,徐立生.非战争军事行动概论[M].北京:军事谊文出版社,2008:1-2.

　　② 刘小力.军队应对重大突发事件和危机非战争军事行动研究[M].北京:国防大学出版社,2009:2-3.

动方式等诸多方面都有着极大的不同。大致表现为以下几个方面的特征①：

1. 任务涉及面广

传统战争往往指的是交战双方高强度、单一化的激烈对抗手段在军事领域的运用,而非战争军事行动的涉及面则极为广泛。它既可以是战时执行边境封控、国外撤侨等任务,也可以是平时执行的抢险救灾、处置突发事件等行动。并且,随着局势的变化和国家利益的拓展,非战争军事行动的任务内容还在即时更新。

2. 目的功能多样

战争是政治集团之间、国家联盟之间、部落民族之间矛盾斗争的最高表现形式,往往以消灭对方有生力量为主要目标,具有极大的摧毁性。而非战争军事行动的目的功能则多种多样,可以是为了塑造国际形象、履行大国义务而对他国进行国际人道主义援助,也可以是为了维护国家利益,遏制战争危机而采取的边海空防斗争,还可以是为了保护本国人民的生命财产安全而执行的抢险救灾等任务。

3. 任务突发性强

近年来,军队遂行的非战争军事行动任务中的绝大部分都属于紧急救援,例如制乱平暴、反恐维稳、抢险救灾等。由于事件的突发性和不确定性,受命部队通常在没有得到充分信息和没有充足准备保障工作的情况下就匆忙开赴事发点。此外,事件本身的严峻形势也要求部队果断采取应急行动。相对非战争军事行动的突发性而言,战争行动则往往是在国家与军队充分筹备的情况下才发动的。

4. 参与力量多元

非战争军事行动任务涉及面广以及目的功能多样化等特性,决定了由军队独当一面的传统组织行动方式已不能满足任务需求,而必须转向军地联合、军警联合、军民联合等涉及国家机构、国际组织、军队部门、地方政府以及民间力量等全方位的联合方式。具体涉及武警、民兵预备役、公安、地方政府、联合国机构、国际救援机构、国外军事力量、非政府组织等诸多元素。非战争军事行动往往需要根据具体情况,做好不同部门之间的协同指挥工作,整合多种相关元素,才能实现行动效果的最优化,最终达到任务目的。

---

① 杨进,徐锋,徐立生.非战争军事行动概论[M].北京:军事谊文出版社,2008:15-18.

二、军医参与非战争军事行动的现实背景

在人类社会高度发展的新世纪，全球化、城市化等现代性进程推动着人类物质文化水平的急速发展，与此同时，人类的生存环境却也变得空前复杂。生态环境恶化、自然灾害频发、恐怖事件突袭、公共卫生事件突发等一系列直接关涉到人类生命安全的灾害事件空前尖锐地摆在人们面前。具体来说，目前人类生命健康面临着以下几大威胁。

（一）重大自然灾害

自然灾害种类繁多，破坏力巨大，对人类造成的损失往往难以估计。它们之中既有地震、火山爆发、泥石流、海啸、台风和洪水等突发性灾害，也有地面沉降、土地沙漠化、干旱、海岸线变化等在较长时间中才能逐渐显现的渐变性灾害，还有臭氧层变化、水体污染、水土流失、酸雨等人类活动导致的环境灾害。其中，突发自然灾害对人类的生命财产安全造成的危害最为直接，可以在短时间内导致大量人员伤亡。长期以来，人类的发展建立在对自然资源的疯狂掠夺之上，人与自然的关系逐渐失调，自然也以自己的方式进行着反抗。据统计，全世界自然灾害的发生频率在近半个世纪中大幅提高，强度也明显增加。20 世纪 60 年代，全球每年发生自然灾害为 100 次左右，而现在达 500 次以上，是过去的 5 倍。2004 年 12 月 26 日，由印度洋海床地震引发的大海啸，则造成 292 206 人死亡，涉及亚洲 8 个国家和非洲 3 个国家[1]。

中国历来就是自然灾害严重的国家之一。中国约有 70％的大城市，一半以上的人口和 55％的国民经济来源，分布在气象、海洋、洪水、地震等灾害严重的地区。[2]2008 年 5 月 12 日发生的汶川特大地震，震级达里氏 8 级，涉及四川、甘肃、陕西、重庆等 10 个省（区、市），受灾群众 4 625 万人，需要紧急转移安置受灾群众 1 510 万人，直接经济损失达 8 451 亿元。据民政部报告，汶川地震共造成 69 227 名同胞遇难，17 923 名同胞失踪，374 643 名同胞受伤[3]。由此可见，自然灾害对人类生命健康安全产生的威胁之大，波及之广，破坏之强。抵御和防范自然灾害一直是世界人民共同关注的话题。在 21 世纪，生态环境逐步恶化等进一步加剧了自然灾害发生的概率和强度，因而，抵御和防范自然

①③ 朱宗涵.灾害儿科学[M].北京:人民卫生出版社,2010:4.

② 刘小力.军队应对重大突发事件和危机非战争军事行动研究[M].北京:国防大学出版社,2009:48.

灾害的任务显得更为严峻了。

（二）突发公共卫生事件

所谓突发公共卫生事件，主要包括传染病疫情、群体性不明原因疾病、食品安全和职业危害、动物疫情，以及其他严重影响公共健康和生命安全的事件。20世纪以来，全球化进程急速推进着人类文明的发展，人们生活、生产、消费方式都发生了巨大的改变，但同时带来了新的健康安全隐患，例如，以城市化为代表的人口高密度的居住方式直接导致了人类的公共卫生和个人健康隐患。水污染、环境污染、慢性非传染性疾病、突发传染病等各种风险因素并存。就传染病疫情来讲，目前国际上已出现了30多种新发传染病，同时一些以往早已控制的传染病又死灰复燃。旧病加新疾的双重压力下，人类面临的防疫任务十分严峻。2003年，"非典"疫情波及中国24个省份，累计报告"非典"病例5 327例，死亡349例。动物疫情也对人类产生了严重的威胁。在环境压力和机体免疫功能发生巨大改变的情况下，病原因子也不断发生着变异。例如，原先只对家禽起作用的高致病性禽流感，现在同样会感染哺乳动物和人类，并引发死亡。有资料表明，由动物传染给人类的疾病多达196种。动物病原向人类传播的速度急剧加快，且过去人类流行的传染病病原有68%来自动物，而现在这一比例上升到了72%[1]。此外，化学品污染与职业中毒事件也时有发生。据统计，到2003年10月，全球登记化学物总数超过2 200万种。

（三）暴乱恐怖活动

在和平与发展已成为时代主题的现代社会中，依旧存有很多矛盾与冲突。局部地区冲突、民族矛盾、宗教问题时有发生，进而产生了一系列的恐怖活动，严重干扰了人们正常的生活秩序，甚至对人们的生命财产造成了极大的威胁。

20世纪70年代以来，国际恐怖活动日渐频繁，世界各个国家都深受其扰，恐怖主义日渐成为全球公害。2001年"9·11"恐怖袭击事件给美国乃至全球都敲响了反恐的警钟。据美联社报道，"9·11"事件造成了2 973人丧生，另有数据显示有40万人遭受倒塌大楼尘埃的影响，大约有9万人在事后接受了长达几个月的康复治疗，7 100人被列入世贸大楼健康研究中心的保障对象，其中有85%的人出现了呼吸问题。随后，一份针对2004年全球大规模恐怖事件伤亡人数的统计表明，有2 900余人在恐怖事件中被夺去生命，8 200余人受到

---

① 高集云.重大动物传染病与兽医公共卫生问题[J].动物保健,2005(10):6-8.

不同程度的伤害。

我们不难看出,当前威胁人们生命健康安全的因素纷繁复杂,而我们也不能依靠传统的战争手段来应对这些错综复杂的灾难事件。在这种背景下,中国军队的使命任务随之有了全新的定位,即将遂行非战争军事行动任务归为重要的军事行动任务样式。对军队卫勤保障系统来讲,非战争军事行动中的卫勤保障工作也日益成为中国军队军事卫勤保障力量运用的重要方式。

第二节　非战争军事行动中军医的角色与处境

一、军医双重角色要求

所谓角色(role),是指与某一特定社会地位相关联的行为模式,体现了人的地位,反映了社会赋予个人的身份和责任①。在社会生活中,每个人都必然扮演着一定的社会角色,社会也对每一种角色有着相应的道德要求和道德期待。从另一个方面来讲,不同的角色扮演也直接影响到个体的价值判断和行为选择。一般来说,每个人都在社会中同时扮演着多重角色,单独的个体也都是角色丛的集合。一名军医可能同时扮演着军人、医生、社会公民和家庭成员等多重角色。从社会整体角度来看,其中最具区分性的还是职业角色。就这个层面而言,军医的职业角色无疑是十分特殊的,因为其独特的身份,天然地决定了军医同时承担着军人与医生的双重职业角色,并且这二者具有不可割裂的时空一致性。与此相应,社会也对军医有双重的道德角色期待。

（一）军人道德角色

作为肩负保家卫国神圣使命的特殊群体,军人的道德角色既有着一般职业道德的共性,又有着自身的特殊要求。中国军人的角色要求集中体现在中国人民解放军颁布的《军人誓词》中:"服从中国共产党的领导,全心全意为人民服务,服从命令,严守纪律,英勇顽强,不怕牺牲,苦练杀敌本领,时刻准备战斗,绝不叛离军队,誓死保卫祖国。"可以说,自建军以来中国军人就始终围绕着维护国家的主权和领土的完整,维护社会的和谐稳定,保护人民的生命财产安全等职责来履行军人角色义务。正是因为军人角色的伦理属性与其崇高的

---

① 曾钊新,吕耀怀等.伦理社会学[M].长沙:中南大学出版社,2002.

职业责任、职业义务及社会的整体利益密切相关，所以造就了军人道德角色的自身崇高性。与一般社会职业角色相比，它有着更为深刻的社会本质属性和更高的道德要求。无论历史的潮流如何奔腾，忠于党、忠于人民、忠于社会主义祖国永远是中国军队道德的最高准则。中国军队明确提出要大力培育当代革命军人"忠诚于党、热爱人民、报效国家、献身使命、崇尚荣誉"的核心价值观。这就要求军人须以国家和社会的整体利益为最高的行动指南，甘于牺牲、乐于奉献。军人道德角色也是维护国家利益、民族利益及他人利益的行为道德的充分显现，是集体主义道德关系最完美的表现形式①。

（二）医生道德角色

具有"人学"之称的医学，从来就与道德同源。这也就意味着医生的角色与道德有着天然的联系。总体来讲，医生的道德角色也就是医生所要遵循的职业道德，通常简称为"医德"。自医学诞生以来，医德就从医疗实践活动中产生，并且随着医疗实践活动的发展而不断丰富拓展。可以说，医德同医务人员的职业生活紧密相连，直接指导、规范着医务人员的医疗行为，并且还反映、调节着人们在医学领域中的相互关系，它主要依靠医务人员的内心信念、社会舆论以及医疗传统习俗来维系。

由于医学是以人的生命健康为工作对象，是直接关乎生死的职业，因而，它必须具有一些亘古不变的道德要求。可以说，仁爱、救人正是医生角色永恒的道德基石。以治病救人为目的的医学，不同于一般的职业，它生而就蕴含着医家济世救人的仁爱之心。古希腊医学家希波克拉底在《希波克拉底誓言》里提出"我愿尽余之能力与判断力所及，遵守为病家谋利益之信条"。12世纪的阿拉伯名医迈蒙尼提斯在祷文中希望"启我爱医术，复爱世间人"。中国唐代名医孙思邈在所著的《备急千金要方·大医精诚》中写道，"凡大医治病，必当安神定志，无欲无求，先发大慈恻隐之心，誓愿普救含灵之苦"②。可见古今中外医家典范都将"仁爱"视为医德最基本、最重要的职业道德品质，而不贪名利、不问富贵等优秀品德也是中外医德长久共通的品质。

与此同时，我们也看到不同时代背景下的医德内容不尽相同，因为医德不仅随着医疗实践的发展而变化，同时还受到当时社会的经济、文化、政治状况

---

① 李昆明.军事职业与军人职业道德[J].南京政治学院学报,2002(3):49-53.

② 杜金香,王晓燕.医学伦理学教程[M].北京:科学出版社,1998:209-219.

的影响,因而,医德还具有鲜明的时代性。希波克拉底、孙思邈等先贤所提出的医德要求也都是立足于当时的历史现实,对医学实践进行总结而提炼得出的。当前,中国的医生道德角色也随着社会、医学的发展而有了新的拓展。1996年,由裘法祖、钟南山等多位院士联名提倡的《临床医师公约》恰是对当代医生职业道德要求的提炼:全心全意为人民服务,为中国社会主义医疗卫生事业服务;医术上精益求精,团结协作,保证医疗质量,努力进取创新;维护严肃、严格、严密的医德医风,廉洁行医,抵制一切不正之风;倡导敬业尊师,积极扶植后学,努力提高临床服务技术;积极开展卫生科普工作,提高群众防治疾病知识和自我保健意识。可以说,这项公约正是在总结优良医德传统的基础上,结合中国国情的现实需要,对中国医务人员提出的职业道德要求。

（三）非战争军事行动中军医道德角色一致性

通过上述对军人道德角色以及医生道德角色的分析,我们不难看出二者具有相通之处,例如二者都要求军医具有一定的牺牲奉献精神,都要求为社会大众谋福祉等。这些共同点恰好为军医双重道德角色的良好融合奠定了基础。中国军医"救死扶伤,防病治病,实行革命的人道主义,全心全意为军民健康服务,为提高部队战斗力服务"的基本医德原则正是结合了军人与医生的双重道德角色要求的体现。

就非战争军事行动而言,军人与医生双重角色的道德要求是重合一致的。在很多情况下,两者的共同目标都是为了维护国家利益,保护人民生命财产安全。非战争军事行动的任务往往都是执行抢险救灾任务、保障重大会议召开、实行国际人道主义援助等,其目的都是保护任务对象的生命安全。在此境遇下,军医的双重角色身份高度融合,因而角色之间的冲突矛盾相对来说就少一些。

二、非战争军事行动中军医伦理处境

一个人的行为道德与他所处的现实场景密切相关。非战争军事行动往往伴有多种突发情况,其客观自然物质条件也较为恶劣。因而,军医在非战争军事行动中的伦理处境可谓十分复杂。主要体现在以下几个方面。

（一）救治环境复杂

非战争军事行动中的救治环境往往十分复杂。在自然灾害的救治环境中,原生灾害加之次生灾害、衍生灾害造成毁灭性的破坏作用,常常使得救灾军医面临交通瘫痪、卫生设施毁损、环境严重污染、无可利用的房屋等情况。甚至有的军医要在恶劣的自然环境条件下开展工作,有的则要在疫情威胁下进行。假若发生化学中毒灾害,军医还可能置身于有毒环境。救灾人员不仅风餐露宿,体能受到极大挑战,而且面临极大风险。因而,医疗救治机构要有较强的"自我保障"和"独立生存"能力,否则进入灾区后,救灾人员将成为新的灾民①。在突发公共卫生事件的救治环境中,有些突发性传染病来势凶猛,传染性高,隐蔽性强,可以在短时间内大范围扩散传播。同时,由于现代社会城市人口高度密集化以及高度流动性,疾病的传播难以得到有效控制。此外,目前很多人依旧保留很多落后的生活饮食习惯,并没有形成与目前现代社会相协调的生活观念与环保意识,这都给预防救治工作带来了很多的困难。国外医疗援助的救治环境也极为复杂,受援地区有些是由于受到自然灾害的侵袭,有些是由于国内发生政治动乱造成的人员大量伤亡,有些是因为放射性物质的泄漏导致的大面积污染。这些受援地区的灾害现场有多种风险并存的可能性,例如,现场环境遭到严重破坏、地形地貌发生改变、交通要道堵塞、空气污染严重、有毒物质弥漫等各种危险,而当地医疗机构的患者接纳能力又往往不足,这些都不利于救援工作的展开,给救援军医队伍带来极大的工作压力与困难。在重大会议的医疗安保过程中,军医则处于政治压力下,同时还面临着各种潜伏的非传统安全威胁因素以及突发事件。

(二)伤病情况多样

非战争军事行动任务内容本身的多样性直接决定了患者群体伤情的多样性。由于非战争军事行动任务涉及面极其广泛,它可能是应对突发公共卫生事件,可能是参与化学事故的处置,还可能是参与抗震、抗洪等各种难以预计的灾害事件。这些不同处境中的患者伤情也存在较大的差异,这就必然要求医疗资源的配置也随之进行相关的调整。例如,在地震中,多数的伤亡是由躯体损伤造成的,多为复合多发伤、挤压伤;火灾造成的人员伤亡则多数由浓烟吸入所致,因而患者的气管、支气管损伤危险最大;在爆炸事件中,大部分患者将受到颅脑伤、骨折、挤压伤、耳膜创伤以及烧伤的折磨;在食物中毒时,患者

---

① 周世伟.联合卫生勤务学[M].北京:军事医学科学出版社,2009:172.

则可能表现为呕吐、腹泻与继发性脱水等症状；水灾则多伴随着各种皮肤疾病以及肠道传染病。此外，受灾地区还存在着灾区人民营养不良、群体性心理创伤等诸多问题。因此，非战争军事行动任务中的伤病类别可谓是种类繁杂、不一而足。

（三）医疗资源稀缺

在非战争军事行动的医疗救治中，军医往往面临着医疗资源稀缺的现实问题。所谓医疗资源是指提供医疗服务所需要的各种投入要素，它包括了医疗机构、人力资源、物力资源、财力资源以及医疗管理资源等多个方面。而在非战争军事行动的救援过程中，以上各个要素保障的落实都是较为困难的。非战争军事行动中的医学救援大部分都属于突发情况的应对，这就给军医的医疗准备工作带来了极大的挑战。像地震等突发的破坏性自然灾害可以在短时间内造成大量人员伤亡，医疗救治工作准备时间短，难以迅速集齐相关的救援人员和医疗设施。同时，灾区当地的排水、供电、通信系统以及交通道路均遭到了破坏，直接影响救援人员与医疗物资的即时送达与运作，这些都加剧了灾区医疗资源的稀缺问题。在大型突发公共卫生事件中，也有医疗资源短缺的情况。目前发生的几次大规模传染病都是新发疾病，没有针对性强的医疗救治经验可以借鉴，相应的疫苗也尚待研发，短时间内难以控制疫情的传播，医疗任务十分艰巨。此外，受医疗资源结构配置所限，医疗网点尚未覆盖某些偏远地区，这也加剧了当地患者之间的医疗资源竞争的问题。

（四）医患沟通受限

医患沟通是医疗过程中十分重要的一个环节，医患之间的沟通效果直接影响到医疗效果。它具体是指"医疗卫生和保健工作中，医患双方围绕伤病、诊疗、健康及相关因素等主题，主要以医方为主导，通过各种有特征的全方位信息的多途径交流，科学地指引患者的诊疗，使医患双方形成共识并建立信任合作关系，从而达到维护健康和医学发展等目的"[①]。我们可以看到在医患沟通过程中，获取有特征的信息以及建立信任合作的关系是其中的关键因素。好的沟通行为被公认为一门艺术，而良好的医患沟通不仅是艺术性的美学要求，更是医务人员必备的伦理美学技术。影响医患沟通的因素涉及多个方面，

---

① 　王明旭.医患关系学［M］.北京：科学出版社，2008：137.

最为重要的是语言、眼神、表情、手势以及就医的环境。在一般临床医疗实践中，患者双方通常能达到基本的医患沟通，但是在非战争军事行动的各种具体境遇下，医患沟通却受到诸多因素的影响。主要包括以下几类。

1. 语言障碍

语言障碍是军医在国外进行人道主义医疗援助时碰到的一个较大的障碍。虽然外出援助的军医在出行前都进行了相关的语言特训，医疗队也会配备专业的翻译人员随行，但此时医患双方的沟通仍然不如用母语沟通那么顺畅，有时甚至会产生一定的歧义，这样是不利于建立信任合作的医患关系的。

2. 风俗差异

不同国家不同地区的风俗文化各不相同，甚至同一国家的不同地区之间也存有较大的习俗差异，这就给离开驻地实行医疗援助的军医带来了另一个医患沟通的难题。以中国为例，中国国土面积辽阔，人口众多，共有 56 个民族，可以说各民族文化差异显著，各具其风土人情、风俗习惯，当军医在各区域开展救援工作时就应尤为注意尊重各方习俗，这不仅是良好医患沟通建立的必要保障，也是沟通民族感情的必备条件。

3. 心理创伤

非战争军事行动医疗救助中的医患沟通与一般临床医疗实践中的医患沟通有着一个很大的差别，那就是前者的患方在就医过程中可能始终承受着平时就医时不存在的心理创伤与心理压力。在一般医疗过程中，患者通常都愿意主动告知医生自己的病情，积极配合治疗，这种情况下的医患沟通往往较为顺畅。但是非战争军事行动中的医患沟通则可能面临着诸多障碍。由于非战军事行动中的医疗救援地区往往都是经历了严重的灾害或者破坏性较大的突发事件，这些破坏性较大和持久的事件除了影响到人们正常的生活、生产秩序外，还可能会引起巨大的群体压力和痛苦。对个人而言，许多人直接表现出焦虑、悲哀、恐惧等心理伤害特征，有些甚至会出现创伤后应激障碍。据中科院心理研究所对 2008 年"5·12"汶川地震中某重灾镇灾后 6 个月的调查，该地区的创伤后应激障碍发病率高达 12%[①]。面对这样一群受到巨大心理创伤的患者，军医在进行医患沟通的过程中，可能遇到患者回避病情、过度警惕、表述

---

① 朱宗涵.灾害儿科学[M].北京:人民卫生出版社,2010:230.

紊乱等诸多消极就医的状况。这些必须引起军医的高度重视,对这些患者要进行特别的心理引导与安抚,这样才可能进行顺利有效的医患沟通,必要时可派专业的心理医生进行疏导。

（五）社会高度关注

较之普通的医学治疗和战场医疗救治而言,非战争军事行动中的医学救援会受到社会更为广泛而又密切的关注,并且其透明程度高,对外公开程度也非常高,上至医疗资源的配置落实情况,下至患者的病情细节都会成为社会大众关注的焦点。因此,军医要格外尊重患者隐私,不能将患者的病情做宣传。以汶川地震为例,在地震发生的第一时间内,人们就通过媒体的报道实时关注着灾民的状况。这场大规模的自然灾害牵涉到无数的家庭,散落在全国乃至全球各地的人们必然对身处灾区的亲友家属的生命健康安全感到万分担忧,因而,对于知晓灾后的医疗救援工作的进展状况极为迫切。而对于其他社会成员来说,这场灾难中的陌生受灾者也同样牵动着他们的心,因为在这样一种特殊情况下,曾经陌生的受灾者正以某种方式跟一般的社会大众发生了密切的关联。人性中善良的一面使得社会成员都希望能同舟共济、众志成城来克服这场天灾带来的苦难。这种情况下,告知公众医学救援的进展状况不仅是安抚民众焦虑情绪的必要之举,也是凝聚社会救援力量的重要方式,更是政府履行公众知晓公共事件权利的体现。另外,现代媒体的大量介入使得公众具体、详细地了解医疗救援的进展工作的愿望成为可能。这种高度的社会公开性与透明性在一定程度上对医务人员起到了群众监督的作用,但随之也带来一些相关的问题。例如,军医可能在这种媒体、社会的高度关注下产生诸多不必要的压力,进而影响医疗行为。同时,患者的隐私可能受到侵犯,从而给其造成心理负担。有时过度的社会关注与媒体报道还可能直接对患者的救治与康复效果产生恶劣的负面影响。例如,有些媒体为了抢先报道新闻或者追求震撼性的画面效果而干扰医务人员救援工作的开展,而这种严重耽误宝贵抢救时间的行为有时甚至会直接造成患者的死亡。有些媒体则不断让受灾群众回忆可怕的灾难场景,以获取新闻细节或者是煽动观众情绪,却丝毫不顾及灾民的心理感受,从而加剧了灾民的心理创伤。因此,为了保护患者的利益,实现高效的医疗救治,军医必须学会正确处理与新闻媒体工作人员之间的关系,使其既传达基本的救援实况又不干扰救援工作的开展。这种与媒体、与公众之间的人际关系的处理可以说是非战争军事行动特殊境遇中,军医必须面对的一种新型的医疗人际关系。

第三节　非战争军事行动中的医学伦理问题

中国军医从历年来参与的危机事件处理的经验积累中总结得出了以"生命至上"为宗旨,以"检伤分类"为方法,以"应急处理"为手段的一套危机处理方案。这套方案基本上保障了医学救援实践的迅速有效地开展,并保护了大多数伤员的利益。可以说这套方案从技术性的角度指导了救治工作的进行,但是在许多伦理问题上依旧无法给出完美的答卷。总的来说,主要存有以下几个伦理难题。

一、个体生命质量与群体生命数量的矛盾

非战争军事行动中军医所面临的最为棘手的伦理问题莫过于个体生命质量与群体生命数量的矛盾问题。这其实就是医疗公平问题在非战争军事行动医疗活动中的集中反映。在非战争军事行动的各项医疗救援处境中,医疗资源的供需矛盾有时极为突出,其中以自然灾害事件和公共卫生事件等大型突发事件为典型代表。这些突发事件中的伤病员大多呈现数量多、病情重、病情急等特点,而医疗资源则呈现医护人员少、药品设备缺等特点。在这种医疗需求与医疗资源供给的矛盾极端突出的情况下,中国军队的医务人员难以平衡个体生命质量的提高与群体生命数量的保障。概括来说,也就是如何落实医疗资源公平分配的问题。这主要涉及两个方面,一是个体获得医疗资源的先后问题,二是个体获取医疗资源的程度问题。这两个问题的处置不仅直接影响到患者个体的切身利益,还影响到整个医疗救援目标群的整体利益。我们不难看出,在非战争军事行动的特殊处境下,一方医疗利益的落实需要以另一方医疗利益的一定减损为代价,也就是个体生命质量与群体生命数量存在的天然矛盾。因而,如何协调二者之间的关系,以保障医疗资源的公平分配对非战争军事行动中的军医而言无疑是首要的难题。

作为医学伦理学四大基本原则之一的公正原则毋庸置疑地受到中西方文化的一致推崇,但是要具体落实好这条原则并非易事,非战争军事行动的特殊伦理处境更是对公正原则提出了诸多的挑战。就内涵而言,公正原则所涉及的医疗公平指的是根据生命权的要求,按合理的或大家都能接受的

道德原则,给予每个人所应得的医疗服务①。可见,医疗公平体现在具体情境中医疗资源的合理分配,而不是孤立地将"公平"绝对化为数量上的等额分配。与此同时,非战争军事行动的特殊境遇也使得医疗公平衡量标准不同于常规境遇下的标准,日常的医疗资源分配方式②,也不再适用于非战争军事行动中的医疗活动。

在非战争军事行动中,尖锐的供需矛盾随之带来了患际关系的激烈竞争。无论是在国内还是国外的救援行动中,军医时常面临成批伤员同时送达或是众多患者竞相簇拥的场面。面对这些为数众多的伤员,中国军医结合了灾害处境的特点,总结得出不分国籍、民族、性别、年龄、社会地位、经济状况的差异而首先按照先救命后治伤、先重后轻、先急后缓的原则对伤病员进行检伤分类,再针对现实需要实行即刻救治或者转移后送。这种以伤员病情为划分标准的检伤分类法不仅保障了每位患者都享有医疗救治的机会,而且加大了医疗救治的效果,提高了救治效率。可以说,这是一种合情合理,能为大众道德所接受的,并符合医疗公平伦理要求的医疗资源分配方式。它也在一定程度上缓解了个体生命质量与群体生命数量的矛盾问题。因为按照检伤分类的方法,基本保障了严重伤病人员的底线生命权益,也初步解决了医疗资源分配的先后问题。

但是我们也不得不承认,在非战争军事行动中个体生命质量与群体生命数量的矛盾并不能得到最终的调和,因为个体生命质量的完好保障必须以消耗大量的医疗资源为前提,而这就必然影响到群体生命数量的抢救。换言之,如何把握好个体医疗资源的获取程度是对军医技术判断与伦理判断的双重考量。对此,军医应在保障患者个体基本生命权的基础上,最大限度地维护绝大多数人的利益,也就是个体的生命质量必须为群体的生命数量做一定让步,因为在非战争军事行动这种具有社会意义的群体事件中,医疗救援无疑具有强烈的公共道德特性。从生命价值的角度来讲,群体生命数量的价值总和也必然高于个体生命价值。当然,这种公共道德也具有一定的伦理容许范围,它绝不包括要求个人的极大牺牲与极端的利他主义③,即维护个体的生命权必然是

---

① 孙慕义.医学伦理学[M].北京:高等教育出版社,2004:41.
② 日常医疗实践中,医疗资源的分配方式是多种公平标准的结合,一般来说有基本生命权的底线保障、个体对社会的贡献以及个体对医疗资源的购买等方式来分配医疗资源。
③ 王晓敏.QALYS 的伦理评析[D].长沙:湖南师范大学,2009.

军医处置医疗资源分配问题的道德底线。

二、应急处理与知情同意的冲突

知情同意(informed consent)也是现代医学伦理学四大应用原则之一。知情同意也称知情许诺或知情承诺,临床上指医生对患者做出诊断或推荐治疗方案时,须向患者提供真实、详细、充分的信息使其了解自己的病情,并获知诊疗方案的作用、风险以及可能产生的意外等情况,最终由患者或家属做出是否接受该诊疗方案的决定①。知情同意体现了医生对于患者知晓自身病情的尊重,并维护了患者自行判定诊疗方案的自主权益。它实际上是医学伦理四项基本原则的尊重、自主原则在临床应用中的具体体现。

但是在非战争军事行动诸多救治处境中,知情同意很难得到落实。有的是"知情"与"同意"的客观条件的缺失,有的是"知情"告知认识的主观偏差,还有的是对知情同意权的忽视。

(一)知情同意的客观条件缺失

在抗震救灾现场,第一,对于患者本人而言,一般都遭受了巨大的创伤,无论是身体上还是心理上都承受着难以想象的痛苦。有些患者可能出现昏迷、失语等状态,不具备信息接收与理解能力,也不具备信息传达的能力。大部分患者可能因为瞬间遭到巨大身体损伤、目睹家破人亡等惨烈状况而导致心理障碍的出现,严重者甚至出现 PTSD 等症状。他们有的可能出现意识模糊或者极度恐惧等状况,有的可能抱有极端的厌世情绪,甚至存有自杀的倾向,这些都不利于患者做出正常的医疗判定。第二,从患者家属来看,对于那些一定程度上缺乏或者丧失行为能力的患者来说,按常规的伦理程序应该由其家属代理行使知情同意权。但是在地震中,其家属可能同样正遭受着疾病的折磨,有的甚至已不幸死亡,还有的可能杳无音信,这样也造成了知情同意的难以落实。第三,从医生的角度而言,地震现场的医疗救治环境往往极其恶劣,相关医疗设备的欠缺,超负荷的工作压力都给医生的诊疗判断工作带来了额外的干扰,进而不利于向患者提供准确、充分的医疗信息。第四,从宝贵的医疗时间而言,地震往往造成人员的严重外伤,主要包括严重的挤压伤、颅脑外伤、胸腹损伤、肢体伤等。并且这些损伤常为大面积开放性损伤,加之环境污染严重

---

① 孙慕义.医学伦理学[M].北京:高等教育出版社,2004:44.

等,极易产生并发性感染,需要即刻进行相应的诊疗手术。在地震伤的处理中,据相关数据显示,震后 20 分钟获救的救治存活率达 98％以上,震后一小时获救的存活率下降到 63％[①]。所以,一般将伤后的 1 小时称为"黄金时间",这段时间内伤员是否获救直接决定着伤员的存亡。因此,在诸多伤员等待救治的情况下,在时间就是生命的情况下,常规的知情同意根本无法执行。据原成都军区总医院统计,"5·12"汶川大地震当天实施的 51 台次急诊手术中,无一台手术能按照正常知情同意程序展开。此外,在一些海外救援中,还可能遇到语言障碍的问题,不能进行实时的沟通交流,这样也就难以顺利进行知情沟通。

(二)"知情"告知的主观认识偏差

非战争军事行动的诸多医疗应急事件由于社会关联性强、广为大众关注等原因,"知情"的内涵、告知对象的范围等都有了新的拓展。而负责主治的医生或者主要负责人的认识水平并没有即时跟进,或是因为事件的高度敏感性而刻意对告知的内容及对象进行了回避。这些都不符合公共卫生的医学伦理要求。以 2003 年抗击"非典"为例,在已经确认"非典"具有强传染性且疫情蔓延迅速的事实情况下,中国前卫生部部长却对外宣称"中国部分地区已有效地控制了'非典'疫情",并且表示北京只有少数"非典"发病案例。这一言论无疑误导了全国人民对"非典"疫情的认知与防范工作,也极大地影响了全国医务人员对待"非典"态度。这种掩盖疫情事实的做法不仅麻痹了全国人民对"非典"的警惕态度,也进一步加速了"非典"在全国传染,同时还给中国政府的公信力以及国际形象带来了恶劣的影响。像这类重大的传染病中,知情同意原则中的"知情"对象已由"非典"感染者扩展到社会大众,因为公众恰是疾病的潜在受染对象,他们有权获知与自己健康息息相关的疫情进展状况[②]。并且公众的知情内容也不应局限于知晓当前的病情状况,同时还应被告知病情的发展趋势以及现有的医学保障工作的进展。此时"知情"的意义也已从保障患者权益的个体性要求扩展到了维护社会公众健康的群体性需求。而公众知情权的获得显然能提高人们对疾病的防范能力,直接起到一定的疫情防控作用。此外,它对于稳定社会人心、修复政府和国家的形象起到了决定性的作用,继

---

① 陈锐,霍文静,曹咏梅.地震医学概论[M].北京:军事医学科学出版社,2010:56.
② 杜治政.SARS 防治中的伦理学断想[J].中国医学伦理学,2003(5):1-3.

而保障了医疗救治工作的有序开展。

"非典"事件再次警示了重大疫情中公众知情权的重要性。军医更应引以为戒,在日后的重大烈性传染病事件中,注意做好公众知情权的落实,切实履行好维护民众健康及社会稳定的重要职责。

（三）对知情同意权的忽视

非战争军事行动的特殊境遇还有可能导致知情权的忽视。依旧以突发公共卫生事件应对的典型事例——抗击"非典"为例。据相关规定,出于保护他人与社会的利益,医生有权对感染患者进行隔离诊治。也就是在传染病治疗中,患者的同意权是受到一定限制的。但是医生应该保持对患者知情同意权的尊重,尤其要注意遵循不良效果预示原则。"非典"作为新发传染病,之前并没有相关的医疗经验,也没有专门的特效药物。随着研究的深入,人们逐渐摸索出一套治疗方案。但是这套方案在早期还处于临床探索阶段,必然存有一定的风险,极有可能出现后续的不良反应。出于患者利益的保护,医生有责任对其进行知情告知,使患者获悉可能的风险与后果。但是在"非典"的实际治疗中,很多患者的知情权却没有得到保障。有的医生可能出于当时情况的慌乱而没有对其告知足够的信息,有的可能出于担忧告知患者可能的后果会引起患者的恐慌,造成其逃避或拒绝就医的现象,还有的可能出于顾虑潜在不良诊疗效果的信息得到公众的传播将进一步引发社会的慌乱,影响疫情控制的大局。但是,无论怎样,患者的知情权理应得到保护,医生应以合理、恰当的方式对患者进行知情告知,这不仅是对患者自主权的尊重,还能避免群体恐慌心理的出现。

更为重要的是,知情告知在一定程度上还起到医疗监督的作用,有助于医疗风险的降低。据媒体报道,北京地区仍有一批相当数量的"非典"后遗症患者,他们中的大多数人是由于在"非典"治疗过程中受到过量激素的副作用影响而产生了某些器官的恶性病变。其中,就有不少后遗症患者是由于事先没有获得不良效果预示而过量用药所致。对于这类病例,假若当时医务人员认真落实了患者的知情同意权,那么很多类似的悲剧或许可以就此避免。

由此可见,在"知情"或"同意"的客观条件缺失的情况下,实施应急处理的医疗实践行为是现实所需,也在一定程度上为伦理道德所接受。但是,作为患者最基本的权利之一的知情同意权依旧是每位军医应该牢记于心的伦理准则。军医应尽可能地随着主客观条件的变化而做出相应的知情告知调整,而非忽视或者剥夺患者的这一权利。

三、尊重习俗与医疗最优的对抗

医疗最优化原则是行善原则、不伤害原则在临床工作中的具体应用,是医学实践中的一项重要伦理规则。它是指在临床实践中,诊疗方案的选择和实施追求以最小的代价获取最大效果的决策,也叫最佳方案原则。其道德本质就是要促进医务工作者在临床诊疗中,追求医疗技术判断与医学伦理判断的高度统一、协调一致。[1]医学在其发展过程中,日渐认识到医学的研究对象不仅限于生物学意义上的疾病本身,还应扩展到社会学意义上的人的本身。人作为社会存在物,其生活的物质经济环境以及精神文化环境都构成了影响个体健康的动态平衡系统。WHO(1990年)将健康定义为在躯体健康、心理健康、社会适应良好和道德健康四个方面皆健全。社会文化环境无疑对个体的心理状态、道德认知以及社会适应等方面发挥重要的作用。由此不难判断,社会文化在个体健康中占有重要地位——它不仅影响人们的生活、饮食方式,进而影响人们的身体健康状态,还深刻地影响人们对于医学的认知以及就医方式的选择。而不同国家、不同地区的社会文化往往差异巨大,进而造就各地不同的风俗习惯。军医在国外或者中国少数民族地区进行医疗救援时,必须考虑到当地的风俗习惯对医疗实践的影响。这些风俗习惯有可能直接与现代医学的科学观点相悖,但是对当地人民而言,这些习俗是不容侵犯的。因此,医疗的技术判断与医学伦理判断在此难以达成一致,从而军医往往陷入两难的伦理困境。

例如,中国国际医疗救援队(China International Search And Rescue Team, CISAR)2005年赴巴基斯坦参加地震救援时,基本以男性医护人员为主。但是到达目标救援地后,却发现由于巴基斯坦国民受伊斯兰教教义的影响,禁止男女在公众场合有接触交流,因而该国的女性患者都纷纷拒绝男医生进行诊治,哪怕是简单的检查交流也无法展开。这就直接严重影响了医疗救援工作的展开。后来,中国军队的医务人员及时总结经验教训,针对文化习俗做出了相应的方案调整。2010年7月,当CISAR再次踏入巴基斯坦进行抗洪救灾人

---

① 孙慕义.医学伦理学[M].北京:高等教育出版社,2004:46.

道援助时,随队医务人员中女性比例大幅上升。网络媒体发表的《我国首位女性国际救援首席医疗官讲述海外救灾》中提到,在本次救援先后派出的两支医疗队中,女队员人数达到 36 人,接近 70 余人的医疗队总人数的一半。此外,中国医疗队还细心地将男女患者做了区分,并且为女性患者特设了女性医疗帐篷,受到了当地人民好评。

正是由于中国军队的医疗人员重视受援地区的风俗差异,并且采取了针对性的措施,才使得中国军队在后来的巴基斯坦水灾的医疗救援工作中取得了良好的成效,同时为中国赢取了良好的国际形象。但是在很多情况下,军医并非都能顺利协调由宗教、信仰、习俗等差异带来的问题,从而陷入棘手的伦理困境。一些古老的部落群体拒绝接受现代的医疗方式,而只接受巫医的诊疗。还有一些宗教信仰者,例如,他们出于教义的禁戒,既不会参加献血,也不能接受异体全血输血。[①]诸如此类,出于习俗或者文化的差异而拒绝科学的医疗救治或者拒绝常规的诊疗手段都会造成医疗最优化原则的难以落实,同时给救援人员带来了诸多的伦理困惑,而这些困惑又都难以在短时间内得到调和或解决。

第四节 非战争军事行动中的医学伦理原则与规范

黑格尔在《哲学史演讲录》中指出:"我们要知道并遇见它们的必然联系,在这种联系里,个别的事实取得它们对于一个目的或目标的特殊地位和关系,并因而获得它们的意义。因为历史里面有意义的成分,就是对'普遍'的关系和联系,看见了这个'普遍',也就是认识了它的意义。"[②]不可否认,非战争军事行动中军医所面临的伦理问题纷繁而复杂,并且由于非战争军事行动不同的行动任务、不同的伦理处境,军医所依照的价值判断标准也不尽相同,有时甚至需要做出截然相反的伦理价值取舍。但是,我们可以看到在这些带有价值冲突的伦理抉择背后依旧存有共性的东西,即对人类的爱的意志与对人道主义的尊崇。而这些崇高精神也生发出了非战争军事行动中军医所需要共同遵循的伦理原则与伦理规范。

---

① 孟梁.新的军事医学环境下的特殊伦理问题[D].西安:第四军医大学,2009.

② 宋希仁.西方伦理思想史[M].北京:中国人民大学出版社,2003:1.

一、非战争军事行动中军医伦理原则

医学发展到现在,已经逐步形成了不少的伦理原则体系。具有代表性的有贝尔蒙报告三原则说(尊重个人、行善与正义);恩格尔哈特二原则说(允许与行善);比彻姆和丘卓斯的四原则说(自主、不伤害、行善、公正)。这些伦理原则体系为医学提供了基础性的伦理指导,极大地促进了医学的发展,也得到了国际医学伦理学界的广泛认可。但是因为各个原则体系自身存有的不可避免的价值冲突,所以我们并不能将它们直接套用于任意的医学实践活动中,而应根据现实的伦理处境并结合传统的伦理文化来做出相应的价值取舍与升华,由此才可能得出适合的伦理原则。在非战争军事行动的伦理处境中,以下伦理原则值得借鉴。

（一）社会主义人道主义原则

非战争军事行动中军医首要遵循的伦理原则应该是社会主义人道主义原则。非战争军事行动中军医参与的最主要的医疗救治活动往往是重大自然灾害或者人为灾害造成的恶性事件,或者是突发的大规模公共卫生事件。它们都可能在短时间内造成人员的大量伤亡,并且给社会的和谐稳定带来巨大的冲击与长久的伤害。灾情危急决定了时间就是生命,要求立即给予救援。而军医作为国家重要保障力量的组成部分,以保障人民的生命健康安全为使命,必然要求在第一时间赶赴灾害现场。这不仅是军人的职责所在,也是中国军队的军医社会主义人道主义优良传统的要求。社会主义人道主义原则要求高度重视人的生命价值,始终将人民的生命安全放在首位。这就决定了中国军队的军医必须在灾害发生时做出快速反应,以最短的时间大规模持续性地赶赴灾害救援现场。这与美国 2005 年遭遇罕见飓风袭击,美军却以军队的职责是作战为由而拒绝出兵救援,导致救援不力,造成新奥尔良市沦为"人间地狱"的做法形成鲜明对比。

社会主义人道主义原则是跨国家、跨地区、跨种族、跨性别的,是无歧视性的人类良知的体现。这就要求中国军队的军医同样以仁爱的精神参与国际医疗援助。中国对外实行人道医疗援助历史悠久。早在 1963 年,中国政府就应阿尔及利亚政府的要求,向其派出了第一支对外人道援助医疗队[1]。迄今为

---

① 刘振国,郑玉荣.对外援外医疗队的几点思考[J].医学研究通讯,1997(10):48.

止,中国对外人道援助已有 60 年的历史。值得注意的一点是,目前国际人道援助日趋普遍化与正规化,各国对于人道援助的接受程序也制定了相关的法律政策。中国军队的军医在对外实行人道医疗援助时,必须注意严格遵守受援国相关的法律法规,务必在获得受援国认可的情况下,在其授权范围内进行人道主义医疗援助。同时要注意尊重受援国的社会发展状况与文化差异,避免出现政治、文化纠纷,杜绝某些别有用心的国家或地区将中国军队的人道主义救援冠以"人道主义干涉"的机会。

(二)最大生命效益原则

非战争军事行动中的最大生命效益原则是公正原则的集中体现,也就是要求从社会的整体利益出发,最大限度地减少人员伤亡,为大多数人带来尽可能多的健康利益,以便尽快恢复社会生活生产秩序,使人民的生活重新走上正轨。由于非战争军事行动中军医往往同时面临大量危重伤员与医疗资源短缺的境况,军医不能以常规的诊疗方式来对待每一位伤员。在大量群体伤亡发生时,伤员的救护工作一般按照以下应急流程展开:检伤分类(Triage)、治疗(Treatment)、转运(Transport),统称 3T 原则[1]。3T 原则是应对大规模突发群体急救事件中最常运用的应急方案,其效能已得到国际医学界的广泛认可。从伦理学的角度来看,3T 原则也基本保障了最大生命效益原则的落实。

检伤分类是现场救治中用来排列伤员救治先后顺序的一种措施,也是 3T 原则中保障最大生命效益原则落实的至关重要的环节。因为在大量伤员同时需要救治的灾害现场,只有确定哪些伤员应优先获得治疗才能最大限度地提高伤员存活率。在汶川地震救援中,卫生部办公厅根据灾区现场医疗救治工作的需要,颁布的《汶川地震现场检伤方法和分类标准》中明确将批量伤员根据伤情依次划分为红色(危重症)、黄色(重症)、绿色(轻症)、黑色(死亡或无法救助)四色伤票,避免了大量伤员同时送诊而无从下手的混乱局面,从根本上保障了救援工作有序高效的展开。并且,这也在程序上最大可能地保证了医疗资源的公正配置,即不论性别、年龄、职业或者其他任何因素,仅以先重后轻、先急后缓的伤势分类标准对有存活希望的伤员展开即刻的分类救治。而

---

[1] 朱宗涵.灾害儿科学[M].北京:人民卫生出版社,2010:71.

对于黑色伤票者则提供支持性治疗,给予镇痛和妥善的医学遗体处理。这样不仅符合给予死者最后生命尊严的医学人道主义原则,而且还降低了灾区人民受到因遗体引发疫病的威胁。可以说,检伤分类基本上解决了患者治疗优先权的分配问题。

治疗是指医学救治的具体实施,治疗过程中同样要谨遵最大生命效益原则。这就要求在现有的技术手段下,最大限度地利用一切相关资源对患者进行医疗救治。实际操作中具体体现为军医在全力抢救伤病员时,要优先处理危及生命的损伤,对其他疾病则暂缓处置,以腾出时间和资源继续抢治其他伤员。①这种治疗方式的选择初步解决了个体医疗资源获取程度的问题。此外,军医在必要的时候可以适当缩小患者的自主权,执行医生的干预权。例如,抗击"非典"时,强制对"非典"患者实行隔离治疗,以确保患者以及社会公众的生命健康安全;抗震救灾时,对不具备知情同意条件的患者实施应急医疗处理手段,以最大限度地抢救生命。

另外,转运也是不可或缺的环节。非战争军事行动的医疗需求与医疗资源的结构特性使得院前、院内的转运十分常见,军医通常需联合多个部门才能携手完成患者的治疗。在组织转运过程中,军医必须确保用合适的手段将患者安全、迅速、有效地转运到已做好准备的医疗单位。任何缺乏管理的疏散、欠缺准备的医疗单位及不恰当的转运方式都将危及伤员的生命。因此,做好转运工作也是确保最大生命效益原则实现的重要内容。

(三) 生物—心理—社会的整体观原则

现代"生物—心理—社会"医学模式认为,人体是由生物、心理、社会三个因素共同构成的统一整体,这三个因素相互作用,共同影响着人体的健康状况。而非战争军事行动中的灾害事件往往不仅造成个体生理上的伤害,而且还会对个体的心理及其赖以生存的社会环境造成巨大的冲击。因此,军医在实行救治过程中,需要以整体观原则来对待患者,这就要求军医既要关注患者的身体创伤,还要关注其心理状况及其所处的社会环境。

心理健康的干预人群包括身体创伤者与身体健康者。对于身体创伤者而言,人们一般难以接受自己身体遭遇的突发变故,从而受到心理打击,同

---

① 王宏,王海威,陈永鹏,等.突发公共卫生事件时检伤分类原则的伦理学研究[J].中国医学伦理学,2010(1):57-58.

时他们还受到其他因素的影响,因而普遍身心受创。例如,在地震、洪水等自然灾害中,人们不仅在身体上遭到疾病的折磨,而且还忍受着家园被毁、亲人失散等痛苦,有些甚至目睹亲友、同事的死亡。这些无不对灾民的心理造成极大的打击,进而使灾民处于恐惧、焦虑、压抑、自责甚至精神崩溃等状态。此时,军医必须注重做好心理疏导工作,使其重新获得生存勇气,恢复生活信心。对于没有遭受身体变故的人群而言,由于突发事件的巨大社会关联性,他们也可能遭受到巨大的心理伤害。例如,在大型公共卫生事件中,那些没有得病的人群也可能整日担忧疫病的降临,处于惶惶不可终日的恐慌状态之中。这些情绪又极有可能受到谣言等负面信息的加强,最终造成群体恐慌。

社会适应的完好要求军医在进行救治过程中,必须注意尊重当地的风俗、信仰。作为社会存在的个体,无论处于何种状态,其健康的实现都要求与其所处的社会环境保持和谐的适应状态。一旦个体与其所处的社会环境出现失衡时,其健康水平很容易受到影响。同样,军医对少数民族实施医疗救援或者参与海外人道救援时,必须考虑当地的风俗人情。当该地的民俗信仰与科学的诊疗手段发生冲突时,应尽量采用灵活的折中手段实施救治,而非一味地采用医生主张的诊疗方案。因为违背当地风俗信仰的诊疗方式不仅可能会引起患方的反感,不利于互信合作医患关系的建立,而且还可能给患者带来新的健康威胁,从而无法达到预期的治疗效果。此外,军医还应在了解当地风俗禁忌的基础上,尽可能地熟悉当地的文化传统,以便发掘当地积极的传统观念与风俗文化,帮助灾民重建心理保护,使其尽可能在熟悉的社会人文环境下获得医疗救助。[①]

二、非战争军事行动中军医伦理规范

伦理原则是对医疗实践伦理精神的基本指导,伦理规范则是伦理原则落实的具体保障。非战争军事行动中军医伦理规范的制定必须以伦理原则为基本方针,结合历史经验与现实情况,形成具有自身特点的规范准则,以确保伦理原则的最大实现。

---

① 朱宗涵.灾害儿科学[M].北京:人民卫生出版社,2010:228.

（一）履行军医宗旨，全力抢救伤员

这条伦理规范是非战争军事行动中军医所应遵循的各条伦理规范中最具总纲性指导意义的一条规范。它涵盖了中国军队的宗旨要求，也为其他伦理规范的制定指明了方向。履行军医宗旨，全力抢救伤员就是要求军医在执行非战争军事行动任务时，贯彻落实"救死扶伤，防病治病，实行社会主义人道主义，全心全意为军民健康服务"的基本医德原则，始终坚持把人民生命健康利益放在首位，想方设法尽最大努力克服一切困难，全身心地投入抢救伤员的工作中。这不仅是中国军队人民军医的性质所向，也是姓军爱民优良品质的必然要求，更是圆满完成非战争军事行动任务的客观需要。

中国军队必须坚持党的绝对领导，坚持全心全意为人民服务的宗旨，坚持为社会主义国家做贡献的原则。中国军队的医疗队伍是中国共产党领导下的人民军队的重要组成部分，来自人民，服务人民，是人民的子弟兵。这不仅说明了中国军队军医的政治立场问题，更是表明了中国军队军医的根本道德态度，即始终将热爱人民、服务人民作为军医医德的立足点，始终将人民的利益放在首位。因此，当灾害或大规模群体性事件威胁到广大人民群众的生命健康安全时，中国军队军医必然义不容辞地肩负起为人民生命健康保驾护航的重任。

同时，非战争军事行动的客观处境也要求军医在承担医疗救援工作时必须秉承履行军医宗旨，全力抢救伤员的伦理规范。因为非战争军事行动医疗任务的繁重、现场环境的混乱等诸多不利的客观条件无不对医务人员提出了苛刻的组织性、纪律性、抗压性以及吃苦奉献精神的要求，而这正是军医责任的内蕴品质。中国军队军医必须自觉接受党的绝对领导，在思想上、行动上保持与党中央的高度一致。当党赋予军医参与非战争军事行动的医疗救治工作的神圣使命时，中国军队医务人员应立即接受指令，毫不含糊地投入救护工作中去。同时，在整个救援过程中，军医也应始终听从指挥，保持高度的组织纪律性，确保救援工作有条不紊、迅速高效地展开。此外，军医宗旨的践行还体现在中国军队医务人员在面对救援地区危险恶劣的医疗环境、面对艰巨严酷的伤病情况时，所发扬的吃苦耐劳、顽强拼搏、牺牲小我而成全大我的社会主义人道主义精神上。由于非战争军事行动中的救援任务往往是灾害尚未平息或者疫情肆虐的情况下开展的，参与救援的医务人员自身的健康和安全难以得到保障。①而正是现实的严酷性与任务的艰巨性进一步要求中国军队医务人员在历次重大医疗救援行动中承担起最危险、最繁重的医疗救援任务。这种在生死安危的考验下,依旧能抛开个人利益,全力抢救伤病员的精神恰是中国军医的宗旨所在,也是军医人民子弟兵的本色显现。

（二）区别救治对象,关怀脆弱人群

医学是一门十分复杂的学科,不同疾病、不同人群有着不同的临床表现,有时同一疾病在不同个体身上也表现各异。因而医学要求在实施医疗实践的过程中应重视每个患者的个体差异,对个体情况不同的患者给予区别的对待。经过长期的医疗实践,人们逐渐认识到妇女、儿童等群体因其特殊的生理、心理结构从而相应地对医学具有某些特定的要求,普通的诊疗方式并不能满足这些特殊群体的医学需求,需要对这些群体进行更为专业的区分与更加细致的关怀。

但是在非战争军事行动中,由于伤员众多、病情危重、条件恶劣、医疗资源短缺等诸多不利因素,人们很容易忽视或者难以顾及患者之间的个体差异。然而,我们不可否认的是,在非战争军事行动的救援对象中,妇女、儿童、老人等群体正是最易受到伤害的脆弱人群。有资料表明②,地震等突发灾害造成的直接死亡人员通常没有明显的年龄特征,基本上反映了整体人口的年龄分布。但是随着时间的推移,在之后的死亡人员中儿童和老年人这两个年龄段的死亡人数远远超出了通常的死亡比例。以儿童为例,在灾害来临时,儿童尤其是婴幼儿是最易受到灾害冲击的群体,同时他们也是最不能表达需求的群体。无论是人为灾害还是自然灾害,儿童占受害者的比例高达50%,而其中受灾人群的发病率和死亡率又以5岁以下的儿童为甚。而对于老人来说,则多数存有躯体活动能力受限、感觉程度衰退、行为反应迟钝、慢性疾病缠身等因素的影响而使其难以应对灾害的打击。③灾害对于妇女的影响也是深刻且广泛的,因为妇女承担着生育和抚养孩子的重任,其生理和心理的需求与生态环境有着更多的关联。在灾害中,妇女受到的威胁因素与潜在风险也十分严峻,尤其是对于孕妇与哺乳期的妇女而言,灾害很容易使这类天然的脆弱群体遭受更多的伤害。

---

① 陆增祺.军队医德学[M].北京:人民军医出版社,1996:179.
② 朱宗涵.灾害儿科学[M].北京:人民卫生出版社,2010:11.
③ FEMA. Working with special populations[J]. Good Ideas Book, 1995:34-36.

针对上述情况，军医在面对非战争军事行动中的大量伤病员时，必须持有区分救治对象的理念，要特别注重关怀这些脆弱群体。因为脆弱人群特殊的身心条件的差异必然使得一些通用的诊断标准不再适用，具体的治疗方案也应相应调整。换言之，军医在实际的救援过程中，应本着高度负责的态度，首先将脆弱人群做出区分，然后再根据具体情况，实事求是地做出具有针对性的诊疗方案。例如，在检伤分类过程中，应考虑到儿童与成人的生理差异而采用小儿生理参数来进行分类判断，避免出现过度检伤分类或者检伤分类失误。在与儿童、老人等脆弱人群交流时，要格外地耐心细致，注重安抚他们的恐惧心理，尽量减轻灾害对其造成的心理伤害。在诊疗过程中，也要注意考虑脆弱群体的生理特点，避免使用不适合该群体身体状况的药物。总之，军医应对灾害中的脆弱人群持有一份特殊的关爱，在尽最大努力用最合适的方式减轻其身体病痛的同时安抚其心理伤痛。这样不仅符合医学科学的规律，可以最大限度地提高脆弱人群的救治效果，同时也符合医学伦理道德，发扬了非战争军事行动救援任务中军医对于脆弱群体关爱的人道主义精神。

（三）加强协同合作，勇于承担风险

随着医学科学的发展和人们医疗需求的提高，以往不分科的传统诊疗模式已不再适应现代医学的需要，取而代之的是精细的医学分类给予的更为专业、更有针对性的诊疗方式。从某种程度上来说，现代医学的发展已经进入了全面细分的专业化阶段。这种专业细分的形式不仅要求个体的医生具有专业医学领域中的娴熟技能与丰富知识，同时还要求现代医生具有与其他医学领域的医生相互协作、总体整合的精神与能力。对于非战争军事行动中的军医来说，这种协同合作的精神与能力更是显得至关重要。事实上，正是基于非战争军事行动的特殊处境和任务要求以及非战争军事行动中救治对象的现实伤病情况，加强协同合作的内涵已经有了新的延伸，并具有了现实需求下的伦理规范含义。

首先，因为非战争军事行动的处理对象往往兼具事态错综复杂、局势紧迫严酷、任务繁重多样等特点，救援工作需要跨领域、跨部门、跨地区的多方力量共同参与。可以说，这种多元化、多种类的综合力量参与方式贯穿于整个非战争军事行动之中。同样，非战争军事行动中的医疗救援工作也无法仅仅依靠军医来完成，非战争军事行动中恶劣的医疗环境、短缺的医疗资源等因素都使得军医无法像平时那样展开正常诊疗工作。非战争军事行动的现实处境决定了军医必须联合其他行业的救援力量,诸如消防人员、武警战士、媒体记者等社会各界人士,共同协作、密切配合,才有可能正常展开医疗救援行动或达到救援效果的最优化。其次,就患者的伤情来讲,由于非战争军事行动中的医疗救治对象的伤病情况一般都由大规模突发性的自然灾害或者人为灾害引起,其身体遭受的创伤可能较为严重,许多灾民的伤情大多为复杂的复合伤,有时还伴有多种并发症以及传染性疾病等,这也使得仅依靠单个军医的知识技能可能无法完成救援工作,而是需要协同其他科室、其他专业领域的军医共同参与诊治。同时,非战争军事行动中的医疗救治还往往要求分级救治、转移后送等特殊医疗形式,这与普通医疗实践中通常由一个医疗机构全程完成救治的方式有着很大的区别,它直接决定了非战争军事行动情况下的医疗活动具有院前、院内、院外等多家医疗机构合作的特点。由此可见,协同合作对于非战争军事行动中的军医而言,不仅意味着加强同事之间、同行之间的协作,还意味着军医要联合跨行业、跨部门、跨组织的其他各类军种和社会力量共同完成医疗救援任务。

当然,在非战争军事行动如此重大、繁复的救援任务面前,加强协同合作首先,必须以严密、合理的统筹布局为前提,这样才可能使救援工作有序高效地展开,达到事半功倍的效果。这就要求军医应运用自己的医学专业知识,结合统筹管理经验对非战争军事行动处境下的医疗救援工作做出科学、合理的分工布置。其次,参与非战争军事行动救援任务的军医往往是短时间内从全国各地集结到目标救援地的,彼此之间都比较陌生,没有磨合时间可供相互熟悉。在这种情况下,要求军医必须具有良好的团队合作精神,相互之间应积极主动地沟通,平等虚心地听取他人建议,避免独断专行。再次,非战争军事行动下非常规的救援特点也可能随之要求军医打破平时的医疗分工模式,而采用特殊的分工安排。这或许会造成传统的医护关系、医际关系的变更,例如,医护之间的工作内容可能发生一定的转换与更替,正常的医生组织结构出现换置等。这时,面对这些非常规的分工安排,军医需以大局为重,避免消极抵触情绪、服从岗位需要,快速融入团队工作,争取最大限度地发挥自身作用。此外,加强团结协作更是强调军医要具有高度负责的态度,勇于承担风险。因为协同合作并非意味责任的分化,甚至是责任的推卸,而是要求每个环节中的军医都履行好自己的职责任务,绝不允许出现敷衍了事、相互推诿等不符合中国军队医德规范的行为。

总之,在非战争军事行动的医学救援实践中,加强团结协作与勇于承担风险是相辅相成、缺一不可的。军医必须同时具备团结协作的精神与承担风险的勇气,才能整合多方力量,达到最优整体效能的发挥。这是非战争军事行动医疗救援的现实要求,也是军医优良医德的体现。

（四）谨慎创新并举,提升技能保障

医学是一门以解决患者疾苦、增进人类健康为己任的科学,医术的高超与否直接关系到患者的生死与康病,因而,医学对于医生的医术技能有着很高的要求,并且技能的优劣也是医德评判的重要标准之一。古往今来,医学素有"仁术"的美称,历代的名医也往往被人们赋予"妙手仁心"的美誉,可见具有良好的技能与高尚的品德是一名良医必须同时具备的。换言之,技能与品德恰是医德的一体两面,医学目的的特性决定了医学技能天然地蕴含着伦理的属性。

在非战争军事行动医疗救援任务中,医学技能的重要性无疑是不言而喻的,同时它也面临着更为严格的考验。非战争军事行动中的恶劣医疗环境有别于常态下的医疗环境。例如,许多常规医疗设备的缺乏,使得很多医疗判断完全需要依靠军医凭借经验和技能来完成;再如,非战争军事行动中的伤病情况多呈新发、突发、多发、并发等特点,由此带来的患者严重复杂的伤病情况也必然对军医的医术提出了更为严格的要求。毋庸置疑,在许多非战争军事行动的医疗救援任务中,医疗技能的优劣直接起着决定患者生死的关键作用,并且这也直接考验着中国军队医疗队伍是不是一支"打得赢、上得去、展得开、救得下、治得好"的优秀人民军医队伍。

在非战争军事行动的处境下,军医医疗技能的优劣与伦理道德更加紧密相连。例如,在检伤分类的过程中,有很多伦理道德情感的冲突一定程度上是由于军医对自己的技术判断不够自信而造成的。在非战争军事行动的混乱处境中,他们难以确定自己仓促做出的伤病员分类判断的准确性,这将导致军医伦理道德的情感冲突,甚至进一步影响其实际的救治工作。而至于那些由于现有技能无法满足患者需求,或因技术操作上的失误而导致的遗憾则同样是对军医的伦理情感的严酷拷问。因而,培养过硬的医疗技能、不断加强技能保障既是非战争军事行动医疗救援任务的现实需求,也是减少军医伦理疑虑、抚平军医伦理困惑的重要法宝。

要在非战争军事行动特殊的医疗救援环境中具备良好的专业技能的支

撑,就需要军医在平时不断加强专业技能训练,苦练扎实的医疗技能基本功,并且经常性地展开突发事件下的医疗应急训练,以提高危机医疗应对能力;在实际的非战争军事行动的医疗救援行动中,军医则还要兼具小心谨慎与大胆创新的优秀品格。因为在救援任务中,军医时常会遇到一些原先没有处置过的棘手难题,现有的技能与经验无法满足现实需求,这时就需要军医具有敢于打破常规思维的勇气与魄力,勇于大胆探索新型诊疗方式。当然这种大胆突破必须是建立在认真分析病例、科学归纳经验、谨慎求证方案的基础之上。任何新药物、新仪器、新技术、新手段的研发与应用都要本着对患者高度负责的态度科学谨慎地展开,这样才能真正地提高医疗技能的保障,切实为患者所用。

(五)改善生存条件,提高生命质量

影响患者康复的有诸多因素,除了患者伤情、医疗水平之外,还有营养的供给、食品的保障,以及就医、居住环境等。我们可以将后者称为患者的生存条件。在平时的医疗实践中,患者的生存条件通常由专门的社会机构以及个人来负责,并且大都处于稳定均衡的状态,一般不会对患者的康复构成威胁。因而,在日常的医疗实践中,军医的主要职责通常在于给患者治疗疾病,对于其生存条件则无须过多关照。然而在非战争军事行动中,患者的生存条件急剧凸显为军医必须重视的关键因素。据统计,在历次突发灾害事件中,营养的缺乏、流行性疾病的肆虐等都是灾后的几大致死因素[1]。那些在灾害中最初的幸存者后来死于灾后疾病的主要原因通常为腹泻、急性呼吸道感染、麻疹、疟疾和营养不良。可见,做好食品、防疫、营养等关乎患者生存条件的保障工作在非战争军事行动的医学活动中占据重要地位[2]。

这依旧是由非战争军事行动的特殊处境决定的。首先,非战争军事行动中的救援任务,往往是在恶劣的自然、社会环境下展开的,平时正常的食品供给、营养保障、卫生防疫以及就医环境等常规的生存条件会遭到一定的破坏,而这些生存条件又都是个人必不可少的正常需求,是直接关乎人体健康的重要因素。无论是前期的急救还是后续的康复,这些生存条件的具备都是不可

---

① 朱宗涵.灾害儿科学[M].北京:人民卫生出版社,2010:13-14.

② 有专家认为,在灾后的数天、数周以及数月内,应把工作的重点转向疾病预防以及社区的灾害防范。世界卫生组织也倡导人们在灾害中应优先关注以下公共卫生干预措施:提供安全饮用水,处理人类粪便,保障食品供应,控制传播媒介,提供足够的安置点。

或缺的。因此,军医在对救援对象实施治疗的同时,还必须配合考虑其生存条件的状况,并努力提高相关的生存保障水平,最终提高患者的存活率及其生命质量。可以说,改善患者的生存条件是军医在非战争军事行动中完整的救援任务的重要组成部分,同时也是以人为本救援理念的具体体现。其次,在非战争军事行动的救援任务中,由于物资、时间、空间等因素的制约,参与救援的人数必然受到一定的限制。正是由于这种救援力量的有限性,每一位救援人员都是极为宝贵的救援资源,应尽全力发挥自身的救援效能,做到物尽其用、人尽其力。对于军医而言,就是要充分发挥自己现有的一切知识技能来参与救援。一般而言,军医除了专项的医学技能外,还具有一定的营养、防疫等方面的知识,而这些知识无疑对降低灾区、疫区的死亡率具有重要的促进作用。再次,中国军队历来就有"战斗队、生产队"的光荣传统。在过去物质条件艰苦的年代,中国军队的军医就善于本着吃苦耐劳、自力更生的精神,努力将患者的给养医治办好。在 21 世纪新阶段,中国军队军医的这些优良品质就表现在非战争军事行动中努力克服各种恶劣的自然、社会问题,千方百计地提升行医环境上。这样不仅使军医拥有一个较好的工作空间,有利于工作效率的提高。同时也直接给予患者一个舒适的就医环境,降低了患者院内感染率,并且放松了患者的心情、安抚了患者的情绪,最终利于患者的快速康复。

　　具体来说,军医在灾害发生后,应十分注重当地灾民的健康卫生需求的观察与评估,并尽快结合相关的营养、防疫知识制订出相应的防病计划与资源的有效整合计划。同时积极参与营养、卫生、安全、防疫等方面知识的宣传。例如,利用通俗易懂的卫生知识宣传画、朗朗上口的宣传标语等,以便帮助当地民众尽快地树立正确的生活、饮食观念。军医还可以配合参与防蚊、灭鼠、尸体处置、水源清洁与管理等工作,为协助灾民筑牢卫生防疫保护墙贡献一份力量。

第六章　军事医学死亡伦理

　　死亡是战争无法避免的问题,军医每一次军事行动都是与死神的搏斗。第一次世界大战,共 900 万士兵战死沙场;第二次世界大战,死亡士兵 5 000 多万;中国在 1937—1945 年的全面抗日战争中,死亡战斗人员 300 万,平民 2 200 万①。此外,自然灾害造成的巨大人员伤亡,也给军医们带来了不小的救援压力。据统计,2008 年,汶川地震共 69 227 人遇难;2010 年,玉树地震共 2 698 人遇难;2011 年,日本地震引发海啸导致 13 219 人死亡。伤亡人数越多,军医的抉择越艰难:伤员救治的先后顺序、宝贵的医疗资源是否应该被用于救治濒死伤员等问题,无一不使医务人员陷入两难之境。

　　另外,现代人对于"死亡"的认识正经历一个由客观到全面的过程。有别于传统"好死不如赖活着"的观念,有尊严地死去成为许多伤员生命尽头的最后要求。在新旧死亡观的转角处,伦理的碰撞将对军医的救援行动产生极强的干扰。因此,构建一套成熟的中国军事医学死亡伦理体系,以指导军医面临的与死亡相关的各类难题成为时代之需。

　　恩格斯在《自然辩证法》中写道:"生就意味着死。"死亡是生命的必然状态,军医唯有正确认识死亡,才会善待死亡,体会救死扶伤的真谛,帮助濒死伤员实现生命的意义。

第一节　军事医学死亡伦理概念的解读

　　人生来就是要走向死亡的,死亡对每个人来说是已经发生、正在发生或将要发生的事。死亡的本质是个体生命的终结和自我意识的丧失,是一个不可逆的过程。目前,世界范围内对死亡尚没有形成统一的标准,争论主要在

---

① 何兆雄.实用生死学[M].北京:海洋出版社,2006:13-14.

于心肺死亡标准和脑死亡标准两大阵营之间。大多数国家仍以心肺死亡标准来界定死亡，然而美国、日本、西班牙等 80 多个国家已经就脑死亡制定了相应的法律法规。中国对脑死亡立法尚处于分析论证之中，并未推出成熟的法律法规。

一、死亡

（一）心肺死亡标准

在中国古代社会，通常以呼吸停止作为判断人死亡的标准，呼吸停止了，人便被宣布死亡。据《仪礼·既夕礼》和《礼记·丧大记》记载，人濒临死亡时都会"属纩以俟绝气"，即将新的蚕丝或棉絮放置在口鼻上，如果蚕丝、棉絮不摇动，说明此人已经没有了呼吸，可以宣布死亡。随着医学的发展，死亡标准逐渐进步为以脉搏、心跳是否存在来判断死亡。《Dorland's 医学辞典》将死亡定义为："死亡是由心跳和呼吸是否存在所显示的外在生命的消失。"1951 年，美国《Black 法律词典》第四版将死亡定义为："生命之终结，人之不存，即在医生确定血液循环全部停止以及由此导致的呼吸脉搏等生物生命活动终止之时。"将血液循环停止加入死亡标准之中，无疑是把传统的死亡定义由体表特征向生理病理特点推进的巨大进步。

（二）脑死亡标准

1968 年，美国哈佛大学医学院提出了脑死亡（Brain Death）的概念，引起了全世界的关注。所谓脑死亡，是指全脑（包括大脑、小脑和脑干）功能不可逆的停止，此时即使还有心跳、呼吸的存在，仍可宣告死亡。从 1968—1978 年短短 10 年间，已经提出的脑死亡标准有 30 多种，如哈佛标准、协作组织标准、英联邦皇家学院标准等。目前，在世界范围内，比较权威的当属哈佛标准。2002 年，中国第一个脑死亡诊断标准（成人）生成。该标准开宗明义，首句即明确指出脑死亡是包括脑干在内的全脑功能丧失的不可逆转的状态。脑死亡有别于"植物人"，后者脑干功能尚且完好，是由于大脑皮层受到严重损害或处于突然抑制状态才一直昏迷。确定脑死亡的先决条件包括："昏迷原因明确，排除各种原因的可逆性昏迷。临床诊断：深昏迷，脑干反射全部消失，无自主呼吸（靠呼吸机维持，呼吸暂停试验阳性）。以上必须全部具备。确认试验：脑电图平直，经颅脑多功能勒超声呈脑死亡图形，体感诱发电位 P14 以上波形消失。此三项中必须有一项阳性。脑死亡观察时间：首次确诊后，观察 12 小时无变化，方可确认为脑死亡。"①

二、死亡伦理

死亡伦理(Death Ethics)有狭义和广义两层含义,狭义的死亡伦理关注的是人类的生存对人类自我死亡的关系,考察人类的生存是否对死亡有伦理义务;而广义的死亡伦理还关注人类以外生命的死亡关系,从广义的死亡伦理层面出发看死亡伦理学,是以人类的生为研究的出发点,以生命的死亡(包括"非人类"的"死"和"人类"的"死")为研究的终点②。死亡伦理的核心是死亡价值问题,即如何对待死亡③,它体现了不同阶级、不同民族对待生命的不同的伦理原则、道德规范和利益原则。

医学死亡伦理是从死亡伦理的狭义理解出发,关注医务人员与临终伤员之间的伦理关系,考察医务人员对临终伤员承担哪些伦理义务(主要涉及临终关怀、死亡标准、安乐死等方面的内容),探索医务人员是否应对伤员的死亡讲道义、讲道德责任(生者是否应对死者或"临终伤员""垂死伤员"讲道义)等问题。社会主义道德体系的基本原则,要求人们在对待处理死亡问题时,应自觉追求社会整体利益,使个人利益服从于社会整体利益。所以,医生如何在个体的生命与群体的利益之间抉择,生存与死亡的价值如何定位,从敬畏生命高度重新审视医生在伤员生死之间的道德关系,是现代医学死亡伦理学的要务。

三、军事医学死亡伦理

根据军事行动的特殊性及军队医务人员的职业责任和肩负的使命,军事医学死亡伦理(Military Medical Ethics of Death)是研究军事行动中,医务人员在面对濒死伤员走向死亡的过程中,所形成的多种伦理关系,研究核心是军医如何对待临终伤员的死亡。具体内容有,在军事行动中,医务人员对濒死伤员具有哪些道德义务和责任,军医应以怎样的原则指导自己科学地面对伤员的死亡,军医在伤员死亡问题上,有哪些实践规范等问题。

死亡是军事行动无法避免的伴随者,是军医最大的敌人。据中国社会科

---

① 王平,李海燕.死亡与医学伦理[M].武汉:武汉大学出版社,2005:23.
② 张怀承,姚站军.探求死亡伦理[J].湖南师范大学社会科学学报,2010(2):18-21.
③ 何兆雄.实用生死学[M].北京:海洋出版社,2006:21.

学院近代史研究所卞修跃博士及其同事根据档案、文献统计的数据可知,第二次世界大战伤亡共 1.2 亿人[①]。军医不同于普通医生,他们的工作地点可能是战场、灾难现场,救治的伤员可能是为国出征的将士、遭受灾难的平民。面对死亡,他们必须比普通医生更冷静、果敢,他们必须在人性的向善和现实的残酷产生激烈碰撞时迅速做出抉择。更重要的是,这些问题处理是否得当,会直接影响战斗力的生成、军队的社会形象。在军医工作的现实环境中,其军人角色和医生角色的混合产生的"伦理混淆"和"忠诚冲突"会让军医陷入两难的境地[②]。此时,正确的死亡伦理观,有助于军医根据现场情况,做出最佳判断。

作为一名合格的军医,不仅要救死扶伤,更要在医疗资源紧缺、救治时间有限的条件下,快速判断出哪些死亡是可以避免的,哪些死亡是可以延迟的,哪些死亡是不可逆的。对于可以挽救的生命,务必竭尽全力;对于那些正逐渐衰竭的生命,则尽力减轻他们身体的痛苦,进行心理疏导,做好临终关怀;对于那些已经濒临亡的生命,军医能做的是为其提供一个安静、祥和、宽松的临终环境,使其安然逝去。

第二节 军事医学死亡伦理思想的历史进程

军事医学死亡伦理思想的发展,离不开军事医学发展的大环境,更与社会文化,尤其是哲学和医学伦理思想发展的大背景息息相关。因此,对军事医学死亡伦理思想各个时期的划分,应尽量以该时期的社会文化,特别是死亡哲学所具有的特点作为依据。

一、西方军事医学死亡伦理思想的历史进程

公元前 6 世纪死亡哲学诞生[③],人类开始了对死亡的哲学思考。此后,这些思想逐步渗透到军事医学中,并对越来越多的生命产生影响。整个西方军事医学死亡伦理思想的发展,主要分为三个阶段:(1)古代阶段:从公元前 6 世

---

① 何兆雄.实用生死学[M].北京:海洋出版社,2006:14.
② 杨放,王芳.国外军事医学伦理学的发展概论[J].医学与哲学(人文社会医学版),2007(9):10-11.
③ 段德智.西方死亡哲学[M].北京:北京大学出版社,2007:35.

纪至公元 14 世纪(文艺复兴前),这一时期的军事医学死亡伦理思想深受宗教神本死亡观的影响,认为生命的生和死都是神的旨意,军医对生命的死亡显得淡漠而草率。(2)近代阶段:14 世纪中叶(文艺复兴起)至 19 世纪,神化的死亡观不复存在,人们开始重视人本身的权利,人类的自我意识开始苏醒。军事医学死亡伦理思想呈现出如下特点:一是满足普通士兵追求生的权利,二是尽力规避战场生命死亡。(3)19 世纪中叶以来:随着生物—心理—社会医学模式的确立,人们开始探索死亡的深层意义,寻求死亡的价值。此时,军事医学死亡伦理思想表现出的特点有重视濒死伤员生命与价值的探讨,为临终伤员提供心灵照拂。

(一)西方古代军事医学死亡伦理思想

远古时代,一体化的社会性质决定了军事医学无法脱离一般医学成为一门独立的学科。例如,古埃及人曾试图将医学与信仰行为分离,但却以失败告终,医学职业道德的发展始终受着信仰的影响,此时的死亡观是以神化的宇宙观为基础的死亡观,神的旨意超越了科学,作为自然科学的医学自然也不受重视。

例如,古希伯来时期,政教合一的社会制度使得当时社会普遍认为疾病是上帝对人的惩罚。在古罗马时期,人们认为死亡是通向得救的大门,死亡只是肉体的死亡,灵魂将不死而进入来世的天堂。人们对于死亡并不十分重视,相对于此后的基督教死亡观而言,此时人们的死亡观更接近于"无神论",军队医务人员对于死亡的处理显得简单而粗暴。这体现在两个方面:一是军队对于伤员的处理方式。对于己方伤员而言,当无法医治时,他们往往被遗弃在附近的村庄、路边或战场上;而对于受伤的敌军,医学被认为是杀死对手的有效工具。公元 2 世纪,有记录表明,奴隶主曾命令奴隶用其掌握的医术杀死受伤的敌人。二是可以享受医学救治的人群。早期的医生只服务于高级指挥官,战士之间的医疗救助仅仅是通过士兵之间相互照料完成。

公元 5 世纪末至 14 世纪,随着欧洲基督教化的完成、成熟,基督教神学观念深入人心,军医的职责被完全弱化。社会战乱和基督徒道德层次不一的现状使得人们对死亡的恐惧明朗化,为了死后得救,人们严格遵守基督教义,妄图从基督教的解释中寻求死后的解脱。军人坚信上帝决定生死,灵魂的拯救是以牺牲肉体为代价的,军事医学陷入倒退时期。公元 7 世纪,穆罕默德创立了一支阿拉伯军队,这支军队在以后很长的一段时间里都控制着从印度到大西洋沿北非海岸线,由西班牙到法国南部边境的整个区域。在这支伊斯兰军队中,他们将战争称为圣战,并坚信战死是忠诚的最好体现,战死后可以升入天堂。这一时期,上帝成为军人的庇佑者,生老病死,人们都会求助于上帝,相信上帝决定人的生死。

（二）西方近代军事医学死亡伦理思想

恩格斯曾深刻地指出:文艺复兴时期是一次人类从来没有经历过的"最伟大、进步的变革",是一个"需要巨人而且产生了巨人"的时代,是一个"给资产阶级统治打下基础"的时代。[①] 文艺复兴运动对于死亡文化的意义在于,人类从信仰时代迈向理性时代,从神学时代迈向科学时代,人们开始从自然科学的角度看待死亡。文艺复兴时期的思想家对基督教为主的宗教神学死亡观质疑,强调个人的力量,主张主宰自己的命运,战胜死亡。文艺复兴时期的生死观虽然含有极端个人主义和享乐主义的内容,但与基督宗教神学相比,已是巨大的进步。

文艺复兴时期是近代西方死亡伦理思想的萌芽阶段,文艺复兴后,死亡伦理正式进入近代发展阶段。西方近代死亡观特点明显:第一,相对于基督教死亡观对于死亡及彼世的渴望,人更清楚死亡随时可能发生,所以他们珍惜当下的生命,更追求今世的快乐。瓦拉(Lorenzo Valla)在《论享乐》指出:人死后便什么都不存在了,所以无须相信基督宗教关于末日审判和来世生活的说教,所谓真正的善就是今生今世的快乐,所谓好人就是追求个人快乐的人。[②]第二,对死亡现象的理性看待,死亡成了一个自然事件,死亡的终极性为大众所接受。这一时期已经出现了"自然死亡"和"非自然死亡"(如自杀)等概念,死亡的哲学内涵得到拓展。

这两点对军事医学伦理思想的影响表现为:第一,士兵的生命权利开始得到保障。军医开始重视普通士兵,尤其是伤残士兵的生命救治,生命平等的思想开始出现。虽然"普通士兵有权享受医疗"的观念仍然进展缓慢,但是推广医疗服务覆盖所有军队成员的理念已经出现,军队开始为奄奄一息的伤员提供救治,军医不再漠然地无视伤员,任其死亡。被认为是当时最伟大外科医生

---

① 恩格斯.自然辩证法[M].北京:人民出版社,1971:7.

② 段德智.西方死亡哲学[M].北京:北京大学出版社,2007:136.

的安布华兹·帕雷(Ambroise Paré)和其他一些医生,终生都将"把医疗服务带给普通士兵"作为自己的一项职责,他们挽救了大量伤员的生命。1339年,瑞士和奥地利之间的劳庇战役(Laupen)中,瑞士开始给予普通士兵医疗关注,这是一个国家开始给予普通士兵医疗救治的开端,战场医疗不再只是上层阶级的特权,士兵的生命权开始得到保障。拿破仑战争期间,多米尼克·让·拉瑞(Baron Dominique-Jean Larrey)男爵发明了"飞行救护",军医们奔赴战争前线,在战场对伤员们进行救治,而在此之前,即使是濒死伤员也被勒令待在战壕中不得离开。军医们对普通士兵的重视体现了生命权利平等意识开始出现,这是军事医学死亡伦理思想的一大进步。第二,战俘的生命权利得到重视。1552年,查尔斯五世出动22万人围困由吉斯公爵领导的不超过6 000名战士的小镇,却大败而归,史称梅兹之战。梅兹之战于生命伦理学的意义在于,其首次为伤病战俘提供了医疗救治的机会,表现出了人道主义关怀。此前,对战俘尤其是伤病员通行的做法是屠杀,而在这次战役中,被俘的士兵们却得到了军医们细致的照顾和有效的治疗。梅兹之战的例子促进了对待战俘生命的变革,其他军队纷纷效仿。17世纪,善待战俘被写入法律,其中,伤病员被视为非战斗人员。18世纪,德廷根之战结束时,英军为首的"国事遗诏军"与法军双方签署协议,不俘虏军队医务人员,并将在情况允许的情况下,尽快将他们送回本国军队。

19世纪,随着战场救治组织结构的初步建立,士兵所享受的生命保障水平达到了前所未有的高度,军事医学死亡伦理思想开始向现代迈进。

（三）西方现代军事医学死亡伦理思想

叔本华是西方现代第一个全面、系统研究死亡问题的人,他认为人作为一个生命体,有生必有灭,人的生命就是一个走向死亡的过程,但是死亡并不触犯生命的意志。所谓生命意志,就是一个驱动个体生命活动的原始力量,因而它不会因个别有机体生命停止而化为乌有。具体而言,西方现代军事医学死亡伦理思想体现出如下特点。

首先,认为死亡本就是生命的一部分,属于今世的生活,要用积极的人生态度直面死亡,追求死亡的尊严,因此,战地濒死伤员的死亡权利和死亡质量开始受到关注。对于在战争中牺牲的士兵的尸体,出于对逝者的尊重,军医们也会努力寻回。《日内瓦公约》的签订使各国在对待战争死亡的态度得以统一,禁止以战争需要的名义大规模地屠杀无辜者、对战争中的难民给予人道主义救助等条件,都成为公约内容的一部分。

其次,死亡心理被提到了前所未有的高度,士兵不再是实现战争目的的工具,而是一个需要关怀的人。叔本华认为,既然死亡对个体来说是在所难免的,那么人类面临的最大敌人就不是死亡,而是对死亡的恐惧。两次世界大战使得死亡问题,尤其是非自然死亡问题,成为世界上大部分人都不得不面对的问题。战争把人分为两类:一类是"在战争中玩命"的人,另一类是"在无助地等待着死亡噩耗的人"。尽管对心理、精神类伤员的人道主义救治首先出现在法国,但却是通过美国南北战争逐渐受到重视,并于 1905 年日俄战争后被全世界广泛关注和开始研究的。在日俄战争中,沙俄军医第一次确定了"精神崩溃"是战斗应激所引起的医疗状况。战争中精神崩溃的士兵和普通伤员一样开始有权利得到救治,他们不再被嘲笑为懦夫或逃兵。战争中,军医们都会驻扎在前线附近,并建立了独立的医疗输送通道来处理精神病病例。第一次世界大战后,德、法、英、美等国军队相继效仿俄国,将伤员的心理治疗保障部署到位。

二、中国军事医学死亡伦理思想的历史进程

中国军事医学死亡伦理思想经历了古代、近代和现代三个时期。(1)古代阶段:从春秋时期(公元前 770 年)至第一次鸦片战争(1840 年)前,中国古代军事医学死亡伦理思想都是建立在儒家重生恶死观念基础之上的,医家无不以生命神圣的理念尽力救治生命。(2)近代阶段:从第一次鸦片战争至新文化运动(1915 年)前,属于西方经验医学对中国医学产生重大影响时期,医务人员开始从自然科学的角度认识死亡现象,但是此时,军队医务人员对于死亡的重视多数表现为仅救治伤员的身体。(3)现代阶段:从新文化运动至今,新文化运动将马克思主义引入中国,此后中国进入现代军事医学死亡伦理思想时期,马克思主义死亡伦理观开始对西方资产阶级死亡观和中国传统的死亡伦理观念发起挑战,战场医务人员开始科学、辩证地面对死亡。

(一)中国古代军事医学死亡伦理思想

从春秋时期到第一次鸦片战争前,中国社会都处于封建制度的统治之下。西汉汉武帝独尊儒术后,儒家学说逐渐成为历代封建统治者大力倡导的显学,因此,中国古代对死亡的看法大多受到儒家思想的影响。人们避谈死亡,但是避谈死亡并不是不谈死亡,而是通过讨论生的方式来谈论死亡,以一种积极

的、入世的心态看待死亡,重视死亡的价值。在这样积极的死亡观的影响下,将士大多以奋勇杀敌、死在战场为自己的最高荣誉。宋朝爱国将领文天祥,被俘后舍生取义,留下"人生自古谁无死,留取丹心照汗青"的千古绝唱,这句话也成为反映中国古代军人死亡价值观的最好写照。一方面,军医作为军人,虽不能到前线杀敌,却愿意用自己的方式表明对国家的忠诚,他们秉承生命至上的观念,尽力挽救每一个伤员,直至伤员逝去。《黄帝内经》是中国第一部涉及论述医学伦理道德的医书,其《素问·宝命全形论》云:"天覆地载,万物悉备,莫贵于人。"意思是,天地之间,万事万物,没有比人命更宝贵的了,体现了医家人命至重、生命神圣的观念。另一方面,中国古代军法也明文规定,军医不尽力救治伤员将受到军法的重罚。宋朝《武经总要》记载:"弃置病人并养饲失所主者,皆量事决罚。气未绝而埋瘗者,斩。"在主客观原因的共同驱使下,中国古代军医无不以伤员的生命为重,救死扶伤,履行军医的职责。但是,消极的一面是,在封建政权的压迫下,医务人员和伤员都丧失了自主权,战场指挥官具有最高决定权,可以决定医生的一切救治行为。明代《练兵实纪》记载,戚继光曾规定:"阵上血战之时,遇有我兵战伤……吾兵只管向前。便是父子有伤,你只管向前杀去,杀了贼便可收拾调理。"按照规定,军医必须听从指挥员的指挥,等战事完毕后才能救治伤员,但是实际情况是,等战事完毕后,许多重伤员都因为抢救不及时而死于战场。

(二)中国近代军事医学死亡伦理思想

第一次鸦片战争起至新文化运动前,随着资本主义思潮涌入中国,西方经验医学也随之传入中国。相比中国传统医学死亡观,这一时期,医生开始从自然科学的角度探索死亡,人们开始接受死亡的客观性,认识到死亡是生命的必然阶段;医务人员对待临终伤员的救治开始超越国界,重伤战俘的救治以国际公约的形式得到政府认可;临终伤员的死亡尊严开始受到重视。

1881年,英国伦敦布道教会教士马根济(Mackenzie)在李鸿章的支持下在天津建立总督医院,这是中国最早的传授西方医学的教育机构,西方近代死亡观念随着西方先进的医学技术一起开始向中国传播。1893年,中国最早的海军医学校北洋医学堂成立,由爱尔兰人杜宾(Dubbin)和英、美、法等国的军医担任教习,课程有解剖、生理、内科、外科、耳鼻科、治疗化学等,其中解剖课程的设立,说明人们已经突破传统以神学为主的医学观,开始从自然科学的角度看待死亡。人的身体打破了神秘的光环,国人以对人身体构造的科学认识为切入点开始探索死亡。

1906年，清政府派驻英公使张德彝签订了《改善战地武装部队伤者病者境遇之日内瓦公约》，公约规定："不得基于性别、种族、国籍、宗教、政治意见或其他类似标准而有所歧视。对其生命的任何危害或对其人身的暴行均应严格禁止，尤其不得加以谋杀或消灭、施以酷刑或供生物学的实验。"这表明中国政府开始意识到军事行动中危重伤员的生命权利平等的问题，禁止生物学实验的规定体现了对伤员生命尊严的尊重。另外，公约还规定："交战国的伤者、病者之落于敌人手中者，应为战俘，对他们应适用国际法有关战俘的规定（第14条）。"这表明此时临终战俘这一特殊人群的基本生命权开始得到保障，中国的军事医学死亡伦理思想开始进入新阶段。

（三）中国现代军事医学死亡伦理思想

新文化运动后，随着马克思主义思想传入中国，人们开始辩证地看待死亡，并探求死亡的价值。以马克思主义死亡观为核心的爱国主义和革命人道主义死亡观登上历史舞台，人们不仅关注生命的长度，也开始关注生命的质量，优死的观念应运而生。此外，军医的服务对象由封建社会的封建统治阶级转变为人民大众。

从新民主主义革命时期到解放战争时期，是中国军医道德内涵快速丰富时期，在这个时间段内，涌现了一大批救死扶伤、以大无畏的革命精神和牺牲精神在炮火中勇救伤员的人民好医生，诺尔曼·白求恩（Norman Bethune）大夫是他们的代表。白求恩大夫作为一名加拿大共产党员，他将自己的生命献给了中国人民。白求恩精神激励着一代又一代人民军医，以献身精神投入战场救治工作中。这一时期的军医将自己生命的价值毫不保留地奉献在了为人民服务中，奉献在了反法西斯的浪潮中，军医经常要冒着敌人的炮火进行伤员抢救，这一时期的军队医务工作者，都以伤员的生命为重，丝毫没有畏惧、退缩之心。

随着生活水平的不断提高，人们对于死亡的关注也日渐上升，人们开始追求生命的质量。20世纪30年代，安乐死问题首先在西方引起重视，80年代开始得到中国人的关注，中西方死亡观念进一步融合，人们对死亡的看法呈多元化趋势。这对军事医学领域的影响体现在几个方面，一是军医对临终伤员的死亡质量关注度不断提升，医务人员尽力为他们提供"优生"环境的同时，也力求为伤员提供"优死"的临终环境。二是伤员及其家属开始进入死亡问题的讨论中来,伤员的自主性增强,医患之间不平等模式有所改善。但同时,随着科技的发展及生物技术在战争领域的应用,军医在战争中对临终伤员的救治开始受到越来越多的牵绊(如,战场战斗力生成的要求等),军医救治伤员的考虑因素增多。

第三节　军事医学死亡伦理的现实挑战及原因分析

一、军事医学死亡伦理的现实挑战

（一）挑战之一：战场伤员死亡权利

本书中,死亡权利是指特别针对临终伤员所享有的"合情、合理、合法及有尊严、有理性地选择死亡的权利"[①]。战场中,当一个伤员已经丧失了履行自身义务和社会责任的能力,生命质量低劣,开始进入不可逆死亡状态时,伤员的生存义务将随之减弱,死亡权利得到彰显。然而,在军事行动中,濒死伤员的死亡权利由谁掌控,是由军队指挥官还是军医或是伤员自己？不同的道德主体判断角度不同,得到的结果也不同。

战场临终伤员兼具军人和病患两重身份,当伤员的军人身份高于或优先于病患身份时,军人的伦理道德要求就优先于生命伦理的道德要求,也就是说伤员必须先履行军人伦理责任。军事伦理规定"服从命令是军人道德义务的基本内容"[②],士兵必须服从将领的指挥,临终伤员的死亡权利也将由军队指挥官掌握。指挥官会从整体利益的角度出发,做出对部队大团体最有利的决定。这样做的好处是能将医疗资源效用最大化,力求不影响队伍的正常运转,缺点是临终伤员的个人生命权益可能牺牲于团体利益之下。可是,难题随之而来,如果当军队指挥官认为伤员已经死亡时,即使伤员还有生命迹象,医务人员是不是也不得对其进行治疗？或者说,既然军队指挥官有战场最高指挥权,他可以命令将士冲锋陷阵,是否也有权命令已经进入不可逆死亡阶段的临终伤员让出生命权,自动放弃一切治疗机会,包括姑息治疗,选择死亡？这显然是极不人道的。

---

① 吕建高.死亡权基础的法哲学疏释[J].江苏行政学院学报.2010(3). 124-129.
② 王联斌.军人伦理学[M].上海:上海人民出版社,1987:231.

当伤员的病患身份高于军人身份时,战场死亡的决定权就回到了医患之间:伤员的死亡是由军医判定还是由伤员自己决定? 国际著名医学哲学、生命伦理学专家恩格尔哈特将处在陌生医疗环境中的患者形象地称为"道德异乡人",因为此时,伤员是处于一个完全陌生的情境中,不能采取主动权。医疗信息的不对称使得医生比伤员更有发言权,做出的判定也更具科学的说服力。但是医生的判定一定是对伤员最有利的吗? 军医不仅对个体伤员负责,还必须考虑全体病患的利益,如果当医疗资源不充足时,无法保证军医不会提前判定临终伤员已经死亡。

相比之下,伤员自己选择死亡似乎更具合理性,但是,依然有三个棘手的问题亟待解决:其一,当普通伤员由于忍受不了身体的伤痛而主动要求死亡,或伤员已经成为军队的负担主动请求结束生命时,医务人员是否有义务停止治疗以帮助伤员履行死亡权利? 虽然患者有死亡权,但帮助执行死亡权不应成为医务人员的义务。对医务人员而言,采取措施帮助伤员实现本可避免的死亡,已然违背了"有利无伤"的伦理原则,伤害了伤员的生命,所以,即使当伤员已经成为军队的负担时,医务人员也不可以放弃救治。医务人员必须对患者的求死行为加以制止,并采取措施缓解伤员痛苦,进行心理疏导。其二,当濒死伤员主动要求提前结束自己生命时,医务人员有无帮助伤员执行死亡权利的责任和义务? 从功利论的角度而言,医务人员帮助濒死伤员执行死亡权利,选择死亡,是为了减轻伤员的死亡痛苦,也不会给他人带来不好的影响,符合有助于"大多数人的最大幸福"原则,因此,帮助伤员死亡似乎是被允许的。但是,若医务人员以积极的手段帮助临终伤员死亡,其行为在法律意义上等同于故意杀人。故意杀人罪是指故意非法剥夺他人生命的行为,是一种最严重的侵犯公民人身权利的犯罪。从法律的角度看,医务人员不可以采取导致伤员死亡的积极行为,或提前将伤员纳入临终的范畴而停止治疗。其三,当临终伤员处于深度昏迷或其他无法明确表达自己意愿的状态时,医务人员是否有权力代为执行死亡权? 军事行动中,患方家属的缺失使得医务人员不得不独自面对伤员的死亡阶段。中国医患之间有明显的"父权主义"的倾向,这为医务人员替深度昏迷的临终患者决定停止治疗提供了合理的依据。可是,如果给予医务人员这样的权力,如何保证他能完全摒弃外界(如,战场指挥官命令或自身感情)的干扰,不发生提前放弃治疗或延长无效治疗的行为,这是个问题。

虽然临终伤员的死亡权利交由谁掌控尚处于争论状态,但是可以明确的是,无论是军队指挥官、医生或者伤员本身都无权单方面做出死亡判定。恩格尔哈特认为:"军队指挥官和军医可以做出承诺,不拒绝挽救可以挽救的生命或不帮助伤员自杀,除非在明确确定情况下。"①同样,军医也应该向伤员庄严承诺,尽己之所能救治伤员,给予伤员最优的治疗;伤员应该充分信任自己的指挥官和医生,积极配合治疗。

(二)挑战之二:战场伤员死亡判定

临终伤病员的战场死亡如何判定,这个问题包含着两个核心问题:

第一,军人战场死亡的判定标准是什么? 心肺死亡和脑死亡的争论从未停止,当伤员已经进入脑死亡的无意识状态,但依靠医学手段仍然可以呼吸时,他是死了还是活着?

心肺死亡标准以人的心脏停止跳动,呼吸停止,瞳孔散大作为死亡判断的依据。一直以来,心肺死亡标准都是医学用以判断人类是否还有生命的根据,然而随着科技不断进步,心肺死亡标准逐渐受到挑战,器官移植手术可以使已经宣布坏死的心脏重新跳动,生命支持系统可以使无意识的人始终保持呼吸、心跳。由此,脑死亡标准应运而生。脑死亡标准认为大脑在人的生命中起主导作用,一旦大脑进入不可逆死亡状态,即可宣布伤员死亡。

概括而言,目前,学术界支持战场脑死亡的观点有:一是能有效减少战场医疗资源的浪费。植物性无意识的生命维护代价巨大,脑死亡标准能为医务人员提供相应的法律依据,停止无意义的救治,节约战场稀缺的医疗资源。二是有利于器官移植,救治更多的伤员。战场巨大的伤亡造成对器官移植的极大需求,脑死亡伤员除了大脑以外的其他器官都还保持着生命力,如果伤员生前留有遗嘱或家属同意捐献器官,将使更多的伤员获益。三是脑死亡标准维护了死者最后的尊严。相关学者指出:"救治脑死亡的患者,除了仪器设备的监护外,还要使用救治的器械和药物,且死者身上插着不同用途的管子,但这些措施都不能使之死而复生,却反而有失死者的形象和尊严,因而也是不人道的。"②

---

① [美]恩格尔哈特.生命伦理学基础[M].范瑞平,译.北京:北京大学出版社,2006:348.

② 陈忠华.脑死亡——现代死亡学[M].北京:科学出版社,2004:78.

反对战场脑死亡标准的观点有：一是认为战场判定难度大，执行困难。人的大脑是否进入不可逆死亡状态需要精密的医疗仪器予以鉴定，战场无法提供这些仪器，人工鉴定太过草率。二是没有统一的判定标准，盲目执行违背人权。脑死亡目前在世界范围内尚无统一的标准，在中国，也还没有详细的法律法规给脑死亡判定标准确立一个准则，盲目执行会造成死亡标准的混乱，伤员生命权得不到保障。

在一般医疗情况下，只要患方愿意支付相应的医疗费用，医院可以维持伤员的植物生命状态直到伤员生命体征消失。可是在战争状态下，医疗资源的限制逼迫医务人员必须做出是否持续救治的判断。不论如何抉择，医务人员都应该坚持人道主义的原则，给予伤员最基本的医疗照顾，做好临终关怀。

第二，优先救治那些再不治疗就会死亡的伤员，还是治疗后能尽快返回战场的伤员？

检伤分类，是目前战场通用的伤员分类救治原则，能有效提高战场救治率。检伤分类也称伤员鉴别分类或治疗优先分类，是将受伤人员按其伤情的轻重缓急或立即治疗的可能性进行分类的过程。[①]在第一、第二次世界大战中，已经有了明确的检伤分类记录。法兰西战役中，拿破仑的首席医生拉瑞（Baron Dominique-Jean Larrey）男爵首先推行了战区流动医院，不再以官衔的大小决定救治顺序，而是以伤情严重程度排序，有生命危险的重伤员优先救治。这说明传统的检伤分类是以伤势严重程度为分类标准的，优先救治那些再不治疗就将进入不可逆死亡状态的伤员。

现代战争情境下，面对战场战斗力恢复和医疗资源的限制时，检伤分类的标准被扭曲了。医务人员不再以伤势程度为依据救治伤员，而是以是否有助于战场战斗力的恢复为决定救治顺序的依据，所以，得到优先救治的，反而是能迅速返回战场的轻伤员。在这样的情况下，重伤将死的伤员被无情地延后治疗，甚至被放弃治疗。

从救治效益角度出发，现代检伤分类优先救治轻伤员的做法有其可取之处的。这是一种可以实现医疗资源效用最大化，并争取最大救治成果的方式。尤其在战场情境下，所有医疗手段都是为战争目的服务的，尽量多地救治伤

---

① 冯庚.院前急救时的检伤分类——概述[J].中国全科医学，2012(2)：231-233.

员,尽量快地帮助伤员重返战场是实现战争目的的有效手段。但是,延后重伤员的救治极有可能会导致其死亡,医务人员应该以挽救生命为首要职责,抢救一切可以抢救的生命,不能眼睁睁地看着生命逝去。

（三）挑战之三:战地安乐死

《牛津法律指南》对安乐死的定义是:"在不可救药的或病危患者自己的要求下,所采取的引起或加速死亡的措施。"《中国大百科全书·法学卷》写道:"对于现代医学无可挽救的逼近死亡的患者,医师在患者本人真诚委托的前提下,为减少患者难以忍受的剧烈痛苦,可以采取措施提前结束患者的生命。"20世纪30年代以来,社会对安乐死合法化的争论从未停止,目前为止,只有荷兰、比利时等少数国家允许对伤员执行安乐死,大多数国家则认为其涉及的伦理问题、社会问题过多,目前尚处于理论研究阶段。在军事医学领域,军医对于战地安乐死还处于谨慎探索阶段,并没有真正实行。

目前,大多数军医对战地安乐死抱谨慎态度,其中固然有安乐死对医学伦理的挑战,但更重要的是在战场这一特殊情境下,安乐死还面临着普通医学安乐死所没有的冲突。

首先,在战争境遇中,安乐死之于医护人员,是一场医疗资源利用与医学人道主义的冲突。在战场环境下,医疗资源是有限的,医务人员的职责就是利用有限的资源挽救最多的生命。显然当一个生命陷入不可逆死亡状态时,继续抢救不仅是对资源的浪费,更可能因此使其他本可以接受救治的伤员失去了生存的机会。对濒死伤员进行安乐死,并因此让战场医疗资源效用实现了最大化,符合功利主义的原则。但是,放弃对伤员的救治,却与医务人员救死扶伤的人道主义精神相悖。在战争条件下,革命人道主义对于我方内部人际关系而言,主要体现在及时妥善地抢救、护理和帮助伤病员;对于参战的医疗卫生人员而言,发扬革命人道主义精神,首先体现在无条件地支持我方的正义战争[①]。医生职业道德要求医学人员不抛弃、不放弃每一个生命,积极救治,直到生命逝去,但是安乐死是对生命的放弃,所以它不符合传统医务人员救死扶伤的职业精神。

其次,战地安乐死也是一场战场效益与生命神圣的冲突。战场效益是对某一具体战役进行客观评估的方式之一,它是以我方付出的代价为分母,所获

---

① 郭照江,杨放,甘华刚.现代医学伦理学[M].北京.国防大学出版社,2007:279.

得战果为分子,计算得出的评估数据①。战场战斗力的恢复可以有效降低我方付出的兵力代价,实现战场效益最大化。放弃对临终伤员的救治,将有限的资源用于救助能最快返回战场的士兵,不仅能在最短时间内促进战斗力的修复,更有可能扩大战果,实现军事目的。但是生命是神圣的,怎么可以简单地量化在一个除法算式之中?此时放弃救治无异于替伤员决定了死亡。生命神圣论认为,人的生命神圣不可侵犯,没有人能决定别人的死亡。生命神圣论从道德的角度强化了医学救死扶伤的宗旨。千百年来,正是出于对生命的关爱、敬畏,才推动了医学事业不断地发展。

最后,战地安乐死更是一场战争救治目的与传统医学伦理的冲突。现代化的战场救治要求将巩固战斗力、促进军队战斗力生成放到首位。著名军事医学发展战略研究员吴乐山指出:"军事医学的根本职能是为战斗力服务,军事医学本质上是战斗力建设的医学。"②可见现代战场的救治目的是保护、再生和提高战斗力,对出现不可逆死亡的伤员实行安乐死是达到这一目的有效途径。"仁"是中国传统医德的核心,认为医乃仁术,作为医生必当竭尽所能救助伤员,这是医生最基本的职责,正如药王孙思邈在《备急千金要方》中说:"凡大医治病,毕当安神定志,无欲无求,先发大慈恻隐之心,誓愿普救含灵之苦……一心赴救,无作功夫形迹之心,如此可为苍生大医,反此则是含灵据贼。"传统的医学伦理道德赋予了医生尽力挽救每一个生命的强烈的道德责任感,如果伤员尚有呼吸,医务人员就放弃救治,实行安乐死,有违传统医德的要求。

(四)挑战之四:战地临终关怀

"临终关怀"(Hospice)一词的本意是指朝圣者或旅行者在途中休息、重新补充体力的驿站,现代临终关怀的本质是对救治无望患者的照顾,它不以延长患者的生存时间为目的,而以提高患者的临终生命质量为宗旨③。现代临终关怀有两个方面的内容:第一,当临终者处于濒死状态时,其身边的临终关怀团队能采取有效手段控制或缓解伤员疼痛等不良的身体症状,给予伤员精神的慰藉和关怀。第二,能为病患家属提供居丧服务和心理疏导,帮助他们正确看

---

①　郭照江.战时医护的伦理学问题——二论军医伦理学[J].中国医学伦理学,1990(4):29-33.

②　雷二庆,吴乐山.试论全维战斗力医学——从军事医学的本质到军事医学的转型[J].军事医学科学院院刊,2004(4):372-374.

③　郭照江,杨放,甘华刚.现代医学伦理学[M].北京:国防大学出版社,2007:351-352.

待亲人的离去。柏拉图在《理想国》中曾提到过类似临终关怀的对贫苦的个人给予安慰与支持的先例。中国国内的临终关怀可以追溯到2 000多年前的春秋战国时期,那时已有了人们对于老者和濒死者关怀和照顾的记录①。1998年7月,天津医科大学率先成立了天津临终关怀研究中心,标志着中国开始了现代化的临终关怀研究与实践。与普通临终关怀形成鲜明对比的是,军人临终关怀到目前为止尚没有规范、有效的指导措施出台,军人临终关怀仍然面临着诸多盲区。

第一,战场临终关怀的执行难度大,无法真正落实。这有三个方面的原因:一是战争环境无法满足临终伤员的基本心理需求。仿照著名心理学家马斯洛的需要层次论,临终患者的基本需要是安全需要,第二层是被爱需要,第三层是被尊重需要,第四层是自我实现,最高层的第五层是安详辞世②。一个安全、静谧的治疗环境是使伤员安详辞世最基本的需求,可是炮火隆隆的战场显然无法满足这一条件。二是由于现代战争多以远程射击为主,杀伤力大,当医务人员赶到现场时,重伤员大多已经当场死亡。三是军事行动中医患比例悬殊,医务人员往往忙于伤员的抢救和后送,忽视了对伤员尤其是濒死伤员的心理照顾。医务人员都不足以救治普通伤员,又怎么耐心地、长时间地开导濒死伤员,减轻他们对死亡的恐惧呢?

第二,战场临终伤员走向死亡的进程快,心理特点难以把握,临终护理难度加大。美国医学博士伊丽莎白·库伯勒·罗斯(Elisabeth Kubler-Ross)在《论死亡和垂死》一书中将临终患者的心理发展过程分为五个阶段:否认期—愤怒期—妥协期—抑郁期—接受期。罗斯博士的五阶段是针对普通临终患者而言的,他们大多由于疾病尤其是慢性病而死亡,病程长。而军事行动中,军人的死亡原因多为枪弹、袭击或军事意外,他们伤情严重,在短时间内就可能进入不可逆死亡状态,未必会全部经历所有临终心理过程。这造成医务人员临终关怀的难度加大,医护人员必须在最短时间内抓住濒死伤员的心理特征,帮助伤员减轻对死亡的恐惧,坦然面对死亡,并用人道主义的立场对待伤员、同情伤员,设身处地为伤员着想。

第三,家庭、信仰、社会三重关怀的缺失。家庭临终关怀是一种被个人、社

---

① 彭美慈,李恩昌.临终关怀伦理学[M].西安:陕西科学技术出版社,2000:4.

② 何兆雄.实用生死学[M].北京:海洋出版社,2006:524.

会广泛认可的临终关怀方式,可以使临终伤员最大限度地获得自由,受到尊重,充分享受人的尊严。患者家属有两个方面的作用,对伤员而言,临终之际,亲人无疑是最大的精神依赖;对医生而言,通常将伤员的病情、用药等情况告知家属,由家属和医生共同决定治疗进程。但在战场或执行任务时,家属的缺失使伤员失去了最后的精神支柱,医生也无法按常规要求做到知情同意。此时,伤员通常将对家人的依赖移情于日夜细心照料他们的医护人员,医生必须在最短的时间内制定相应的临终关怀方案,帮助伤员克服内心恐惧的同时感受到来自医生、护士以及战友的关爱,让他们带着满足、无憾的微笑离开这个世界。

二、军事医学死亡伦理困境的原因分析

(一)原因之一:不同文化维度下死亡观的碰撞

1. 中西不同死亡观的横向碰撞

文化大背景对人的死亡观念有直接的影响。正如恩格尔哈特博士所说:"我们注定要生活在这样一个世界里:对人生命的意义、患病、临终和死亡的认识上,呈现出稳定与痛苦的争议交织出的世界。文化战争中的战斗在不远的将来将决定生命伦理学的特点。"[①]目前,中国医疗卫生事业的伦理理论主要来自西方,但以儒、释、道传统思想为基础的中国传统医学伦理思维却深深地影响着广大医护人员和伤病员。我们不能简单地排斥西方符合社会发展规律及人类公共生活要求的伦理观念,但也要认识到,任何道德观念都是建立在一定的文化背景之上的。

中国的传统伦理文化发源于周秦伦理文化。在中国传统社会中,个人的生死往往是家庭乃至整个大家族的一个大环节,所以,一个人的生存活动,不仅是为了个人的存在,更是要增加家族、国家的荣耀。因此,当战士们为国捐躯时,就会因为个我的生命能与民族、国家的大生命相连而欣慰,"乃至勇于赴死,获得对死亡的蔑视和超越,此之谓'立德立功之言'之'三不朽'的生死智慧"[②]。西方的伦理语境是在古希腊的"自由"的基础上发展而来的,强调的是个人的资格和地位,而我们在引入西方的生命伦理原则和规范时,却忽视了它

---

① [美]恩格尔哈特.道德冲突世界中的生命伦理学:基本争论及干细胞辩论的要点[J].赵明杰,译.医学与哲学,2002(10):5.

② 郑晓江.生命与死亡——中国生死智慧[M].北京:北京大学出版社,2011:37.

们与西方文化底蕴及社会生活大背景的相互关系,仅将其翻译并进行简单的阐释就纳入中国生命伦理学规范体系之中,期望以此来指导规范我们的日常实践。

中国传统的死亡观被现代制度话语所压制,东西方生命伦理观缺少必要的对话和交融,在这样的隔阂状态下,西方死亡伦理规范在中国的理论认知和道德实践上出现困境是必然的。如许多学者将"天赋人权"当作反对撤去维持脑死亡伤员生命仪器的依据,强调医务人员无权替伤员做出终止治疗的决定。可是,在西方语境内,天赋人权不仅是权利,更是义务。"天赋人权"中的"人"是指能自觉履行社会责任的自然人。在战场上,濒死患者首先是军人,军人不能完全按自己的意愿行事,这是军人区别于普通人的特点之一。此外,濒死患者已经丧失了履行保家卫国责任的能力,其濒死患者的身份已经超出了"天赋人权"中对人的限制范围。此时对患者继续救治属于无效治疗的范畴,不仅是对稀缺医疗资源的浪费,也是对其他伤员的不公平。所以"天赋人权"并不适用于已经进入不可逆死亡阶段的濒死伤员,即使他们没有明确表明死亡意愿,医务人员也可以不再进行积极的治疗。中国香港在《医院管理局对维持末期病人生命治疗的指引》中就明文规定:"在生理上治疗明显无效用的情况下,医护小组没有义务应病人或病人家人要求继续提供无效治疗。"西方文化视域下,是以伤员的个体生命质量为考察重点,而在中国,人是家庭、家族和社会的人,不仅要考虑个体的生命质量,更要考虑由此对其家人、战友,乃至整个队伍的影响。我们不能直接不加改进地拿西方的生命死亡理念来指导中国的军事医学境遇中的死亡问题。

所以,如果强行将西方生命伦理学理念不加改进地硬套到中国,这是在用错误的思路来解决现实的问题。我们要做到将西方的先进理论成果为中国所用,首先,不能以中国的文化思维来曲解西方的原则,要将其放到中国战争情境下,根据战场情况做出决定。其次,不能将西方的原则当作真理,直接套用到中国,解决中国国情下的问题。东西方文化之差别并不在于内容,而在于文化大背景的不同。所以当下,我们要考虑的是如何将西方关于死亡的伦理理论本土化,有效地为中国的军事医学死亡伦理服务。

2. 传统与当代死亡观的纵向碰撞

随着战场斗争模式的变化以及生物—心理—社会医学模式的确立,每个国家内部对死亡的认识都会经历一个进化的过程,这样的进化必定会带来新旧观念的伦理碰撞。正如著名学者萨根（Carl Sagam）所言："几乎人类历史上每一次重大的科技进步——远至石器工具的发明和火的使用——都具有伦理上的两重意义。"①科技带来新观念的同时，也会对旧的理论发起冲击。但是，旧的理论还有其存在的社会基础，短期内不会退出历史舞台，新的理论要站住脚也必须经历旧理论的挑战。如，脑死亡的争论是最明显的新旧死亡观的冲突。唐朝《通典》记载李靖兵法写道："如掷弃病儿不收拾者，不养饲者，检校病儿官及病儿僚人各杖一百，未死而埋者斩。"（卷一百四十九兵二杂教令）在传统心肺死亡标准的影响下，军队已经形成了一套细密的军医伦理观念，这样的观念一经形成，就会产生不容小觑的巨大力量，对医务人员的日常思维产生潜移默化地影响，并代代相传成为一种定式。可是一旦战场以脑死亡作为判断标准，即使伤员的大脑已经死亡，但是他的心肺依然能保持活力，医务人员宣布其死亡便会有"未死而埋"的罪恶感。

　　传统中医对待死亡的态度无不以人道主义为绝对第一前提，尤其在军队中，甚至以法律的形式，要求大夫必须全力救治伤员，直到其逝去。《唐律疏议》规定，对士兵有病不尽职医治的大夫会处以鞭刑。"不尽职医治"是一个非量化的概念，以大夫的态度、医治结果为衡量标准，当伤员已经处于临终状态时，大夫的态度便成为其是否尽职的标杆了，在这样的律令要求下，大夫势必坚持对伤员用药直至其死亡。

　　可是随着人们对生命认识程度的提高，人们逐渐意识到，医生不仅应该尽力延长伤员的生命长度，还应该考虑伤员的生命质量。当患者生命质量低下，并且已经进入不可逆死亡状态时，让患者尽可能无痛苦地死去，有助于提升患者的生命质量。比如，对濒死伤员实行姑息治疗，它给予了伤员最后的死亡尊严，这是对生命更深层次的尊敬。

　　传统医学人道主义救治观念历经时间的考验必然有其存在的价值，当代医学救治观念的出现也是社会生产力发展的结果，两者的碰撞属于文化前进的必然现象。对于医务人员而言，思想上要树立科学的死亡观，辩证地看待传统人道主义救治的精神。传统的医学人道主义救治观秉承的是生命至上的救治原则，在古人看来，延长患者的生命就是履行了生命至上的职责。可是，随着新医学模式的建立，人们对生命至上的观念有了更深层次的理解，对濒死患

---

① ［美］卡尔·萨根.魔鬼出没的世界[M].李大光，译.长春:吉林人民出版社,2010:415.

者而言,生命质量更重于生命长度。尤其是对于军事行动中的伤员,他们基本死于严重的外伤或急发的瘟疫、传染病。临死前,身体都遭受着巨大的痛苦,即使勉强维持生命,生命质量也非常低下。所以,当患者进入不可逆死亡状态时,给予患者死亡的尊严,保证其生命质量也是出于对患者生命的敬畏,是生命至上高层次的体现。

在军事行动中,医务人员应将传统生命观念与现代生命理念相结合,当面对普通伤员时,要尽力挽救伤员,尽力延长伤员的生命长度。但当面对的是濒死伤员时,应该更偏重于考虑伤员的生命质量,允许伤员有选择死亡的权利,维持军人尊严,并力求减轻患者的身体痛苦和心灵恐惧,给予伤员最优的生命质量。

(二)原因之二:军事功利主义趋势

功利主义亦称"功利论""功用主义",通常指以实际功效或利益作为道德标准的学说①。随着经济、科技的飞速发展,效益论等功利主义思维也蔓延到了军事医学领域。马克思曾深刻地指出:"物的世界的增值同人的世界的贬值成正比。"②"在我们这个时代,每一种事物好像都包含有自己的反面……技术的胜利,似乎是以道德的败坏为代价换来的。"③为了获得战争的胜利,医学的人道主义被边缘化了,军事功利主义占据了重要位置。克劳塞维茨从战争的概念出发,将战争的目的概括为:必须消灭敌人的军队,必须征服敌人的意志,使敌人丧失彻底的抵抗能力。在战争追求的所有目的中,消灭敌人的军队永远是最高目的④。所有的战场行为都是为战斗目的服务的,军事医学从一定意义而言也是如此。吴乐山在《现代军事医学战略研究》中指出:"在军事活动条件下,以军事成员为对象,预防伤病,降低伤死率,采用生物医学手段,提高人员军事作业体能、技能、智能和效能;保护和增进人员的生理和心理健康,降低卫生减员,以保护、再生和提高战斗力。"⑤可见,军事医学已然作为一种保护、再生和提高战斗力的手段。战争的结果与战斗力息息相关,当医生的救助与战斗力挂钩时,以生命价值论为指导原则,轻伤员将首先得到

① 郭照江,杨放,甘华刚.现代医学伦理学[M].北京:国防大学出版社,2007:66.
② 马克思恩格斯全集:第42卷[M].北京:人民出版社,1979:90.
③ 马克思恩格斯选集:第2卷[M].北京:人民出版社,1972:78-79.
④ 常运立.战争境遇中军医伦理抉择[D].上海:第二军医大学,2008.
⑤ 吴乐山.现代军事医学战略研究[M].北京:军事医学科学出版社,2004:92.

救治,以便他们快速返回战场。功利主义可以快速有效地解决现实生活中的很多问题,然而,功利主义真的能代替医学人道主义成为军医死亡价值观的核心吗?

以有效性原则为道德基础的检伤分类,当其在争取整体利益最大化即最大限度救治病患时,实际是放弃了对生命垂危伤员的救治,因为抢救一个危重伤员和救治一个轻伤病员所损耗的医疗资源成巨大反差。但是,当医生不再以伤员的伤势情况为分类唯一准则,而是优先救治有"价值"的伤病员,即对恢复战斗力有帮助的伤病员时,这样的检伤分类出发点,已经违背了检伤分类的初衷,违背了医务人员救死扶伤的职业道德。这不仅损害了期待救治者接受医疗救治的权利,对处于垂死边缘的伤员而言,更是一种以他们的生命换取战斗力再生的野蛮交换,剥夺了垂危士兵生命权的行为。

《希波克拉底誓言》强调:"无论至于何处,遇男或妇,贵人及奴婢,我之唯一目的,为病家谋幸福,并检点吾身,不作各种害人及恶劣行为。"医务人员的一切行为都应该以对患者有益为出发点,医学的人道主义必须凌驾于战场功利主义的需求之上,只有这样,医务人员才能永远充满人性的光辉。

(三)原因之三:战场医疗资源短缺

医疗资源包括医疗卫生部门所拥有和使用的人力、财力、物力、技术、时间和信息资源的综合。众所周知,疾病是战争不可避免的伴随者,军队的疾病、非战斗伤入院率远高于战伤入院率。然而,战地医疗资源由于物资储备、人员配备等方面的限制,大多十分有限。因此,在医疗资源捉襟见肘的时刻,医护人员虽然尽力挽救每一个生命,却也显得力不从心。

2010 年 4 月 12 日,普利策奖正式揭晓,一篇《"纪念医院"里的死亡抉择》的文章获得了调查报告类的普利策新闻奖。文章记录了新奥尔良市纪念医院在卡特里娜飓风来袭时,对重病伤员实施安乐死的过程。2005 年 8 月 29 日,卡特里娜飓风来袭前,近 2 000 名患者和工作人员涌进了纪念医院,飓风登陆后,医院成为灾难中人们唯一的避难所。然而,随着飓风的肆虐,48 小时后,医院已经无力担负起所有伤员的救治任务,医院开始考虑分组撤离。讨论的结果是,能自由走动的伤员首先撤离,而病情危急,被列为"放弃复生"的伤员被列入了最后撤离的名单。9 月 1 日,救援人员赶来,要求人们在下午 5 点前全部离开医院,但是医务人员本身已经疲惫不堪,没有足够的人力将 9 个危重伤员从 7 楼的医疗中心搬下 5 层楼梯。不得已,医务人员决定对他们进行安乐死,为他们注射了剂量足以致死的吗啡和咪达唑仑。

医疗资源的不足将迫使医务人员做出与自身意图相违背的行为,比如,对伤员区别对待。和平时期医院的资源配备相对稳定,各种技术水平、装备水平、物资来源等都能保持稳定供给状态,库存的药品器械能及时得到更新和补充,医疗机会均等,伤员之间的矛盾并不突出。然而,当战争爆发、灾害发生时,瞬间便能造成大量伤员同时出现,不仅摧毁当地的生命线工程,医疗机构也可能同时被摧毁,而且造成危重伤员居多、医疗资源严重不足、医患比例严重失调的情况。大批伤员同时出现,使他们对有限的医疗资源构成一种竞争关系,医务人员必须在他们中进行甄别和选择。

医疗资源的不足迫使医务人员放弃对临终伤员的治疗。上文中,纪念医院救治人力的限制,迫使医务人员做出了对患者实施安乐死的决定。这是违背医务人员本意,但是在医疗资源缺乏的情况下不得已而为的行为,也是当时情境下对伤员最人道的决定,他们没有将那些临终伤员弃之不顾。在军事行动中,我们并不提倡安乐死,但是,当伤员生命体征已经开始衰竭,并处于极端痛苦的情况,而医疗资源又极其宝贵,继续救治这些濒死伤员将损害其他伤员生命权的时候,帮助患者减轻痛苦,实现有尊严的死亡是医务人员对患者最后的义务。纪念医院的医务人员事后这样描述自己当时的心情:"当你考虑到不能将他们弃之不管时,人性化的做法是将他们从痛苦中解救出来。"①医疗资源的限制要求医务人员在众多的伤员中进行抉择,将生命的希望给予更多的人,但对于临终伤员,也不可以漠视其死亡。这样的要求迫使医务人员在困境中寻找一种平衡,对临终伤员采取最人性化的处置方式。但是事后,医务人员处理临终伤员的方式往往会遭到伦理的谴责,这对医务人员而言是极不公平的。

日常生活中,卫生资源的分配是以"公平优先,兼顾效率"为原则。然而,当军事行动中医疗资源有限,无法满足濒死伤病员的需要时,出于战场效益的需要,迫使医务人员不得不以效率优先,兼顾公平,使得濒死受伤士兵无法享受到本应享受的医疗待遇,甚至被迫放弃治疗。

---

① 王清.纪念医院:"安乐死"的是与非[J].环球,2011(3):54-56.

第四节　中国军事医学死亡伦理原则与规范

一、中国军事医学死亡伦理建构的理论依托与现实基础

（一）军事医学死亡伦理建构的理论依托

1. 理论基础：当代生命伦理死亡观

当代生命伦理学对死亡的看法日渐成熟。经过神学阶段的蒙昧和经验医学客观但片面的讨论后，人类对死亡的认识逐渐全面，开始从生物、医学、社会等方面对死亡这一现象进行全方位考量。所以，在生命质量论和生命价值论的基础之上，人们完成了人类对自身生命的完善性认识，即生命神圣—质量—价值论。"生命神圣—质量—价值论认为人的生命是极其宝贵的，具有一定的质量，能够创造价值。因此，人类应该珍重、救治、完善自身生命，但在一定的条件下，可以根据其生命的质量和价值，采取相应的措施分别对待。"①

生命神圣—质量—价值论表明，生命神圣始终是最高的伦理准则，医务人员的一切行为必须以不伤害伤员的生命为前提。然而，当死亡成为不久之后必然出现的结果时，死亡质量的高低直接决定了伤员的生命质量，所以，可以允许医务人员为了保障伤员的死亡质量，而采用姑息治疗措施。但是，伤员的人生价值不会因为伤员的逝去而消失，医务人员应该以最优的临终关怀照顾伤员，减轻伤员对死亡的恐惧，这是对伤员这一生为社会所作贡献的肯定。生命神圣—质量—价值论为军医在军事行动中的医学行为提供了理论依据。对医务人员而言，尽力抢救每一位伤员是军医应尽的职责，但是当伤员进入不可逆死亡阶段或已经是脑死亡时，停止侵入式的无效治疗，是出于对伤员死亡质量的保障和对全部伤员群体整体利益的考虑。停止无效治疗的同时，节约了有限的医疗资源，得以抢救更多的生命。对军人而言，到死都可以保持军人的威严是对他最优的死亡方式，撤去侵入性治疗的仪器，以精神的安慰代替冰冷的手术刀，伤员在临终阶段感受到的是医务人员对他崇高的敬意和无微不至的关爱。

随着生物—心理—社会医学模式的建立，当代生命伦理学对死亡的看法

---

① 孙慕义.医学伦理学:第2版[M].北京:高等教育出版社,2010:144.

也越来越为大众所接受。

2. 价值归宿:马克思主义死亡观

马克思主义死亡哲学是马克思主义哲学必不可少的一个分支,是中国现代死亡哲学的重要来源,是我们时代居主导地位的、不可超越的死亡哲学,它的产生是人类死亡哲学史上的伟大变革。人的有死性与不朽性,死亡的必然性与人身自由的辩证连接,个体生命的有限性与群体生命的无限性的辩证连接,个体死亡价值与人类社会发展走向和人类解放大业的辩证连接,构成了马克思主义死亡哲学的基本内容①。马克思主义死亡观具有明显的无产阶级属性和人生价值观意义,是中国军事医学死亡伦理的理论基础。马克思主义死亡哲学的奠基人恩格斯,用辩证的观点看待生与死的关系问题,提出生就意味着死,死是人类生命的必然现象,坚决反对基督神学的宗教死亡观。死亡是生命的一部分,要坦然面对死亡。

对战地医务人员而言,正确看待死亡是做好本职工作的基本要求。战场的险恶环境下,正与邪、善与恶、美与丑的对立,不断地斗争、异化,使人成为矛盾的复合体,人性的丧失以及蜕变让人类似乎陷入绝望②。医务人员要正确对待这样的绝望情绪,不仅要将其从自我的情绪中排除出去,而且还要帮助临终伤员排除这些负面情绪。对此,恩格斯给出了自己的答案:"由于自然的必然性而发生的一切事件,不管多么可怕,它们自身都包含着一种安慰,衰老和濒死都不能破坏我的情绪。"③临终、死亡是生命的必然现象,既然是已经发生的,我们何不坦然接受它们,并用自己的行动改善它们。此外,正确看待死亡,是做出正确医疗诊断的前提。医务人员主观地不接受死亡,会浪费大量的医疗资源,而消极地提前判定伤员死亡,会使伤员失去生命的权利,两者都不可取。

恩格斯在《1848 年至 1850 年的法兰西阶级斗争》一书的导言中指出:"群众自己应该明白为什么流血牺牲。"由此,马克思主义死亡观提出了对死亡意义的看法——死亡的意义在于为人民群众而死。为了人民群众而死是每一个

---

① 段德智.马克思主义的死亡哲学及中国死亡哲学的历史地位刍议[J].武汉大学学报(社会科学版),1991(5):57-62.

② 杨放,王芳.国外军事医学伦理学的发展概论[J].医学与哲学(人文社会医学版),2007(9):10-11.

③ 恩格斯.自然辩证法[M].北京:人民出版社,1971:270.

军人的最高死亡荣耀，正如毛泽东所说："为人民利益而死，就比泰山还重；替法西斯卖力，替剥削人民和压迫人民的人去死，就比鸿毛还轻。"①只有明确了为人民群众而死的死亡观念，医务人员才能在恶劣的战场环境中，默默地坚持下去，信念的力量会在他们彷徨无助时给予指引。

马克思主义死亡观不仅指导我们如何看待自身的死亡，也告诉我们怎样做才是对死亡最大的尊敬。军事行动中，当一个年轻的生命渐渐离去时，医务人员都会对这位为国捐躯的英雄产生崇高的敬意。可是，怎么做才是真正做到了对他们的最大尊敬呢？是每天以泪洗面，还是办一场隆重的葬礼以示哀悼？恩格斯说："我们一定要坚守岗位！"②毛泽东号召"踏着他们的血迹前进"。③

3. 文化土壤：中国军人生死观

中国军人的生死观经历了古今的传承，中国传统的武德文化和当代革命军人的核心价值观共同影响着现代军人对死亡的看法。

武德文化是中国传统军人伦理观的精华。所谓武德，即用武、从武之德性，指军旅生活中的一切道德现象及其与军旅生活相关的道德意识、道德活动、价值观念和思想道德品质的总和。④《左传·宣公十二年》中写道："夫文，止戈为武。"意思是能为国家和人民免除干戈之苦的武是一种德。军医的职业目标就是救死扶伤，减轻战场士兵、战地百姓的身体和精神痛苦，是以自己的实际行动减轻伤员遭受的干戈之苦，是一种武德行为。

中华武德精神蕴含着忧国爱民、爱卒知卒、仁者无敌等人道主义精神，而摒弃了愚忠愚卒、残民杀降等封建、消极的糟粕⑤，它能从中国传统军人伦理道德出发，指导当代军医的战场行为，是不可多得的道德资源和宝贵财富。忧国爱民要求军医在军事行动中以国家利益至上，爱护伤员的生命；爱卒知卒要求军医爱惜士兵的生命，慎重对待伤员的生命；仁者无敌要求军医以"仁"为行动指南，救济天下苍生；不残民杀降要求军医善待俘虏，以人道主义情怀救治战俘。军医以武德精神作为价值导向，既符合中国的文化大环境，也能确保军医

---

①　毛泽东.为人民服务[A].保持共产党员先进性教育读本[M].北京：党建读物出版社,2005：121.

②　马克思恩格斯全集：第22卷[M].北京：人民出版社,1972：607.

③　毛泽东选集：第3卷[M].北京：人民出版社,1991：1099.

④　王联斌.中华武德文化研究[J].学术月刊,1998(10)：85-92.

⑤　史文龙.当代军人道德修养要汲取优秀传统武德文化[J].空军政治学院学报,1998(3)：74-76.

永保良知的底线。

"忠诚于党,热爱人民,报效国家,献身使命,崇尚荣誉"是当代革命军人的核心价值观。党的十八大强调,在国防和军队建设中要"持续培育当代革命军人核心价值观"。当代革命军人核心价值观的五个方面相互联系,共同构成了核心价值观体系的整体。如果将忠诚于党、热爱人民、报效国家、崇尚荣誉划归为观念层次,那么献身使命则是更具体的行为层次,只有在献身使命的实际行动中,才能更好地体现观念层次的价值理念[①]。对军医而言,献身于为人民服务的使命,以无私奉献的精神救治伤员是践行当代革命军人核心价值观的有效途径。

献身使命,要求军医在战场上、在非战争军事行动中勇往直前,视伤员的生命为自己的生命,以奋不顾身的决心救治伤员。中国全军优秀共产党员、原广州军区联勤部自觉践行当代革命军人核心价值观十大标兵杨铭医生,在2008年汶川抗震救灾行动中,冒着生命危险,爬进尚有余震的废墟中,救治伤员,使得在废墟下被埋了124小时的伤员被成功救出,创造了震惊中外的救生奇迹。杨铭只是千千万万军医中的一员,正是在这样的献身使命精神的引导下,中国军医从死神手中抢救出了一条又一条生命,他们不顾自身安危,以伤员的生命为重,自觉将自己的生命价值融于救死扶伤、救治伤员的行动中去。

(二)军事医学死亡伦理建构的现实基础

高科技战争的发展与生物技术的变革是构建中国军事医学死亡伦理的现实需求。一方面,科技在战争中的运用使得战争中的人员伤亡越来越大,人们开始呼唤生命权利的保障以防止科技成为杀戮的工具;另一方面,生物技术和高科技改变了人类传统的医疗救治模式,越来越多的伤员得以长时间维持在濒死状态。因此战争情况下,医务人员该以怎样的原则处理临终伤员的医疗问题成为一大难题。

1.高科技战争的发展与变革

现代战争已经突破了传统战争的局限,越来越重视科技在战争中的运用,这使得现代战争的伤亡人数越来越多。1945年,美国向日本的广岛和长崎分别投掷了两颗原子弹,广岛有7万～8万人被炸身亡,长崎死亡人数为

---

① 郭文俊.献身使命与革命军人核心价值观[J].海军工程大学学报(综合版),2010(3):23-25.

3.5万～4万人,两地的死亡人数之和为10.5万～12万[①]。1999年科索沃战争,历时78天,以美国为首的北约共发射了1 300枚巡航导弹,空袭造成南联盟1 000多人死亡,数十万阿尔巴尼亚族人沦为难民,战争中使用的贫铀弹和《日内瓦公约》禁用的集束炸弹导致当地新生儿患白血病和多种畸形病态。当战场死亡人数在科技的推波助澜下直线上升时,我们不禁要问:科技能做到的就都能做吗? 当科技与人性发生冲突时,我们凭什么阻止它? "二战"中,一些医生和科学家们沦为希特勒屠杀犹太人的刽子手,他们以科学的名义为希特勒研究大规模无痛苦的"干净"杀人方法,并提供技术保障。他们沉溺于一个又一个技术性难关的攻克,全然没有抬起头想一想,这样的行为是一个医生、一个有良知的人应该做的吗? 当代科学史学科的奠基者萨顿(George Sarton)指出:"他们对技术的专注以及由此而来的麻木不仁和无知无觉达到那样一种程度,致使他们的精神对人性已经完全排斥,他们的心灵对仁慈已毫无感觉。"[②]医生对死亡的漠视使他们被科学所驾驭,失去了一个医生应有的良知,成为人类的罪人。

2.生物技术与生命技术的发展与变革

随着医学技术与科技的发展,一些过去看来是不治之症的疾病开始有机会治愈,呼吸机、体外循环机的使用,更使得已经濒临死亡的伤员生命被最大限度地延长了,临终伤员的死亡进程减慢。这一方面使得伤员可能在违背自己的意愿或处于极端痛苦的状态下被迫活着;另一方面,越来越多的濒死伤员让战地医疗资源不堪重负。医务人员必须在医生使命、伤员意愿、战场效益和医疗资源效用之间进行艰难的抉择。当想放弃临终伤员的救治时,担心会被贴上不人道的标签,尤其当伤员不能明确表达自己的意愿时,如若继续救治,对宝贵的战场资源是极大的浪费,况且伤员人数在不停地增加,救治压力不容小觑。为了避免医务人员在两难的境遇中彷徨、为难,战地医务人员需要深刻地理解战地死亡现象,必须以全新的理念看待临终伤员的救治问题,根据战场环境,灵活地做出战场救治决定。

生物技术与生命技术的发展也引发了人类的另一重担心,人类是否会在不知情的情况下成为生物技术发展的试验品? 尤其是对军人而言,军队固定

---

①　何兆雄.实用生死学[M].北京:海洋出版社,2006:14.
②　[美]乔治·萨顿.科学史与新人文主义[J].科学与哲学,1984(4):12-13.

的人数、良好的身体素质、规范的作息规律,很容易成为生物学家眼中"优秀的实验对象"。例如,美国某些秘密进行的医学实验,将美国军人当成"小白鼠",而受试者并未察觉。因而要预防这样的实验,需要军医道德的自律。军医们必须清醒地认识到,生物技术与生命技术的发展绝不能以人生命的死亡为踏脚石,只有在生命道德的约束、引领下,生物技术和生命技术才能走得更远,造福更多的人。

二、中国军事医学死亡伦理的基本原则

(一)敬畏生命原则

"敬畏生命"的伦理思想由法国医学家、哲学家、诺贝尔和平奖获得者阿尔贝特·史怀泽(Albert Schweitzer,也译作阿尔贝特·施韦泽)提出,他在著作《敬畏生命》中说道:"实际上,伦理与人对所有存在于他的范围之内的生命的行为有关。只有当人认为所有生命,包括人的生命和一切生物的生命都是神圣的时候,他才是伦理的。只有体验到对一切生命负有无限责任的伦理才有思想根据。"[①]在他看来,生命是相互联系的,人的生命是依托于其他生命的联系而存在的,敬畏生命不仅指人的生命,还包括其他动植物的生命,我们都应该保持敬畏之心。他认为"善是保存生命,促进生命,使可发展的生命实现其最高的价值。恶则是毁灭生命,伤害生命,压制生命的发展。这是必然的、普遍的、绝对的伦理原理"。战争是一场生命的较量,敬畏生命必须是战地医生一切行为的出发点,医生必须像敬畏自身的生命意志一样敬畏他人的生命意志,这样的敬畏即对生命的慎重和终极关切。

军医只有怀着对生命的敬畏之心,才能在战火中勇于牺牲,去营救伤员。敬畏生命就要善待生命,就要求人在力所能及的范围内,承担起应尽的社会责任。军医只有怀着对生命的敬畏之心,才不至于陷入麻木的境地,做好临终关怀。无论是中国"医乃仁术"的医学人文传统,还是西方医学中源于古典人文主义与宗教的普爱精神,都认为医乃生死所寄,治病者首先应该爱人,不仅爱护、救治患者,还必须通过治病,将仁爱之心播撒到普天下的黎民百姓。[②]军医只有怀着对生命的敬畏之心,才能具备人性的尊严,才能从心里接受伤员,理

---

① [法]阿尔贝特·史怀泽.敬畏生命[M].陈泽环,译.上海:上海社会科学院出版社,2003:9.
② 赵美娟.敬畏生命[J].医学与哲学(人文社会医学版),2006(8):52-54.

解伤员。军医只有怀着对生命的敬畏之心，才会更加珍惜生命，产生对生命的悲悯，进而守护良知的灵魂。军医只有怀着对生命的敬畏之心，才能在救治伤员生命中实现自己的人生价值。军医，首先是一名为人民服务的军人，善良是军人不可或缺的品质，也是最基本的品格。只有心怀敬畏生命之心，才具备人性的尊严，才能成为人性丰满的军人，进而才能理解牺牲的价值，真正明白"死有轻如鸿毛，有重如泰山"；只有敬畏生命，才能真正理解自己的使命，爱惜自己的生命，更好的为祖国服务；只有敬畏生命，明白任务再微不足道，都是事关大局的重要一环，才能小心、谨慎地完成每一次任务。康德曾指出："有两样东西，人们越是经常持久地对之凝神思索，它们就越是使内心充满新而日增的惊奇和敬畏：我头上的星空和我心中的道德法则。"①对敬畏生命伦理观念的不断探索，才能确保军医以伤员的生命为重，不脱离人道主义的根本。军事行动中，军医该如何真正做到敬畏生命呢？

首先，敬畏生命，要承认生命的平等性。军事行动中临终伤员的生命都不应该有高低贵贱之分，不能因为伤员已经丧失了战斗能力就不予救治，更不能由官阶大小决定救治顺序的先后。敬畏生命思想已经成为当代生命伦理学的重要思想来源。敬畏之"敬"，体现着对宇宙自然规律的遵从；敬畏之"畏"，体现着人类在自然力面前的谦卑、警惕与谨慎。有敬才能有所持，有畏才能有所防②。

其次，敬畏生命，就是要愿意为救治伤员的生命而奉献自己的生命。"伦理的思想必然的、有内容的、始终富有活力和客观地与现实交锋的基本原则是：出于敬畏生命的对生命的奉献。"③奉献的最高境界是为人民而牺牲，所以，敬畏生命要求医护人员敬畏战场一切生命，尤其是伤员的生命，时刻准备为救治伤员而献身。白求恩大夫、柯棣华医生都是军医敬畏生命的楷模，他们将自己的生命献给了中国人民的解放事业，献给了中国人民。模范军医吕士才说："人生的过程，无非是生老病死。但生要生得有意义，死要死得有价值。为党、为国、为人民，我可以不惜一切，甚至生命。"④

最后，敬畏生命，就是要切实履行人道主义。敬畏生命者认为，善是保存

① ［德］康德.实践理性批判［M］.北京：人民出版社，2003：220.
② 武高寿.敬畏自然与有所作为的辩证法［J］.科学技术与辩证法，2005（10）：3.
③ ［法］阿尔贝特·施韦泽.文化哲学［M］.陈泽环，译.上海：上海世纪出版集团，2008：304.
④ 王德才，高叙法，潘荣文.模范军医吕士才［M］.上海：上海三联书店，2005：231.

生命。人道主义要求最大限度救治伤员,是敬畏生命在战场救治中的现实应用。在战场之上,对我方战士而言,敬畏生命就是要确保最大限度地救治病患生命,不以军事需求为理由损害伤员的生命权利和其他利益。对敌方而言,就是善待战俘的生命,按国际法提供人道主义救助。为医家共同遵守的《日内瓦宣言》曾承诺:"我一定要保持医生职业的荣誉和高尚的传统……我绝不让我对病人的医务受到种族、宗教、国籍、政党和政治或社会地位等方面的干扰。对于人的生命,自共孕育之始,就保持最高度的尊重,即使在威胁之下,我也绝不用我的知识做逆于人道法规的事情。"毛泽东在《论持久战》中,也提到要将尊重已经放下武器的敌军俘虏的人格放在与尊重士兵、尊重人民同样重要的位置上。这都体现了中国军队本着革命人道主义精神,对战俘生命权利的尊重,做到了对生命的敬畏。

(二)不践踏生命原则

不践踏生命是死亡伦理的道德底线,是"所有人都必须遵守的最基本的、最根本的原则、规范,人必须先满足于这一底线要求,然后才能在这一原则下去灵活处理各种伦理难题"[①]。在战场特殊情境下,在处理普通伤员和临终伤员的过程中,我们会遇到很多的伦理难题,没有一条普适的原则可以用于处理所有的问题,军医必须根据现场情况灵活地选择处理方式,但是所有的方式无不以不践踏生命为基础,这就是伦理的底线。

首先,不践踏生命原则要求医务人员做到不刻意结束伤员的生命。就是说,医生不可以实施导致伤员死亡的积极行为,即使得到伤员的授权,也是不被允许的。相比被动安乐死的争议,主动安乐死几乎呈现一边倒的批判趋势,因为在伤员死亡的过程中,医务人员起了积极的推进作用,这不仅违背了医生的职业道德,更触犯了法律。第二次世界大战中,希特勒的私人医生卡尔·布兰特奉希特勒之命执行了T-4计划,即对患有不治之症和无法治愈残疾的人实行所谓的"安乐死",代号T-4,目的是实现"种族优化"。最终,他被国际法庭处以绞刑,得到了应有的惩罚。布兰特残忍地剥夺了那些"患有不治之症和无法治愈残疾"人群的生命权,这是对人类生命权利的践踏,漠视生命让一个医生失去了最基本的人格道德,变得冷酷、残暴。不践踏生命原则,强调军医在医疗活动中对伤员的神圣义务,军医一切决定的出发点都必须是慎重的,有充

---

① 郭亚萍.生命科学技术的哲学思考[J].理论导刊,2006(12):35-37.

分科学依据的,不是主观随意的。不践踏生命原则是比彻姆四原则之一的"不伤害原则"运用于临终伤员这一特殊群体更准确的要求,它时刻提醒医务人员,手中紧握的是一条宝贵的生命。

其次,不践踏生命原则要求医务人员绝不借医学之名行杀戮之实。作为一名医学博士,日本侵华战争时期 731 细菌部队的核心人物——石井四郎,他并没有成为救死扶伤的白衣天使,相反成为利用细菌武器屠杀中国平民的恶魔。他认为制造生物武器既省钱省料,又具有不可估量的杀伤力,这对经济危机、钢铁缺乏的日本帝国来说,是一举两得的大好事①。《希波克拉底誓言》强调:"我愿尽余之力和判断力所及,遵守为病家谋福利的信条,并检束一切堕落及伤害人行为。"石井四郎不仅违背了医生的誓言,更超出了伦理的底线,丧失了人之为人的基本道德。

最后,不践踏生命原则要求医务人员做出医疗行为的主观出发点必须是善的。那是否行为结果也必须符合这一原则呢? 对此我们认为,不践踏生命原则不仅是义务论也是功利论,要求一切医疗行为的后果也必须不能伤害伤员的生命。然而一个医疗手段的实施往往伴随着双重影响,即预期效果的实现和随之产生的消极后果,这就是医疗的双重效应。如,在临终护理环节,不践踏伤员的生命和使用吗啡等镇痛药物缓解疼痛使伤员舒适的原则是不矛盾的;但当伤员病情危重,药剂量超出安全范围,可能对伤员产生生命威胁时,这两个原则就会发生冲突。解除伤员痛苦是医疗行为的积极效应,而伤员生命产生危险则是间接的无法避免的消极效应。这两个方面都是医生在做决定之前必须考虑的,只有在利大于弊,且伤员已经知晓可能产生的弊端时,这一行为才可以称之为对的。不践踏生命原则作为伦理学最基本的道德原则,是医生必须遵守的道德底线,将不践踏生命视为道德的主导理念及死亡伦理学基本的价值原则的做法,虽然从表面上看似乎是降低了道德的要求和水平,但实际上却是多元化时代里人们以理性的方式所能期待的最好的东西。

（三）科学死亡观原则

随着科技的发展,人类必须确立一种全新的、科学的生死观念来适应生命技术发展需要,以使得科技的发展和应用符合人类的长远利益。科学的死亡

---

① 韩晓,辛培林.日军七三一部队罪恶史[M].哈尔滨:黑龙江人民出版社,1991:2.

观是以马克思主义死亡观为核心的死亡观,是尊重个体生命和死亡权利的死亡观,是生命长度和死亡质量相统一的死亡观。

科学的死亡观是吸收了马克思死亡观精华的死亡观。以人为本,客观、辩证地看待死亡是马克思主义死亡观的精华。以人为本是马克思主义死亡观的出发点,马克思认为"人是人的最高本质""人的根本就是人本身"①。所以,科学的死亡观,必须将人作为基本出发点,凡是对人不利的都不能做。从唯物主义的角度客观地看待死亡是马克思主义死亡观的精华,是科学死亡观区别于其他死亡观的根本。要以客观的态度看待人的死亡,生老病死是人的自然状态,不是神的旨意,更不是诅咒。科学的死亡观将人还原成最基本的生物体,就要求我们从人的具体的历史和生存状态出发,对人的生命有客观的认识,既不盲目追求生命的长度,也不寄希望于下一世。人存在于当下,死亡随时可能发生,我们能做的,就是在死亡来临之前,实现对生命的意义和生命价值的追寻。辩证地看待生与死是马克思主义死亡观的基本方式。恩格斯强调生就意味着死,生与死的辩证统一让我们既要追求生命的充实,也要正视死亡的必然,承认死亡是生命的一部分,要以一种豁达的心态,迎接死亡的到来。

科学的死亡观是尊重个体生命和死亡权利的死亡观。总体而言,马克思主义的死亡观更多的是从社会和阶级的角度展开的,对个人的论述较少②。但是随着社会的发展,现代人的意识越来越自我化。现阶段,军队的主力大多由"80后"(一般指 1980—1989 年出生的人群)、"90后"(一般指 1990—1999 年出生的人群)年轻人组成,他们对生命的看法相比中华人民共和国成立初期的军人自我意识更强,他们认为生命是个我的,生活是个我的,人生亦是个我的,他们崇尚自我权利的保障。所以,科学的死亡观必须与时俱进,充分考虑现阶段军人生命观的特点,尊重伤员自身的生命和死亡权利。

科学的死亡观是生命长度和死亡质量相统一的死亡观。随着生物技术的发展,人类的生命被尽可能延长了,人类开始考虑生命的质量,尤其是死亡的质量。正如俄罗斯思想家别尔嘉耶夫(Nicolas Berdyaev)所说:"人的最后期待与死亡相关。"③人类对死亡质量的关注丝毫不会低于对生命长度的关注,因

① 马克思恩格斯全集:第 1 卷[M].北京:人民出版社,1991:460-461.
② 丁建波,王萍.论现阶段科学的生死观[J].聊城大学学报(社会科学版),2008(1):17-22.
③ [俄]别尔嘉耶夫.论人的使命:悖论伦理学体验[M].张百春,译.上海:学林出版社,2000:330.

为死亡是每个人最终的归宿。生命再长，死亡都是必然到来的，没有痛苦且有尊严地死去是每个人的希望。科学的死亡观要求能理性地看待生命的长度和死亡质量的问题，在两者之间找到统一。对医务人员而言，在保证危重伤员死亡质量的前提下，才能考虑伤员的生命长度问题。

在军事医学行动中，军医该如何贯彻科学的死亡观？首先，应该接受死亡，不恐惧、不排斥死亡，坦然地迎接它的到来。受儒家乐生恶死观念的影响，中国传统的医学伦理道德要求军医必须不惜一切代价救治伤员。时至今日，对于伤员的死亡，军医的内心都会产生内疚和不接受的情愫，所以在抢救伤员的时候，会出现"和死神搏斗"等将死亡看成生命对立面的用语。科学的生命观认为生就意味着死，死亡是生命伊始之初就必定会到达的一个终点，是生命的一部分。接受死亡是军医和伤员正确面对死亡的表现。军医应该清楚地知道，当伤员进入不可逆死亡的状态时，临终关怀对伤员而言是最人性化的治疗方式。在临终关怀阶段，军医并非不作为，而是以精神治疗为主，减轻伤员对死亡的恐惧，让伤员体会到，死于战场对于军人而言是生命价值的最高体现，他们的生命在这一刻得到升华。身体的生命终会终结，而道德生命却会因为造福社会而发扬光大、永远不朽。

其次，当伤员已经进入不可逆的死亡状态时，要从生命神圣、生命质量和生命价值出发，全方位的考虑是否继续治疗。现代技术的进步已经足以拖延死亡，这强化了军医需要决定何时接受死亡，不再延长伤员的濒死状态。当伤员的生命质量已无法得到保障，甚至已经进入脑死亡状态时，军医必须以伤员的死亡尊严为首要考虑对象，根据伤员的生命体征指标和伤员本人的意愿做出是否停止治疗的决定，包括战场指挥官在内的任何其他人，都不能代替其决定。军医在确定其生命已经进入不可逆死亡状态，并且停止救治是伤员的真实意图时，配合伤员停止救治的行为是可以得到伦理支持的，因为此时伤员的生命质量已经无法得到保障，死亡是维护生命尊严。但是，若伤员只是因为伤痛难忍或不想成为军队的负担而请求死亡时，军医坚决不能同意伤员的请求，而且应该采取措施减轻他的身体伤痛并给予心理疏导，防止伤员自杀。若伤员已经没有能力明确表达结束生命的意愿，但是已经进入不可逆死亡状态时，军医出于战场医疗资源和伤员死亡质量的考量可以停止积极的、侵入式的治疗方式，但应该尽量减轻伤员的死亡痛苦和死亡恐惧，尽量为伤员提供优死的临终环境。撤去一切侵入式的治疗仪器，让伤员自然死亡的方式,既给予了伤员最优的死亡模式,又做到了医疗资源效用最大化,救助了更多的伤员。

需要强调的是,医疗资源效用最大化是军医科学对待死亡的结果,不是出发点。一切医疗行为都是以伤员生命需要为出发点,军医科学地决断了临终伤员何时可以结束生命,才能实现医疗资源的合理分配,不过度医疗,不浪费资源。

(四)生死平等原则

1776年,美国《独立宣言》庄严地宣告:人人生而平等,他们都从他们的"造物主"那里被赋予了某些不可转让的权利,其中包括生命权、自由权和追求幸福的权利。每个人都有活着的权利,人的生命权是优先于生命伦理的其他任何权利而独立存在的,试想连人的生命都不存在了,何来知情同意、有利公平?人人都有生命权,生命权是属于个人的权利。但是,当社会整体利益与之发生冲突的时候,能否将社会整体利益凌驾于个人生命权利之上?也就是说,能否为了达到战争目的而损害临终伤员的生命权利呢?答案显然是否定的,人类不能为了战场的胜利而对已经失去战斗能力的临终伤员进行医疗歧视,将其治疗后置,甚至不治疗,没有任何组织和个人可以剥夺人生命的权利。

著名存在主义哲学家约纳斯(Hans Jonas)曾指出,关于绝症伤员的权利,"事实上伴随着已经显示出来的医学发展,一个新型的'死亡权'似乎已经列上了议事日程"[①]。千百年来,医患之间一直以一种"父权主义"的方式在交流,医生被当成伤员的监护人,他们以自己的专业知识为伤员选择最优的治疗方式,伤员就像一个不懂事的孩子,只能听从医生的安排。然而,随着人类自我意识的不断提升,伤员自主原则已经获得了越来越多的支持。军医只能对伤员提出建议,最终的决定权回到了伤员手中。但是,当临终伤员提出要结束自己的生命时,并强调自己有决定自身死亡的权利时,军医该作何反应呢?不同的情境下,军医必须采取不同的方式区别对待,但是有一点,军医决不能帮助临终伤员自杀。

对临终伤员而言,他们的生命权和死亡权都是平等的,不应该因为其处于

---

① [德]汉斯·约纳斯.技术、医学与伦理学:责任原理的实践[M].张荣,译.上海:上海译文出版社,2008:200.

临终状态而被剥夺。《希波克拉底誓言》说："对待病人不分贵贱,一视同仁,医生须以病伤员利益为最高目标追求。"人人享有平等医疗的权利,这是伤员权益的基础。在临床实践中,医疗公正原则体现在两个方面:医患交往的公正和医疗资源分配的公正。医患交往的公正要求医务人员与伤员平等交往,并对各类病患一视同仁,即不能因为伤员身份的差别就区别对待,对待军官、士兵、平民、战俘都要秉承人道主义的救治原则,不能歧视。医疗资源分配的公正并不是指将医疗资源平均分配,而是对不同医疗需要的伤员给予合理的医疗待遇,从医疗公正的角度出发,生命垂危伤员是首先应该得到医疗救护的。从生命权利的角度出发,我们应该谨记,放弃对濒死伤员的临终救治,等同于强迫伤员选择了死亡,医学决不允许以命换命。生命权是人类最基本的权利之一,当人们生命受到威胁时,有要求获得治疗、争取生存的权利,这是中国在几千年医疗实践中,形成的人道主义传统。以命换命的被扭曲的检伤分类置危重伤员的生命权于何地! 所以,如何做到在维护伤员生命权的前提下,用有限的医疗资源最大限度救治病患,同时对于那些没有救治希望的如何做好临终关怀,是我们首先要考虑的问题。

如何实现战场生死平等? 作为军医而言,首先,应该保障的就是伤员生物的、生理上的生命,即使已经处于濒死阶段的伤员,医生也应该给予基本的医疗照护。相比其他生命伦理原则,生命权利平等原则都具有绝对的优先权。比如,当战俘的生命出现危险时,军医必须对其进行救治,不能因为伤员的战俘身份就放弃对他们的治疗或故意延误治疗。又如,为了医疗资源或者战场战斗力而放弃对临终伤员的临终护理,这是极大的生命权利不平等。生命平等是优先于其他任何理由而存在的,违背了生命平等原则的任何伦理原则都是不道德、不正义的。一种理论,无论它多么精致和简洁,只要它不真实,就必须加以拒绝和修正;同样,某些法律和制度,不管如何有效率和有条理,只要它们不正义,就必须加以改造和废除①。

其次,充分考虑临终伤员的生死意愿,以保证战场死亡权利平等。在战场情境下,临终伤员孤身一人,所以,军医必须与伤员本人进行交流,考虑伤员自身的意愿,以决定是否终止这种靠医疗手段维持伤员生命的临终状态。告知伤员时日无多并不是对伤员的残忍,反而有利于伤员在最后的日子里,完成一

---

① ［美］罗尔斯.正义论［M］.何怀宏,等译.北京:中国社会科学出版社,1988:3.

些未了的心愿,减少人生的遗憾。在通往死亡之门的道路上,每个濒临死亡的人都有选择如何有尊严地结束自己生命的权利。但在战场情境下,死亡权利平等又与平时不同。其一,死亡权不再是伤员个人的权利,而是医患双方之间共同的平等权利,这里的医患双方不单指医生与伤员,医方还包括了类似战场指挥官这样的战场决策者。正如上文所说,战场指挥官、军医和伤员自己都无权单方面决定伤员的生死。当伤员进入不可逆死亡状态时,应该尊重伤员本人的意愿,决定是否撤去其维持生命的仪器,如呼吸机。当伤员无法做出决定时,医务人员和战场指挥官根据战场情况,共同做出决定。需要指出的是,如果此时伤员正遭受着无法治愈的痛苦,而且临近死亡,此时,不论伤员清醒与否,医方可以以减轻伤员的痛苦为主,采取保守的姑息治疗方式。其二,死亡权利平等体现在伤员和伤员之间的平等。战场医疗资源有限,当不同的伤员,如战场指挥官、士兵、俘虏、平民等,都生命垂危需要救治时,怎样确保他们之间救治权利的平等?军医能否对指挥官优先救治,或者直接剥夺俘虏的救治权利?通常而言,根据伤情将治疗机会给予最需要的人是最公平的做法。但若伤情一样但药物有限的情况下,伤员之间的死亡权利该如何平等?此时,军医在询问伤员意愿的同时,还必须考虑伤员此时在做出这个决定时,是否出于其真实意图。若伤员此时已经意识模糊,军医有权不接受伤员的要求,因为此时伤员是一个无行为能力的人,不能行使自主权利。若伤员的神智是清醒的,军医必须尊重伤员的意愿,这是保持死亡权利平等的前提。死亡权利平等不是绝对平等,每个人对平等的定位标准不同,尊重了伤员的意愿对伤员而言就是做到了平等。但若都不愿意放弃救治机会,而医疗资源不足以救治全部伤员时,必然将会有部分人因为得不到救治而死去,这样的情境即进入了死亡权利限制的范畴,此时,军医对一些伤员的放弃治疗是不受道德谴责的。美国新泽西州最高法院在承认死亡权的同时,也写道"医生有权根据自己的最佳判断实施治疗"。这样的法令可以为中国军队所借鉴,军医不仅有保护个人生命神圣,权利不受侵害的义务,更有保护所有人生命神圣的职责,将有限的资源用于救治最多的伤员,才是正确的选择。至于对哪一部分人进行救治,医务人员可以根据现场情况,对存活概率最大的那部分伤员优先救治。

最后,军医在保障伤员生死平等的同时,还应该确保伤员生命尊严的平等。尊严是人的生物生命以外,高层次的精神生命,尤其对于军人而言,军威重于生命。人的生命尊严具有平等性,不能因为伤员即将死去就亵渎他的尊严,一切临终医疗行为都不该伤害伤员的生命尊严。需要特别指出的是,生命尊严平等原则与敬畏生命原则有本质的区别,生命尊严的主体是"人",敬畏的对象是"生命",我们需要尊重临终伤员。在人的死亡到来之前,无论人类采取积极的还是消极的治疗手段,生命都不可避免地走向终结,我们唯一能做的就是在死亡到来之前,做好临终关怀,使伤员在舒适、安详中离去。临终关怀是以减轻临终伤员痛苦为目的的一种人性化的治疗手段,要求军医既不能刻意延长伤员的生命,也不能提前结束伤员的生命,力求让伤员自然逝去。临终关怀是给予伤员死亡尊严的最合理手段。一个植物人,身上到处插着输液管,失去了与人交流的能力,身体严重变形,并且完全失去了生活自理能力,需要依托别人的料理和照顾,从而彻底失去了自己行动能力,也被视为失去了尊严①。给予伤员的生命尊严,"要把一般意义上的人还原为个体意义上的人,尊重人的主体性、个体性和整体性"②。所以,对于伤员而言,临终关怀不仅是心灵的安慰和死亡恐惧的减除,更是要让伤员清楚地感受到为国捐躯的崇敬和人民永不忘怀的感恩之心,这是他们献出年轻生命应得的荣耀。给予本该属于伤员的尊敬、荣耀,也是体现了精神层次的生命平等。

三、中国军事医学死亡伦理的实践规范

（一）献身军医使命,谨慎对待死亡

履行使命,对军医而言不仅要做好救死扶伤的本职工作,更要在思想上形成献身使命的当代革命军人精神,秉承生命至上的观念,谨慎对待死亡,不亵渎生命。

献身使命是军人特有的人生价值观,是军事行动中医务人员切实履行军医使命的思想保障。胡锦涛指出:"献身使命,就是要履行革命军人神圣职责,爱军精武、爱岗敬业、不怕牺牲、英勇善战、坚决履行好党和人民赋予的新世纪新阶段军队历史使命。"爱岗敬业、不怕牺牲是军事行动中军医的最好写照。爱岗敬业就是要求军医们在战争中坚守岗位,尽己之所能抢救伤员,尤其是危

---

① 许国平.西方关于安乐死法律地位争议的思考[J].中国医学伦理学,1996(6):27.
② 龚鹏,江岩.无伤害——"以人为本"在医学上的核心体现[J].中国医学伦理学,2010(2):84-85.

重临终伤员,尽力挽回他们的生命。不怕牺牲就是要求军医们在战争中"弘扬'一不怕苦、二不怕死'的革命精神,勇往直前,毫不退缩,必要时不惜牺牲个人生命"[1]。

生命的唯一性决定了医生必须谨慎对待死亡,不草率做出终止救治的决定,因为这个决定一旦做出,就意味着一个活生生的生命从此消亡。因此,军医做出准确的判断并非易事,军医必须小心求证,以生命至上的态度救治伤员,不轻易放弃治疗。

生命神圣是军事医学死亡伦理的道德基础,即使对于已经确认进入不可逆死亡状态的伤员,军医也应该抱着敬畏之心,给予伤员死亡的尊严,不亵渎生命,这是医生最基本的伦理底线。军事医学死亡伦理要求军医在工作中,时刻紧绷生命至上的弦,承担起保护团队个体生命不受伤害的义务,对于濒死伤员,不论敌方还是己方,都应该秉承人道主义精神,善待每一个临终伤员。

军事医学死亡伦理从生命神圣论和生命质量论的双重角度出发,要求军医在军事行动中,面对濒临死亡的伤病员,必须切实履行医生职责,不抛弃、不放弃每一条可以挽救的生命,对于濒死伤员,必须怀着对生命的敬畏给予伤员死亡的尊严。

(二)科学面对死亡,合理配置资源

在战争境遇中,军医的职业终极目标只有一个——挽救生命,但是当伤员进入不可逆死亡状态时,允许其不再进行积极治疗,转而以临终关怀为主。然而哪些伤员可以不再积极救治?判断的标准是什么?谁有权做出这一决定?正日渐成为困扰军队医务人员的难题。相比于《医疗卫生管理条例》等法律法规,军事医学死亡伦理是一种更高级的,对医务人员的道德上层建筑起指导、约束作用的伦理规范,它并不拘泥于传统"生命不息,救治不止"的理念,军事医学死亡伦理提倡科学地面对伤员的不可逆死亡,在保证伤员生命权利平等的前提下,合理分配医疗资源,力求做到医疗资源效用最大化。

随着科学的发展,人类的生命被极大限度地延长,呼吸机、体外循环机等仪器的使用,甚至可以将原本已经处于濒死状态的伤员生命延续数周,甚至数

---

[1] 总政治部宣传部.当代革命军人核心价值观[M].北京:解放军出版社,2013:55.

年才逐渐死亡。但是战争状态下,花费大量的医疗资源继续抢救一个已经进入不可逆死亡状态的伤员显然是不能实现的。首先,这是对医疗资源的极大浪费;其次,这是对其他伤员的不公平;最后,从生命质量论的角度而言,这是不人道的,因为伤员最后的日子都是在无意识状态下度过的,没有生命质量可言。急救医学协会伦理学委员会提议,伤员"若处于持续性植物状态或持续性无意识状态……应从加强医护病房(ICU)中移出"①。对进入不可逆死亡状态的伤员放弃医疗急救是为了将医疗资源用于其他更需要的伤员,给更多的伤员带来生的希望,也符合生命伦理学公平公正原则的要求。

需要指出的是,不再进行积极的治疗不等同于不救治,医务人员对进入不可逆死亡状态的临终伤员应采取以临终关怀为主的姑息治疗,以精神关怀为主,尽力降低伤员对死亡的恐惧和身体的痛苦。

军事医学死亡伦理奠定了军医宏观的生命价值观基础,指导医务人员在军事行动中合理地利用医疗资源,在焦躁、紧张的战场环境中常保清醒和镇静,科学地处置死亡。

（三）适应战争境遇,做好临终关怀

军事医学死亡伦理要求在军事行动中,医务人员应树立科学的死亡观,正确看待死亡,切实履行好照护临终伤员生命最后阶段的护理职责,让伤员在生命的最后阶段得到心灵的慰藉。但是,不同的战争境遇下,临终关怀的侧重点不同,在战争环境下,临终关怀的对象通常以士兵个体为主;而非战争军事行动中,除了伤员本身,军医需要关注的对象还包括伤员家属或普通民众,范围相对较广。

临终关怀对于临终伤员本人而言最大的伦理关怀在于认识到自己一生的可贵、可敬之处,带着临终时的幸福感安静、祥和地离开这个世界。战场临终关怀由于受到战场环境、专业人手等因素的限制,与普通的临终关怀相比质量势必会有所下降。但怎样在战争的恶劣环境下,最大限度地减轻伤员的死亡痛苦,平静地走完最后的人生路是军医必须考虑的。军人临终关怀的特殊性在于它是一种涉及特定群体的生命伦理关怀,其关怀客体是军人。军人的特点之一是他们都心怀赤诚的报国之志,对于自己的职业都有着神圣的使命感,

---

① 急救医学协会伦理学委员会.关于危急病人分类的统一陈述［J］.美国医学联合会杂志,1994(271):1202.

愿意为了祖国和人民献出自己的生命。同时,他们又都有着对父母、家人的深深惦记与牵挂。为国尽忠的荣耀和未能尽孝的遗憾组成了他们心中永远的牵挂。军人的特点之二是死亡大多十分悲壮。硝烟弥漫的战场,战友支离破碎的身体已经让战士们承受了巨大的心理压力,为了完成任务,战士们克服着常人难以想象的困难,而当死亡来临的那一刻,所有的画面便会深深地刻入脑海中,不断地回放,让他们在临终之际承受着身体、心理的双重压力。当年轻的生命即将消逝时,心中更多的是对父母的不舍和梦想未圆的遗憾。医护人员必须能深刻体会年轻战士的心理特征,安慰患者,同时,应该协助、指导其战友关爱自己的临终伙伴,鼓励他们一起回忆曾经共同的美好经历,用乐观豁达的生死观感染临终者,让其感受到大家对他为国奉献的敬意。帮助伤员认识到自己牺牲的价值,认识到死在战场是军人生命的最高荣耀,是实现了保卫祖国的"大孝",父母及家人都会为其自豪。当士兵带着满足的微笑离开这个世界时,军医付出的不仅是对生命最后的关爱,更给予了临终士兵最优的死亡尊严,这才是真正有价值的临终关怀。

在非战争军事行动中,涉及临终关怀的行动主要有国家援助、抢险救灾、支援国内地方政府等。这三类行动中,根据服务对象的种类,临终关怀可以分为两种——涉外临终关怀和国人临终关怀。两者的共同点是军医的行为都必须以尊重当地习俗为前提,比如,包括中国在内的许多国家都有"落叶归根"的习俗,认为生命的最后时光应该在家里度过,军医就应提前与家属沟通伤员回家的时间及回家后的护理方式。为了避免不必要的医患冲突,达到最好的治疗效果,"事先对救助地的风土人情进行了解"是医生应该首先做好的功课。涉外临终关怀中,军医首先面临语言的考验。虽然有翻译,但军医此时一个眼神、一个手势都可能对伤员产生微妙的心理暗示,所以军医要格外注意自己的身体语言,以免增加伤员不必要的心理负担。而国人临终关怀的特点在于,其关怀对象不仅指临终伤员本人,还包括其家人。受中国传统重"家"文化的影响,一个家庭成员的突然离世通常会对其身边的亲人产生很大的精神打击,死亡带来的阴阳两隔让活着的人感到痛不欲生。用爱去关怀伤员家属,帮助他们看到亲人牺牲的价值,认识到虽然失去了亲人,但是自己活着对健在的人还有一份伦理责任,也是军医的职责之一。

(四)严肃对待遗体,守护逝者荣誉

在《中国人民解放军纪律条令》中,荣誉称号被列为中国军队的最高奖励,崇尚荣誉一直都是革命军人献身使命的最大精神动力。①我们不仅要给予活着的英雄应有的荣誉,对于那些为国牺牲的烈士,更应该向他们致以军人最崇高的敬意。瑞士军事家若米尼在他的名著《战争艺术概论》中说:"假使在一个国家里,那些牺牲生命、健康和幸福去保卫国家的勇士,其社会地位反而不如大腹便便的商贾,那么这个国家就一定是非常可悲的。"②军事行动中,军医不仅要做好临终伤员的临终关怀,对于那些已经逝去的烈士,更应该做到严肃对待他们的遗体,这是对他们军人荣耀的守护。

严肃对待遗体是维护逝者尊严的基本道德,是对战死沙场、为国捐躯将士最后的崇敬。抗美援朝战争中,党中央批示:牺牲的战斗英雄、团以上干部、立过一等功的营级干部都要运回祖国安葬。上甘岭战役中,黄继光烈士不幸牺牲,医疗队员罗西城冒死将他的尸体背回,事后他说:"我一个人上,牺牲也值了。"为了运回烈士的遗体,甘愿牺牲自己的生命,这是一名军医对逝去战友最深的敬意,他用自己的实际行动,守护了战友的荣誉。

严肃对待遗体是崇尚逝者荣誉的表现,能有效激发队伍的集体荣誉感,继而提升战斗力。克劳塞维茨指出:"从事战争的人只要还在从事战争,就永远会把同自己一起从事战争的人看成一个团体,而战争的精神要素,主要是通过这个团体的制度、规章和习惯固定起来的。"③"在一切高尚的感情中,荣誉心是人的最高尚的情感之一,是战争中使军队获得灵魂的真正的生命力。其他一切感情……都没有荣誉心这样更强烈和更稳定。"④当军医严肃、恭敬地处置烈士遗体时,无疑会激发起战士们对烈士为国捐躯精神的崇高敬意,继而众志成城、万众一心,为了实现共同的军事目标而奋斗。

要做到严肃对待逝者遗体,在军事行动中,军医必须力求保全烈士的遗体,不让遗体失落在战场;对于寻回的遗体,必须严肃认真地整理遗容、清理遗物。美军至今仍在找寻在朝鲜战争中丧生的己方士兵的遗体,美军方称:"查找在行动中失踪的美国人的下落,这是个人道主义问题。"对遗体的敬畏体现的是战场指挥官、医务人员的人道主义的情怀。

对于敌方军人的遗体,我们也应该给予尊重。即使是敌人的遗体,也不能

① 郭文俊.献身使命与革命军人核心价值观[J].海军工程大学学报(综合版),2010(3):23-25.
② [法]若米尼.战争艺术概论[M].刘聪,等译.北京:解放军出版社,1986:79.
③ [德]克劳塞维茨.战争论[M].军事科学院,译.北京:商务印书馆,1978:216.
④ [德]克劳塞维茨.战争论[M].军事科学院,译.北京:商务印书馆,1978:259.

亵渎,这是对逝世军人尊严的侮辱。在非战争军事行动中,尤其是涉外维和救灾行动,必须将中国将士的遗体或骨灰带回国内,中国历来重视叶落归根,祖国是烈士的根,是家。对于普通平民,军医务必按当地的风俗帮助处理遗体。

第七章 战斗应激反应伦理

"战争是集体攻击性犯罪行为。战争的起因归根到底涉及人欲、人脑、基因,以及人类之心理学和行为学,包括男性荷尔蒙的攻击性。战争行为是当今世界精神病理最严重的临床症状。"这种说法虽夸张,却道出战争带来的种种精神疾病。战斗应激反应(Combat Stress Reaction,CSR),是指心身正常的士兵在战场极端条件下出现的生理、心理、精神的异常反应。[①]战斗应激反应是军人在战时常见的心理障碍,因造成大量的心理减员,严重影响了战斗力的生成。随着军事医学对战斗应激反应研究的不断深入,与之相关的伦理问题也逐步显现,既有传统医学伦理学关注的病人权益之争,又有与军人特殊身份相关的伦理争议,更有与战斗应激反应伴生的道德缺陷等问题。对这些伦理问题的广泛关注与深入思考,是合理调控战斗应激反应,保证军事医学的健康发展的重要保障。

第一节 战斗应激反应概述

战场的残酷性、恶劣性、非人道性,使参战人员在心理和生理上产生超负荷的超强压力,造成强烈的应激,引发失能性心理反应,导致部分参战人员的认知、情感、思维和行为等出现异常。

一、战斗应激反应的认知历程

战斗应激反应在历史上曾经更换过很多种称谓。在美国内战时期,战斗应激反应被称作"乡愁"或者"思乡病"。在第一次世界大战期间,又被称作"炮

---

① Z. Solomon, R. Benbenishty, and M. Mikulincer. The Contribution of Wartime, Pre-War and Pass-War Factors to Self-Efficacy: the Longitudinal Study of Combat Stress Reaction[J]. Journal of Traumatic Stress, 1991(3):346.

弹休克""疲劳综合征""战争神经症""毒气歇斯底里征""达·考斯塔综合征"
"心脏易激综合征"以及"未经诊断的神经紧张"。在第二次世界大战期间,"精
神性神经病""疲劳综合征""战斗疲劳"和"作战疲劳"等一些词被广泛使用。
在朝鲜战争期间,这一系列症状被认为是"战斗疲劳"或者"战斗衰竭"。越南
战争期间,开始使用"战斗应激"和"创伤后应激综合征"这两个词语,"创伤后
应激障碍"在战后被使用。在海湾战争中,通常把这一系列症状都叫作"战斗
应激反应"。

　　人们很早就注意到了士兵在战争中出现的心理、精神上的异常。有文字
记载的第一例异常症状是战场癔症性失明,出现在公元前 490 年的马拉松战
役中。希腊史学家 Herodotus 是这样描述的:"雅典人 Cuphagoras 的儿子
Epizelus,异常勇猛,但在马拉松混战之后,却丧失了视觉。奇怪的是他身体上
没有受到任何损伤或被击中,而眼睛却什么都看不见了,整个后半生都如此。
他认为自己失明的原因,是当时看到一个非常粗壮的人就在面前,是个胡子长
得把整个盾牌都遮住了的'怪物',突然,他猛冲过去,一下杀死了站在自己身
旁的一个人,一瞬间,整个世界就一片漆黑了。"[①]由于当时是冷兵器时代,战伤
大多是刀箭伤,战场境况对士兵的心理压力不大,故这类战场癔症性减员的数
量很少,没有引起应有的重视。到了 18 世纪,一些法国军医最早意识到这是
一个重要的军事精神医学问题。美国内战,日俄战争,第一、第二次世界大战,
朝鲜战争,越南战争,第四次中东战争中,精神性减员的数量及其造成的人员
损失,使人们逐渐认识到了这种精神异常的重要性,开始对士兵在战场上出现
的影响战斗力的精神、心理、生理异常表现的本质进行探索,认识过程可以划
分成以下三个阶段。

　　一是"贪生怕死,违反军纪"阶段。这个阶段虽然没有一个精确的开始时
间,但可以认为自从有了军队、军纪和战争,该阶段就开始了。这是在战场这
个特殊条件下自然形成的,尤其是在战斗最激烈的时刻,完全有理由将士兵出
现的精神心理障碍看成"贪生怕死"的表现,是一种"违反战时纪律"的行为,因
而这样的士兵应该被送到战时军事法庭,按照违反战时军纪处理。在各个国
家的军队中,在各次战争中,都出现过这种情况,所以,"违反军纪论"是一种比
较普遍的、自然的认识。通常对这些士兵的处罚比较严厉,如将这种士兵处

---

① 赵鑫珊.病态的世界:人类文明精神病理学诊断[M].上海:上海人民出版社,2003:62.

决,或关进监狱,或迫其加入突击队。美国南北战争期间,白人部队中有3%的士兵因患严重的"思乡症"而失去了战斗力,当时就曾将患"思乡症"的士兵以违纪为名处决,但这种办法并未能降低"思乡症"的发生率,战争的第一年就发生精神性病员5 231例。在现代战争中,这种观点仍被很多军事人员所接受。究其原因,除对这个问题的本质认识不清外,还有真正的违纪行为与心理应激性违纪行为之间的界限不易确定。

二是"精神疾病"阶段。到了18世纪,一些法国军医最早意识到这是一个重要的军事精神医学问题。他们了解到,部分受到军事法庭审判的士兵,其中包括一些违反纪律的士兵,甚至还有一些逃兵受到的审判是不公正的,之所以不公正,是因为这些士兵存在着病态的心理障碍,不能理智地对待其错误,或者虽然能判断,但不能控制其错误行为,所以是不应受到审判的。因此,这些军医就要求不要惩办这些没有责任能力的士兵,要求对他们进行治疗。于是1759年,法军就建立了一所医院,专门收治怀疑其犯罪行为是一种精神疾病表现的士兵。此后,有心理障碍的士兵就不因其违反纪律而受到军法制裁了。这种人道主义的医学革新,使得法国一些远离本土,因思乡而逃跑的年轻士兵也得到益处。由于战时出现的精神异常表现与日常人们见到的精神疾病表现十分相似,所以法国军医提出的"精神疾病"本质论,得到了广泛的赞同,但以此理论为指导的军事精神病学保障工作却遇到了很多困难。例如,1905年的日俄战争中,俄军一方出现大量的精神伤病员,于是在中国哈尔滨设立了一所精神病中心医院。这里每天可以接收43~90名病员,但经过15天的治疗,病员中只有极少数能在短期内归队。如在收容治疗的275名军官中,就有214名被后送;1 072名士兵中,就有983名被后送。由此可见,将战时的精神性减员按照平常的精神疾病性减员处理,虽然使该士兵免遭军法制裁,但并没有真正解决问题,仍流失了大量的有作战指挥技能的军事人员。

三是"应激"阶段。第二次世界大战及第四次中东战争中,有很多事实表明,当战斗激烈到一定程度时,任何人都可能出现精神异常。通过对这类减员的观察研究,人们发现减员的主要原因是战场环境因素,即应激源,造成了士兵的心理、生理适应障碍。战场的环境因素主要有战斗的激烈程度、指挥官的组织指挥能力、部队凝聚力的强弱等。还有一个重要的战场环境因素,就是人—机—环境因素,即高科技武器对其操作者的过高要求所形成的应激因素。如果这些因素对参战人员造成的心理负荷过重,超过了军人的适应阈值,就会形成适应障碍,士兵就会暂时或长久地失去战斗能力,成为所谓精神性减员。士兵的心理素质,或者是性格因素与战时士兵精神异常的发生关系不大。随着医学模式向着生物、心理、社会医学模式的转变及作为转变标志的应激研究的深入,人们逐渐认识到,军人在战场上出现精神异常的本质是战斗应激反应。1973 年,Mullins 与 Glass 提出了"战斗应激反应"的概念,认为应激源包括死伤的巨大威胁,第一次看见死亡,指挥员和战友阵亡,食物、水、睡眠等缺乏,过冷或过热,缺乏家庭的支持等。战斗应激反应是一个中性名词,比较客观地反映了这些现象,为大多数军事家和心理学家所接受。

二、战斗应激反应的基本类型

战斗应激反应有多种分类方式,依据分类方式的不同,战斗应激反应可分为多种类型。根据时间的长短,战斗应激反应可分为即时、急性和慢性三个阶段。CSR 病员在创伤情境中会立即进入即时阶段,该阶段可以持续几小时到几天;急性阶段会持续几周到几个月;慢性阶段会在创伤后持续几个月甚至更长。大多数的 CSR 病员在即时阶段就会很快恢复,少数转为急性。急性阶段有很好的恢复机会,但如果进入慢性阶段则会恢复较慢,表现为创伤后应激障碍及其他。根据临床表现形式的不同,战斗应激反应又可分为精神疾病型(战时神经症、战争精神病)、心身疾病型、违纪行为型。在军事精神病学研究中,精神疾病型影响较大,研究和关注较多,被认为是战斗应激反应临床表现类型中的主要表现类型。根据战斗应激反应对军人行为的影响,战斗应激反应又可分为适应的战斗应激行为(积极的战斗应激行为,positive combat stress behaviors)和功能失调性战斗应激行为(dysfunctional combat stress behaviors)。其中,功能失调性战斗应激行为又分为不当应激行为(misconduct stress behaviors)和战斗疲劳(battle fatigue)。[①]其中,不当应激行为其伦理问题最突出,在此,我们重点详细介绍。

不当战斗应激行为是一种以处置失当为特征的应激行为,如在惊慌失措状态下误伤友军,在愤怒中虐杀俘虏,甚至因为恐惧而逃跑,或通过自伤来逃避危险等。不当战斗应激行为往往与违纪犯罪行为交织在一起,这类行为发生时,到底是故意为之,还是应激所致,有时难以分辨。然而,这类行为导致的

---

① 美国陆军部.指挥官战斗应激控制手册[M].郝唯学,等译.北京:军事谊文出版社,2006:32-33.

后果严重,如自伤、擅离职守可能严重影响其他战斗人员的信心,瓦解部队的
战斗力;而像虐待俘虏、杀死平民这两类严重违反《日内瓦公约》的行为可能对
一个国家和军队的形象和声誉构成打击。不当战斗应激行为主要有以下几种
类型。

（一）杀戮

不当战斗应激反应引发的杀戮行为主要是指对于战俘或平民的杀戮。在
战场上,当战斗处于激烈而疯狂的状态,尤其是当目睹身边的战友死在敌人的
枪口时,愤怒的战士一般不会接受敌人的投降,而是将敌人杀死。在小说《纤
细的红线》中,詹姆斯·琼斯曾叙述了一个"不必要"杀戮的故事。他描述了一
支新参战部队,军中的官兵未曾经历过血腥厮杀。经过艰苦的穿越丛林后,他
们从后方突袭了一个日军据点。战斗短暂而激烈。当日军开始试图投降的时
候,有些美军却不能或者不愿停止杀戮,甚至交火完全停止之后,那些没有被
杀的日军俘虏也受到一些美军野蛮残暴的对待。琼斯想说的是这些美军陷入
了某种迷狂状态,突然丧失了自我控制能力。某些对平民的杀戮,尽管事先有
预谋,但明显是积累性战斗应激反应。这种情况大多发生在敌人隐蔽在平民
之中和难以识别敌人身份的环境中,有些人(如妇女和儿童)看似非战斗人员,
实际上是未穿军服的战斗人员,因此很容易发生消极的战斗应激行为。如
2005 年 11 月发生在伊拉克战场上的"哈迪塞村事件",当时一队美军海军陆战
队在伊拉克一个叫"哈迪塞"村的地方遭路边炸弹的袭击,一名海军陆战队员
被炸死,海军陆战队员随即闯入数户伊拉克家庭,开枪杀死了在家中的伊拉克
平民。炸弹袭击发生地附近的一辆出租车里的 5 名伊拉克男子也被海军陆战
队队员枪杀,共导致 24 名伊拉克人死亡。

（二）暴虐

暴虐是不当应激反应的另一种重要表现形式。刑讯逼供、奸淫掳掠、野蛮
残暴、侮辱尸体,甚至捕杀动物等都属于暴虐行为。在战场上,交战双方为急
于获取敌人信息,进而保证获胜和挽救战友生命,而可能采取刑讯逼供的做
法。在某些文化和信仰中(如 17 世纪、18 世纪北美印第安人部落),这一行为
往往被认为是很正常的事,被俘勇士如果在严刑拷打下壮烈牺牲,也会受到其
所在国家和人民的推崇。然而如果允许这一行为的发生,刑讯逼供往往会作
为不当应激的一种重要宣泄渠道,而产生严重后果。奸淫掳掠行为是品行不
端行为,也是消极战斗应激行为。在 170 多年以前的城市攻夺战中,如果守军

拒不投降,攻方夺取城市后往往会奸淫掳掠。虽然今天这一做法并不被人们所认同,但是受战斗应激影响的士兵仍会做出掳掠,甚至还强奸敌方或己方非战斗人员。实施奸淫掳掠者往往抱有这样的心理,认为自己历经艰难险阻,付出了很大牺牲,因此有权这样做。战场上,比较阴险的消极战斗应激行为是使用野蛮残暴的手段向敌人挑衅。如果敌人不迎战,挑衅规范就会升级。例如,士兵可能会在平民区使用狙击步枪或迫击炮滥杀无辜,也可能会运用猛烈炮火和大规模空袭,轰炸平民和民房。怀有种族仇恨和惨无人道的士兵会收集死者的头皮、耳朵、金牙,甚至侮辱尸体。侮辱尸体,特别是侮辱尸体的面部和阴部之后,故意把尸体留给敌人,这样的事件并不常见,但随着怨恨增加也会发生。另外,某些士兵开始虐待、殴打和捕杀动物,这是他们应激过度的征兆。对此必须警戒,以防止过度应激事件的进一步发生。

(三)逃离

逃离是指逃离战场或逃避战斗。擅离职守、开小差、违抗军令、泡病号、装病和自伤等,都可能是由于惧怕战争或回避战争而引发的应激行为。在战场上,有些士兵可能是因为战斗疲劳而精神失常或丧失记忆,他们在神情恍惚的状态下擅离职守或开小差。但是如果没有正当理由,这一行为应当受到惩罚。在一些西方国家(如美国),针对平民犯罪几乎不使用死刑,而根据《军事审判统一法典》,对在战时擅离职守或开小差的人允许使用死刑。拒绝、忽视或逃避执行与战斗任务不相关的命令,是一种还没有达到极端的消极战斗应激行为。有些人虽然服从命令,但是明显表现出对上级(军官或士官)不恭。经常违反部队的条例条令和各项规章制度也是消极的战斗应激行为,老兵有时也会做出这种行为。在战场上,有些士兵为了逃避责任,会泡病号,或假装患病、身体残疾、精神错乱或战斗疲劳等。还有一些士兵会用枪或匕首把自己的脚或非习惯用手弄伤,如在第一次世界大战中,有些士兵故意在受芥子气污染的环境中露出一块皮肤。随着战斗应激程度的提高,甚至连优秀的士兵都想自伤。有时,战友之间会串通一气,互相把对方弄伤,并为对方做伪证。

(四)病态

不当应激反应引发的病态行为主要是指药物滥用和酒精依赖等。战斗应激、临死感、乡愁、厌倦及其他应激源会促使人们本能地结成各种关系,或者进行人身侵犯和个人征服,这一现象在西方军队中较为常见。部队内部,特别是上下级之间,军官与士兵之间,存在不正当的性行为会损伤部队的凝聚力和士气。即便是双方自愿的不正当性行为，也会对部队造成严重影响。当部队归国后，不正当的性行为会对个人及其家庭造成有害影响。在战场上，滥用药品被归类为神经性精神错乱，不过也可归类为消极的战斗应激行为。当士兵害怕打仗，时常回忆战争中的痛苦经历，或者厌倦在后方地域工作时，他可能会自己开药进行治疗。滥用药品者会产生错误的优越感，认为他们属于特殊人物，比别人或权威人物"优越"。酗酒是士兵麻痹自己的一种方式，如长期酗酒则会产生酒精依赖，严重损害部队战斗力。

总之，不当应激反应可以归为两大类型，即伤害性的战斗应激反应（杀戮、暴虐）和逃避性的战斗应激反应（逃离、病态），这两类伦理问题尤为明显和突出，必须高度关注。

三、战斗应激反应的治疗原则

治疗战斗应激反应的病人就是要帮助他们实现一种转换，从认为自己是一个等待帮助的、无助的受害人转换为认为自己可以应对威胁并实现功能适应。健康首先是个人的自我感觉，尽管创伤造成了一些困难，但是只要接受无助感是个人的正常反应，那么他就可以努力继续适应生活，他就是一个健康的人。因此，治疗应激障碍的伤员时，通常要把注意力集中在如何去适应和处理威胁上，而不是集中在症状上。只要创伤情境持续存在，就要鼓励和支持士兵自发尝试忍耐和掌控外界的威胁。

（一）四个基本原则

1. 回归正常

回归正常是指尽管症状仍然存在，但应努力促进正常及适应性功能的恢复。很久以前，人们就知道伤员回归战场的重要性。在美国内战期间，医生们发现，为了使士兵重新参加战斗，在前方的治疗比在后方更有效。第一次世界大战期间，Salmon 公开确认回归部队才是 CSR 治疗的最终目的。第二次世界大战期间，美军在意大利和北非战役中，在早期治疗措施确定以前，只有 3% 的伤员获得了营救，而回归战场的政策贯彻以后这一比例升到了 70%。以前，一直没有一项研究能说明这种原则的有效性，一直到 1983 年，才有人通过对 1982 年黎巴嫩战争中以色列所有的伤员进行研究调查发现，重返战场的 CSR 病员比没有重返战场者更愿意作为一个战士去战斗，而且会重新得到长时间的心理健康。回归正常功能被认为是各种创伤后反应患者正在被治愈的良好开端。因为创伤反应是以无助感和放弃生命为特征的,所以创伤反应的患者有停止应对的风险。疾病标签会诱发被动的依赖反应,与之相比,正常的功能则意味着适应和应对。所以,功能恢复意味着远离疾病的角色,远离无助,重新回归健康。在即时阶段,回归正常则意味着重新恢复为战斗角色。因此,即时阶段的 CSR 病员在离作战单位近的地方治疗更易成功,把伤员送到越靠近后方的地方,其转为慢性 PTSD 的风险就越大。

2. 社会支持

社会支持是指依靠自然的社会支持,如果支持不存在,则应建立一个替代支持系统。社会支持系统能减轻人们对威胁的想象强度,能提高处理危机的能力,还可以帮助士兵从创伤后情境中迅速恢复过来。第二次世界大战期间,Stouffer 研究发现:社会支持系统能使 CSR 的发生率降低。他把诺曼底登陆部队里的 CSR 发生率和战前士气联系起来,这些士气包括对长官、战友、武器的信任等,结果发现二者呈负相关。以色列的研究也发现,被诊断为 CSR 但仍然能得到部队支持的伤员比那些一年后才被送回部队的伤员在症状、功能和自我认知方面都要更健康一些。社会支持系统在质量和数量上是多种多样的,CSR 病员可能与作为其支持资源的战友和家庭有关。在即时阶段,CSR 病员会从战友身上得到更多、更有效的社会支持,而且这些支持比从家庭获得的还要多。Spiegel 观察到,战场上的士兵就是为他的战友而战,为了战友,他会表现得很英勇,如果没有战友,他就会崩溃。统帅在战斗中的工作效力以及领导士兵生存的能力,是获得士兵信任的最重要的因素,由于与士兵面对同样的命运,都有可能经历 CSR,他们比任何人都更理解 CSR 病员。所以,统帅和战友的信任是很重要的安全因素。

3. 不贴疾病的标签

不贴疾病的标签是指重建自我的健康和应对认知,同时拒绝疾病标签。近来,人们越来越清楚地认识到区分生物性疾病和社会心理性疾病的重要性。究竟贴何种疾病标签归因于个人的反应。也就是说,如果病人认为创伤后的一些症状是对情境的正常反应,而且这种想法越多,那么他的自我认知越有利于健康。相反,如果把创伤后反应看作疾病,那么病人很可能会出现一系列症状,而且会更加无助。尽管健康与积极应对有关,但是传统的患者角色使他们只会被动地等待外界的帮助,被动的角色认知和主动应对是不可调和的,其中,主动应对对于从创伤经历中恢复是必不可少的。接受疾病角色的 CSR 病员可能会患上长期的 PTSD,还有一些患者会表现出慢性的创伤后精神紊乱。

4. 发泄的合理性

发泄的合理性是指使 CSR 病员认识到发泄的合理性,并鼓励其发泄。在对创伤的反应中,人们倾向于在梦中、思维中、想象中和感觉中重新经历这些创伤,这就是一种发泄。发泄是对创伤的一种自然反应,与其说这是一种病态,不如说是一种愈合的过程。早在第一次世界大战末期,军医已经认为发泄是从创伤中恢复的必要过程,发泄在重新获得控制和掌握感觉及驱散无助感的过程中扮演着重要的角色。发泄是机体对威胁的一种正常反应,它不是疾病的症状,而是努力获得和重新掌握健康的一个信号。因此,在治疗和基本的预防措施中鼓励采取发泄的方法。

四种原则之间是相互关联、彼此增强的。例如,正常功能的迅速恢复可以提高对健康水平的自我认知;同样,健康又可以促进应对行为的恢复,并且能防止被动的依赖反应。有益于健康的发泄不仅支持不赋予士兵病人角色的观点,而且还支持发泄的过程本身。在正常情况下,提升社会群体的支持有利于丰富群体的经验,因此,应该鼓励群体发泄以及功能正常化。更进一步地说,社会支持可以降低对威胁的恐惧,增强内部力量的对抗威胁,并且对于创伤后的个体也有支持作用。

(二) PIE 三原则

第一次世界大战期间,美军军医 Thomas Salmon 博士将战时的精神异常与平时的精神疾病区分开来,提出战斗应激反应治疗的三原则,即就近、立即和期望(proximity, immediacy and expectancy, PIE),使得美军士兵归队率达到了 60%～70%。在以后的历次战争中该原则均证实是有效的,虽然后来又增添了不少内容,但总的原则未变。

1. 就近

就近(proximity)即治疗应尽量靠近前线,其原因在于:第一,近距离可以得到医务人员的及时救护,有助于与原部队的沟通;第二,治愈后返回部队方便;第三,有利于得到更多战友和领导的支持;第四,由于靠近前线,医务人员熟悉战场环境,更能理解环境对伤员的影响,因为他们与伤员一样经受着相同的威胁,感受着焦虑和恐惧。如果不是在靠近前线的地区治疗,远离战场的医务人员不了解士兵的情况,很容易重视症状而忽视战场压力的影响,他们往往低估士兵的内在力量,忽视在治疗过程中原部队战友和领导的支持作用。后方的医务人员比前方的医务人员更倾向于采用药物治疗的方式,因为他们认为战斗应激反应是一种精神疾病,所以他们往往会采取过度的保护措施,让士兵长时间住院或后送而不考虑战斗应激反应是一种在极端环境下正常人的特殊反应,从而错过了让这些士兵重返部队的机会。许多后方人员也倾向于让这些士兵留在后方。这是基于他们已经"受伤",而我们则安全待在医院,感到内疚。研究表明,在前线接受治疗的伤员有70%~80%重返部队,而直送后方治疗的伤员回归率只有16%左右。把伤员送到越靠近后方的地方,转为PTSD的风险就越大。

2. 立即

立即(immediacy)是指战斗应激反应发生后应尽快地采取治疗措施。急性战斗应激反应立即展开治疗,慢性战斗应激反应也应在24小时内进行治疗。资料表明,对战斗应激反应伤员,处理得越早,完全恢复的可能性就越大,转为PTSD的风险也就越小。在战场上所谓的立即处理,并不需要严格规范的程序,一句鼓励的话、一个动作,甚至一个关心的眼神也是治疗的开始。

3. 期望

期望(expectancy)指传达强烈的返回作战岗位的期待。战斗应激反应伤员,经过适当的治疗绝大多数将会返回部队,重新投入战斗。期望是要使伤员知道,战斗应激反应是可以彻底治愈的,没有任何理由因为战斗应激反应撤出战斗。创伤反应是以无助感和放弃生命为特征的,所以创伤反应的伤员有停止应对的风险。如不设归队的期望,而把他们当成"精神病患者",他们会更加依赖医务人员,而失去转变为正常人重新恢复战斗角色的机会。回归部队是战斗应激反应治疗的最终目的。

(三)BICEPS原则

目前,美国国防部对战斗应激反应的处理遵循BICEPS原则。B即brebity(快速),治疗必须在12~72小时内完成。在两次世界大战和朝鲜战争中,出现战斗应激的士兵有80%在72小时内回到了作战岗位。I即immediacy(立即),一旦发现症状马上予以干预。C即centrality(集中),与其他伤员分开就地治疗。E即expectancy(期望),给予迅速康复并返回作战的积极期待。Salmon在第一次世界大战中确立了这样的官方理念,即认为回归部队是治疗的最终目的。P即proximity(就近),治疗要在本单位或战场上进行。当治疗在本部附近进行时,有 65%～85%出现战斗应激的军人在 1～3 天内返回了作战岗位,还有 15%～20%在 1～2 周内也返回了部队,只有 5%～10%被送回了家。在朝鲜战争中,美军士兵在战地接受治疗时,在 3 天内返回作战岗位的比率是 85%,在几周之内康复的有 10%,只有 5%被送回美国。考虑到在 1973 年阿以战争中,受到精神伤害的以色列国防军最终演变成慢性心理伤残的比例相当高,官方改变了原来把心理伤员转移到后方或地方精神病医院进行治疗的政策,要求在前线进行短程治疗,并且迅速返回作战岗位。正如 Hales、Borus 和 Privitera 所发现的那样,如果不能提供就近的、立即的治疗,很可能会导致"终身患病"。S 即 simplicity(简单),提供直接的、简便的干预,注重采用最简单的方法,譬如休息、进食、洗澡和安慰。

第二节　战斗应激反应伦理研究的必要性与可行性

一、战斗应激反应伦理研究的必要性

（一）战斗应激反应是战争中不容回避的现实问题

克劳塞维茨说过,战争是社会生活的特殊形式,是强迫敌人服从他方意志的一种暴力行为,激烈、残酷、风云变幻。战争通过杀戮达成作战目的的同时,对一个人精神力量方面所施加的道德心理上的影响是客观存在的,这种客观存在使士兵长时期处于神经和精神上的紧张状态,表现出一系列的应激心理与应激行为,或是激动与亢奋,或是暴虐与残忍,或是焦虑与胆怯。战争的残酷性使得战斗应激反应相伴而生。正如伟大的革命导师列宁在研究了拿破仑的《思想》一书后,曾做过如下的摘录:"在每一场战斗中都有这种时刻,最勇敢的士兵,在极度紧张之后也会感到有逃跑的愿望。这种惊慌失措的情绪是出于对自己的英勇精神丧失信心而产生的。"战斗应激反应是影响战斗精神和作战效能的重要因素,战斗应激反应造成的非战争减员,严重地影响着部队的战斗力。据美军报刊材料记载,在第二次世界大战期间,美军大约有 100 万人患战斗紧张症,其中 45 万人因患精神病而退伍,占美军因伤病退伍人员总数的 40%。在第四次中东战争中,以色列军队出现战斗心理异常反应现象高达 30%。美国军事心理研究所心理学家阿雷尔对美军在历次战斗中行为的总结中写道,有 80%～90%的参战者都有明显的恐

惧表现,其中有 25% 的人表现为呕吐,10%～20% 的人表现为大小便失禁。而武器装备在使用中出现故障和事故,在很大程度上是由军人对战斗的恐惧感造成的①。

现代战争条件下,战争形态的非线性转变,火力打击的远程精确化发展,心理攻击的全维化实施,导致战场环境日趋复杂,致使官兵产生战斗应激反应的应激源强度成倍增长。由战斗应激反应导致心理疾病和心理障碍而造成的部队精神减员正呈日益增多的趋势。甚至有军事家预言,今后决定战争胜负的一个重要因素就是解决战斗应激反应问题的能力②。

(二)战斗应激反应伴生的伦理问题与道德争议

1. 逃避作战应激反应的道德评判

军事伦理和军人伦理将刚毅、勇敢、顽强、果断作为军人崇高的道德品质和道德追求。勇敢是军人最可贵的品德,军人在战场上经历的是生与死的较量。面对死亡威胁和一切艰难困苦,军人需要有坚强的意志、必胜的信念、正确的抉择等,而这一切的获得又都是建立在军人勇敢的基础之上的。对此,克劳塞维茨明确指出:"对军人来说,从辎重手和鼓手直到统帅,胆量都是最可贵的品德,它好比是使武器锋利和发光的真正的钢。"然而战斗应激反应将部分军人构筑的这一道德理想瞬间击溃。刚刚踏上战场时的紧张、胆怯、焦虑、不安使其不能自控,表现为语言能力丧失、视觉听觉受伤、软弱麻木等。以色列心理学家沙利特(Ben Shalit)在描述其首次踏入战场时的心理体验时说:"我瘫在那里,眼睛凝视着曳光弹,仿佛所有的子弹都集中向我发射。我没有能力去想,也没有能力去做。我在这里又能做些什么,我感到越来越紧张,几乎到了崩溃的边缘。我们的船摇摆向前,所有武器一起开火。枪炮声像锤子一样重重地敲击着我,似乎要将我击垮,而面对如此突如其来的情况,我却无所事事。"③在应激心理的主导下,部分人员出现明显或间接的退避战斗行为,表现为拒绝战斗、诈病、自我伤害、酒精或药物依赖。对军人出现的上述种种现象,如何进行道德评判,是将其简单归结为缺失战斗品质、缺乏战斗意志,进行道德批判;还是视其为一种正常心理反应,听之任之,消极应对? 这让人们陷入了道德选择之中。

① 耿海军.狂魔巨骗心理战[J].国防科技,2001(9):70-73.

② 王欣宇,徐雷,李金声.重视战斗应激反应问题研究[J].国防大学学报,2005(7):60-61.

③ [以]沙利特.战斗与冲突心理学[M].王京生,等译.北京:中国轻工业出版社,2005:2.

2. 战斗应激反应的防控与治疗伦理

战斗应激反应作为一种生理、心理、行为反应,需要进行合理的防控与治疗。治疗必然与伦理关涉。与战斗应激反应相关的医学伦理问题,主要集中在如何尊重患者的权益、如何尊重患者的隐私、如何对患者实施公正的救治、如何平衡军事需求与个体需求之间的关系。对于战斗应激反应应坚持什么样的医学伦理原则,生命伦理学倡导的尊重、有益、不伤害、公正四原则已难以有效化解在实践过程中所遇到的伦理问题与伦理冲突。这是因为一方面,"境遇决定实情",战争这一特殊境遇使我们平时所面临的道德场景发生了根本变化,正如境遇伦理学家弗莱彻所言:"任何事物的正当与否均因具体境遇而定。"①在战争境遇中对患者的救治不单有医学伦理的关涉,还有军事伦理的关涉。军医肩负着双重道德责任,既要实现战斗目的的达成,又要实现对于每名患者的人道救治。另一方面,战斗应激反应者作为特殊的救治群体,应激场景产生的认知障碍,使其难以做出有效的自主选择,如一味地坚持尊重患者的自主权、坚持知情同意,将是徒有形式的表达。另外,战斗应激反应所适用的PIE 救治模式,其本身就存在着道德选择的"二律背反",即以目的的正当性证明其行为的合理性,将应激反应者暴露于危险之中。

(三) 正视战斗应激反应必须合理解决相关道德问题

随着现代科学的发展,人们对战斗应激反应的认识已由自发走向了自觉,由最初的刻意回避转变为现在的坦然面对,形成了正确认知。战斗应激反应客观存在的事实,要求官兵必须正视战斗应激反应并合理地解决相关道德问题。

首先,对于战斗应激反应在做出事实判断的同时,必须对其做出合理的价值判断。

事实判断回答的是应激反应的是与否,而价值判断则回答的是应激反应的善与恶。价值判断以事实判断为基础,而事实判断则以价值判断为准绳。缺失了事实判断的价值判断是道德抽象主义,而缺失了价值判断的事实判断则是道德虚无主义。对应激反应做出价值判断必须首先明晰:哪些应激行为是符合道德行为的,哪些应激行为是违反道德行为的,哪些应激行为是值得倡

---

① [美]约瑟夫·弗莱彻.境遇伦理学:新道德论[M].程立显,译.北京:中国社会科学出版社,1989:102.

导的,哪些应激行为是允许其存在的,哪些应激行为是必须坚决反对和制止的。事实判断与价值判断背离的一个典型例证就是日军随军慰安妇的产生。"军干部作为给处于失控状态的士兵的镇静剂,想出了给军队配备'慰安妇'这个主意。"①诚然,性渴求是战斗应激心理的一种表达,这是事实存在的;但是如将这种事实存在肆意扩大,把女性作为泄欲的工具,这却是价值判断的缺失,它是人类文明的退化、社会道德的扭曲。

其次,价值判断的深层表达是价值分析,只有通过价值分析才能判定行为的正当与否。

对于合道德应激反应行为,重点分析其存在的合理性,而对于反道德应激反应行为则既要分析其生成的社会、心理、道德根源,更要分析其存在的道德危害。战斗应激反应伦理问题研究重点在于反道德行为的分析,只有这样才能在战场上规避应激反应带来的道德风险,避免应激反应造成的道德灾难。同时,对于战斗应激反应的预防与治疗也要做出相应的价值分析,分析预防与治疗的道德指向——是指向个体的目标需求还是指向群体的目标需求。对二者的有效平衡是化解道德冲突、解决伦理矛盾的根本所在。

最后,战争的正义性,既取决于战争目的的正义性,也取决于战斗行为的正当性。

为维护战争的正义性,必须杜绝不正当应激行为的发生。这既是正义战争的本质使然,也是战争正义性的道德企盼。正如正义战争的理论倡导者迈克尔·沃尔泽所言:"正义战争理论话语的有效性是基于它是一种限制性的话语这个事实:有些战争的正当性可以被证明,很多战争的正当性却不能被证明;战争中的有些行为是正当的,而另外一些行为却是不正当的。"②因此,作战行动中,对于杀害俘虏、攻击平民、强奸掠夺、种族洗礼等不正当应激行为应予以严厉的限制与批判。进入 21 世纪,应对多样化安全威胁,完成多样化军事需求,使我军官兵面临的应激源呈现出多样性,应激心理和应激行为也更为复杂,积极进行战斗应激反应伦理问题研究是确保中国军队成为威武之师、文明之师、正义之师的重要保证。

---

① [日]千田夏光.陆军慰安妇[M].林怀秋,译.长沙:湖南人民出版社,2009:268.

② [美]迈克尔·沃尔泽.正义与正义战争——通过历史实例的道德论证[M].任辉献,译.南京:江苏人民出版社,2008:3.

二、战斗应激反应伦理研究的可行性

战斗应激反应伦理问题研究可区分为战斗应激反应本体的道德研究和战斗应激反应救治伦理的研究。战斗应激反应救治伦理研究是战斗应激反应伦理问题研究的原初视野。因为战斗应激反应首先是作为心理学范畴被人们所认知的,对心理问题治疗的伦理考查是医学伦理学的一项根本任务。但是,战斗应激反应并不仅是一种心理学范畴,更是一种战争境遇中特殊的社会文化现象,对此社会文化现象进行本体反思,是化解战斗应激反应伦理问题的现实出路。这是德性伦理与社会伦理所必须关注的现实问题,因此,战斗应激反应伦理问题研究应可从医学伦理、德性伦理和社会伦理等多维视角进行全面审视。

（一）医学伦理视域下的战斗应激反应

医学伦理学是研究医疗实践和医学科学研究活动中人们之间的道德关系和道德规范的一门应用伦理学。医学实践中的道德关系是复杂的,包括医患关系、医际关系、患际关系,并且在不同的实践领域还形成了特殊的道德关系;在军事医学实践活动中除上述关系外,还存在着指挥员与医生之间的关系、指挥员与患者之间的关系。在多种道德关系中,医患关系是医学伦理研究中最根本的关系。随着医疗实践的发展,医患关系已悄然发生了的变化,由传统的以仁爱救人为基础的家长式、父兄式的医患关系,转变为建立在现代医患之间信任与尊重基础上的合作关系、契约关系。医患关系的不同表现形式使得医生与患者之间的权益有着显著的差异,在传统医患关系中,医生对患者有着绝对的支配权与主导权,而在现代医患关系中随着患者自主权的增强,这种现象不复存在。医学伦理学作为一门应用伦理学,重在道德规范的建设。医学伦理原则是医学伦理学道德规范的基础。目前,我们所普遍认为的医学伦理学原则一般是指美国学者比彻姆和查尔瑞斯在其合著的《生物医学伦理学原则》一书中提出的四个原则:尊重、不伤害、有利和公正。除此之外,许多医学伦理学专家也提出了自己所倡导的医学伦理学原则,如恩格尔哈特提出允许和行善原则。另外,我们也通常将保护患者隐私、知情同意、医疗最优、生命价值等作为医学伦理学的应用原则以规范和引导医生的行动。

战斗应激反应中医患关系复杂,致使医患权益失去了应有的平衡。一方面,战斗应激反应中医患关系并不是显性的医患关系,而是一种隐性的医患关系。这种隐性的医患关系的表现形式是应激反应者"不贴疾病的标签"①、不是完整的患者;对于应激反应的康复绝大多数不是由精神病学或心理学医生直接干预,而是主要依靠指挥员或战友的配合。另一方面,战斗应激反应中的医患关系并不是纯粹的医者与患者之间的关系,还包含上级与下级、军官与士兵之间的关系,战场心理学医生也是战场指挥官。一是,这种复杂的医患关系削弱了患者的基本权益。作为"不完整的患者",其不能完全拥有普通患者的医疗权、选择就医权及社会责任豁免权等;由于医患之间存在领导与被领导的关系,平等的医患关系将发生倾斜,患者的自主权、知情同意权、隐私权等都难以得到有效保障。二是,这种复杂的医患关系提升了医者的权利与道德责任。在战场上,面对精神患者时,医者独特的道德角色赋予了其普通医生所不具备的特殊权利。如医者有权利决定患者的治疗方式,有权利公开患者的隐私,甚至有权利牺牲个体患者的利益而维护群体的健康。医者的道德责任也更加复杂,他们不单要为个体的心理健康负责,还要顾及群体的利益;不单要实现单纯的医疗救治,还要兼顾战斗力的再生。由此,也使医者在处理问题时面临多重伦理矛盾。如强调临床治疗师有义务公开患者对受害者可能的危险性,实际上限制了他们同时需要对患者保密这一原则。②

战斗应激反应特殊的实践境遇冲击与挑战了一般医学伦理原则。战斗应激反应实践境遇的特殊性表现在两个方面:一是战斗应激反应生成环境的特殊性;二是战斗应激反应救治方式的特殊性。首先,战斗应激反应是在战场这一特殊的场景中生成的,离开战场也就无所谓战斗应激反应的发生。战场特殊场景本身对一般生命伦理原则构成了严重挑战,正如军事医学伦理学家Michael L. Gross 所言:"患者权利、中立、分配公正、酷刑审讯、非常规战争构成了战时医学的根本困惑。借助当今流行的生命伦理学原则(如对自主权的尊重、有益等)试图解决这些困惑,不适合战争紧急情况⋯⋯"③其次,战斗应激反应的治疗并不是采用一般的后送治疗,而是形成了独特的救治模式,即 PIE救治模式。这种在前线接受治疗的方式具有良好的治愈效果。研究表明,在

---

① [以]盖尔(Gal, R.),[美]曼格斯多夫(Mangelsdorff, A. D.).军事心理学手册[M].苗丹民,王京生,刘立,等译.北京:中国轻工业出版社,2004:454.

② [美]唐纳德·N.博塞夫.心理学研究中的伦理冲突[M].苏彦捷,李幼穗,桑标,等译.重庆:重庆大学出版社,2012:183.

③ Gross M L. Bioethics and Armed Conflict:Moral Dilemmas of Medicine and War[M]. London:The MIT Press, 2006:27.

战场前线接受治疗的伤员,其中 70%重返部队,而后方治疗的同样数量的伤员,重返部队的仅有 16%①。然而,PIE 救治模式的设计却与我们所倡导的一般医学伦理原则有着根本的冲突。首先,PIE 救治模式并不是从尊重患者自主选择的伦理要求出发,而是基于军事需求和救治效益最大化而对应激反应者实施的统一甚至强制性救治,这种救治不能、也不可能事先获得应激反应者的知情同意。其次,PIE 救治模式是通过将患者暴露于应激场景下实施的"休克疗法",这一疗法客观上增加了患者的生命危险,并不符合一般生命伦理学所倡导的有益和不伤害原则。

（二）德性伦理视域下的战斗应激反应

从实践主体的角度来看,整个伦理学研究领域可以分为两个组成部分:一是关于个体的,这就是个体德性;二是关于社会的,这就是社会伦理。

德性伦理是出自个体德性的伦理,即以个体的德性为内因的伦理。德性伦理的目标是探讨一个人成为好人的标准和途径。德性伦理的这一志向,使它把德性看成人之为人的一种规定,从而把道德完善看成人自身的完善过程,看成人向自身的目的迈进的过程。因此,德性伦理是一种至善的伦理,它直接指向至善。德性伦理把道德解释为对某种品质或品格的培养,德性就是品质或品格,一个有德性的人,就是内在具有某种"被称赞的可贵的品质"的人。因此,德性伦理强调以人类自身的内在品质作为人的一切生活的出发点。中国传统伦理是以德性为主导的伦理,儒家的"仁""爱"思想开创了中国德性伦理的道德之源,孔子以"仁"作为各种规范的心理基础,孟子从"四心"展开得出"四德",由内生到外铄充分彰显了德性伦理的致德之本。德性伦理作为古希腊伦理思想源远流长。苏格拉底认为"美德即知识",柏拉图提出"'善'是最高的理念"。亚里士多德作为西方德性伦理的集大成者,在《尼各马可伦理学》一书中,考察、分析了若干种具体的德性,构建起了第一个成型的德性伦理学体系。麦金太尔对当代西方道德衰退进行了反思,重塑了德性伦理研究在当代西方伦理学研究中的重要地位。以德性伦理审视战斗应激反应,可以得出如下结论。

首先,德性伦理从主体心性的角度出发,与战斗应激反应的心性基础相契合。战斗应激反应的典型症状就是出现短暂或长期的认知障碍或心理空虚。美国著名心理学家劳伦斯·莱尚在研究战争心理学时指出:"战争发生前后,

① 李川云,秦红.军事应激与心理干预[M].北京:军事谊文出版社,2006:374.

人们存在一个对现实世界概念上的转变,这个转变就是从我们习惯中生活的世界结构向虚幻中的世界结构转变的过程,这是一个根本性的转变。生活的本质、生活的规则、指导我们行为的道德标准在和平时代和战争时代都有很大的差异。""在战争的虚幻现实里,如果为了某个'伟大的理由',让他们去摧毁一座拥有上万熟睡儿童的城市,他们就不会受到良心的谴责。"①这种认知的改变使部分应激反应者丧失了应有的道德判断和道德抉择能力。而如何重新唤起主体自我的道德能力,做出善意的伦理判断与选择,就成为战争伦理所面临的现实问题。依靠主体自身的心性的觉醒无疑是一种有效的方式,其重要途径就是确立主体心性本质的根源地位,使主体自身的德性成为他生活的真实依据。这正是德性伦理学的致德之路。德性伦理从主体心性出发,实现对主体的终极关怀,肯定主体的道德价值,能够填补应激反应者的精神空虚,满足应激反应者的心灵诉求。德性伦理通过对主体内在品质的塑造,将道德规范同化为个体的心理品质和行为,形成潜意识或无意识的道德心理和道德行为,能够为应激反应者提供积极的心理依托,有效规范和引导应激反应者的行为取向。

其次,德性伦理的自律性与超越性,能够使应激反应者克服不良诱因,面对复杂的道德困境,做出善意的选择。战场上的道德情境是复杂的,一位参加过"六日战争"的以色列军官说:"所有的军人都在某个时刻不得不做决定、选择和进行道德决断……虽然(战争)既迅捷又现代,军人也并没有变成纯粹的机械师。他必须做出具有重大意义的决断。"②的确,有时候,军人在战场上有选择杀与不杀、选择转嫁危险或自己承受危险的权利。如何以一种合乎道德的方式做出选择? 在复杂的道德情境下,应激反应者并不总是拥有明晰的行为指导和道德意识,反而很容易受战斗激情左右和不良情绪的影响,表现为"战斗狂热",出现不必要的杀戮,将敌人全歼——这种全歼在道德上并不合理,甚至是非人性的。因此,如要有效制止如此行为的发生,必须借助德性伦理的自律与超越。通过培育和强化应激反应者的个体德性,使其能够自我约束,甚至在既有的规范、制度不适用、不够用时,能基于主体德性做出超然性的选择。正如麦金太尔所言,德性能够使一个人在追求自己的生活目的的过程

---

① [美]劳伦斯·莱尚.战争心理学[M].林克,译.北京:中国人民大学出版社,2011:53-55.
② Avraham Shapira. The Seventh Day: Soldiers' Talk about the Six-Day War[M]. London: Simon Schuster Trade, 1971:126.

中拥有善,使他能够在困惑和迷乱中清醒地知道自己将要做什么,自己有什么样的目的,自己信守的道德准则是什么。"德性不但被理解为这样的品质:不仅将维持实践,使我们获得实践的内在利益,而且也将使我们能够克服我们所遭遇的伤害、诱惑和涣散,从而在对相关类型的善的追求中支撑着我们。"①

（三）社会伦理视域下的战斗应激反应

伦理学不仅应当研究个体心性如何才可能是善的,如何才可能成为道德君子,更应当研究社会本身如何才可能是道德的,如何才可能是自由公正、合乎人性健康生长的,这就是社会伦理。

社会伦理以作为共同体的社会本身作为研究对象,它在抽象的思维中将社会本身人格化,并与个体相对应,专门研究这个与个体相对应的虚拟人格本身应当具有的内在秩序与运行法则。社会伦理所关注的是社会的政治理想、价值目标及其程序的合理性,是社会结构、社会制度、社会关系的正当性与公正性,是自由权利的基本保障与社会资源的合理分配,是社会关系、行为的伦理性等。②社会伦理的核心是社会公正,社会伦理是关于社会和谐秩序及其实现条件的社会公正的理论。社会伦理的实现形式是制度公正,即制度伦理。从社会伦理的视角审视战斗应激反应,可以得出如下结论。

首先,不良应激反应的发生有着深刻的社会诱因。战斗应激反应是一种心理、生理、社会文化现象,正如学者在研究应激反应中的社会关联时指出:"一个国家在文化、教育和社会因素方面的变化会改变其军队的心态、信仰和士气。"③"联合部队成员之间的文化差异以及与作战地区的文化差异都会增加挫折感和压力感。"④不良应激反应的发生具有重要的社会文化和道德根源。对此,我们可以从日军大规模屠杀的应激行为中窥见一斑。日军长期的军国主义、民族优越感和种族歧视,严重影响和塑造了日军作战人员潜在的应激心理。一旦战争爆发引发应激杀戮行为,疯狂的屠杀行为就难以停止。他们不会顾及战争引起的麻烦和精神上将遭受折磨,也不会对"我们是在残杀同类"的现实感到内疚。

---

① ［美］A.麦金太尔.德性之后［M］.龚群,戴扬毅,等译.北京:中国社会科学出版社,1995:277.

② 宋希仁.社会伦理学［M］.太原:山西教育出版社,2007:6-7.

③ ［以］盖尔（Gal, R.）,［美］曼格斯多夫（Mangelsdorff, A. D.）.军事心理学手册［M］.苗丹民,王京生,刘立,等译.北京:中国轻工业出版社,2004:412.

④ ［美］C. H. 肯尼迪,E. A. 左尔莫.军事心理临床与作战中的应用［M］.贺岭峰,高旭辰,田彬,译.上海:华东师范大学出版社,2008:190.

其次,社会正义将会有效抑制不良应激反应的发生。对比正义军队与非正义军队中不道德应激行为的发生率,不难发现社会正义对不良应激反应的发生具有重要的决定作用。正义战争能够激发应激反应者的道德自觉,抵制不良应激事件的发生;而非正义战争将会放纵应激反应者的不良道德行为。对此,日本学者千田夏光在《陆军慰安妇》一书中给予比较分析:"而在朝鲜战争开始以后,美军官兵对日本女性的糟蹋方式,就像北九州小仓所能代表的那样,毋宁说是一种狂态。那些被推上战场、互相残杀的士兵,是这些在和平情况下所无法想象的事情的见证。"①

最后,制度伦理对于应激反应具有重要的规训与导向功能。邓小平在论述制度的重要作用时指出:"制度好可以使坏人无法任意横行,制度不好可以使好人无法充分做好事,甚至会走向反面。"②一个社会的任何制度选择与安排都应该体现正义的道德价值观,强调制度本身的合道德性以及合道德性的程度。对于应激反应的制度规范同样必须体现合道德性的要求,只有这样才能有效杜绝不良应激反应的发生。然而,日军却恰恰做出了有悖于人性的制度设计,"军干部作为给处于失控状态的士兵的镇静剂,想出了给军队配备'慰安妇'这个主意"。③"慰安妇"制度的设立严重地践踏了女性的尊严,背离了人性的关爱。这一制度并没有有效缓解作战士兵的应激反应的性需求,反而恣意和放纵了应激反应中性行为的发生。近年来,美军连续推出了《指挥官战斗应激控制手册》和《美国海军战斗应激指导手册》,旨在通过合理的制度设计和制度规训控制不良战斗应激反应的发生。中国军队也开展了卓有成效的战斗应激反应研究。

第三节　战斗应激反应中的医患权益

一、医者——游走于群体与个体道德抉择之间

战斗应激反应的医者是指参与战斗应激反应救助与治疗的一切医务人员。主要指称战场精神病学和心理病学医生,除此之外,还包括普通军医、医

①　[日]千田夏光.陆军慰安妇[M].林怀秋,译.长沙:湖南人民出版社,2009:173.
②　邓小平文选:第2卷[M].北京:人民出版社,1994:333.
③　[日]千田夏光.陆军慰安妇[M].林怀秋,译.长沙:湖南人民出版社,2009:268.

师助理、战场卫生员及一般社会工作者。

（一）医者的道德责任

战斗应激反应的医者不同于一般社会执业人员，如同战场每一名军医，他既是一名军人，又是一名医生，是"双重忠诚"（Divided Loyalties）或"双重代理"（Double Agent）的载体。

作为一名医生，是患者的健康所系、性命相托。忠于患者是其最基本的职业道德。诚如《希波克拉底誓言》所言："我愿尽余之能力与判断力所及，遵守为病家谋利益之信条，并检谏一切堕落和害人行为。我愿以此纯洁与神圣之精神，终身执行我之职务。无论至于何处，我之唯一目的，为病家谋幸福，并检点吾身，不作各种害人及恶劣行为。凡我所见所闻，无论有无业务关系，我认为应守秘密，我愿保守秘密。"作为一名军人，忠于国家、忠于军队是其最基本的职业道德。美军对理想军官，特别是尚处于委任前阶段的准军官们，提出了明确的职业原则："军官的忠诚是法定的，源于职业精神，忠于职位，而不仅仅忠于某一个人，并在任何情况下，都不得违反美国宪法。"中国军队在军人誓词中明确提出：服从中国共产党的领导，全心全意为人民服务，服从命令，严守纪律，英勇顽强，不怕牺牲，苦练杀敌本领，时刻准备战斗，绝不叛离军队，誓死保卫祖国。

作为医生与军人的"嵌合体"，军医的道德责任无疑更为复杂。美军认为："成功的军医首先必须理解军人和医生这两个职业的理想，并且使这两者统一。只有全身心地在军人和医生这两个岗位上奉献自己，才能成为一个真正合格的联勤医生。"然而，将两者相统一并非易事。这是因为，由服务于个体患者到服务于群体需求，由服务于医学目标到服务于军事目的，军医的道德责任发生了根本的扩展与变化。正是这种扩展与变化，一方面，强化了军医的道德责任与道德使命，促使军医冒着生命危险奔赴战场，救治每一名伤病员，以实现战斗力的储备与再生；另一方面，改变了军医传统的救治观念，为了军事需求，而削弱甚至牺牲患者的基本权益。这种现象在军事精神病学应用中更为常见。在第一、第二次世界大战和朝鲜战争中，数以千计的精神病医生为了实现军事目标而非医学目标，而履职尽责。历史资料也显示，在早期战争中服役的精神病医生，为了适宜作战需求，可以改变临床目标、技术与价值。精神病医生兼有帮助患者履行其军人职责的责任。因此，对于战斗应激反应患者，为了实现重返战场的军事期望，尽管精神病医生并非情愿，面对上级权威、军事制度及军队的价值体系，精神病医生有权拒绝其医学豁免权——不继续暴露在战斗场景（或免除军事法庭制裁），而不论士兵是否具有持续的精神症状或是否反对重返战场。

（二）医者的道德诟病

一方面，军事精神病医生不应背离医学伦理原则。医学伦理原则的核心是维护患者利益。从第一部具有完整意义的医学伦理法典《希波克拉底誓言》的"我将遵循摄生法规则，尽我之所能与判断为病人利益着想，而避免伤害"，到今天已被普遍接受的比彻姆和查尔瑞斯的"尊重、不伤害、有利和公正"生命伦理学四原则；从1977年第六届世界精神病学大会首部精神病学专业伦理法规《夏威夷宣言》的诞生，到1996年世界精神病学大会批准，随后逐步丰富、日渐完善的精神病专业伦理法规《马德里宣言》的发展，无不是将维护患者利益置于首要位置。如《马德里宣言》总则所言："精神科医师服务患者，应提供公认的科学知识和伦理学原则相一致的最佳治疗。"然而在军事行动中，军事精神病医生却不能严格执行医学伦理原则。越南战争期间的许多人认为，在军队服役的精神病医生无不放弃或违背他们的医学伦理原则。例如，Daniels提及军事精神病医生是"被俘虏的专业人员"；Friedman看到他或她作为"一种社会控制系统的监察员，其性格呈现明显的非医疗性"；Locke声称军事精神病医生经体制说服，使士兵失去人性，继续参与争战，背离了利己主义的战争观；Barr和Zunin进一步批评了军事精神病医生，并建议军事机构将军医的称谓改称为精神病军官，以告诫军队精神病医生和战士不应用军事伦理取代医学伦理。放弃医学伦理原则的军事精神病医生是难以维护患者的基本利益的。更为严重的是，放弃医学伦理原则的军事精神病医生很可能沦为罪恶的帮凶。第二次世界大战期间，纳粹精神病医生参与和谋划的种族杀戮行动至今让人回忆起无不毛骨悚然。

另一方面，军事精神病医生应对战争正义性负责。对越南战争中军事精神病医生诟病的迅速攀升，其重要原因是美国民众对越南战争正义性的动摇。1965—1967年间，在日本服役的精神科医生Maier，强烈地批判了越南战争中军事精神病学家的道德与实践，他说："在此次毫无道义可言的战争中执行'保存战斗力'，军事精神病学家参与了标志我们时代罪恶的被动合谋。不论其他精神病学如何，军事精神病学作为临床精神病学，我既看不到其尊严所体现的道德公正，也看不到科学公正。"精神科医生Lifton认为，越南战场上的军事精神病学家与"荒谬和邪恶组织"勾结充当"技师",无疑等同于在纳粹死亡集中营工作的德国医生。从逻辑而言,军事精神病医生只有参与正义战争,其所采取的行动才具有道义可言;而从事任何有助于不道德和不公正战争的专业活动,都是不伦理和不道德的。为了实现不公正的战争,军事精神病医生采取的无视士兵需求的治疗原则和治疗方法,从根本上讲,违反了精神病学的人道主义原则。随着越南战争的推延,战争后期参战的许多军事精神病学家,开始倾向认同大量士兵的反叛行为,即反对国家政治与军事目标。这在美军现代战史上是首次。这些精神科医生疑虑军事治疗原则不人道,很可能只服务于独裁和政治目的,并质疑诱使士兵相信进一步暴露于战斗场景是符合士兵最佳利益的治疗方案,且明确担心"期待"士兵冒着生命和心理失衡的危险重赴战场有失道德公正。

（三）医者的道德迷惘

战场精神病医生应如何行事,当面对战斗应激反应患者时,是对其简单处置(一次令人安心的交谈、沐浴、三顿热餐和充足的睡眠),让其重返战场,还是将其撤离前线,送回后方治疗? 面对选择,精神病医生往往处于道德迷惘之中,甚至长期的道德困扰使战场军事精神病医生本人也患上了应激障碍。

是将应激反应者遣返战场吗? 将应激反应者遣返战场符合传统的救治原则,也是实施紧急救治时一贯的救治方法。其理论基础是战斗应激反应是"面对异常环境的正常反应"。随着对战场环境的适应,这种反应会逐步消失。其救治核心是"期待",即患者自我和治疗团队要树立患者能够自我康复的期待。然而,面临遣返战场的进一步暴露和危险,军事精神病医生却有着难以克服的道德疑虑。另外,当"期待"不可继续,或当处于期待康复演化为厌倦作战时,一味地将患者遣返战场,战场精神病救治原则的有效性和正义性都难以确保。这在越南战争后期表现得尤为突出。与战争前期参与作战的精神病医生的自信陈述相比,战争后期人员如 Camp、Char、Colbach、Fisher、Joseph 和 Ratner,表现得更为沮丧和犬儒主义。总体而言,他们认为,传统军事精神病学构成与原则在应对越南战争后期迅速增长的心理和行为问题方面是不充分的。

还是将应激反应者撤离战场? 将应激反应者撤离战场是否就对于患者就有益呢? 一方面,将应激反应者撤离战场会使其产生病人角色认同,将自己等同于一般患病人员,从而放弃自我康复的期望,并对医疗技术救治产生过度依赖,这对于应激反应的治愈极为不利。正如 Colbach 在描述越南战争后期服役人员道德上的不确定性时所言："如果一名士兵从岗位上撤离,另一名士兵必须顶上。被替换下的士兵在以后的生活中会长期认为:他是如此患病、如此虚弱,以致事实既已如此,他不得不被替换下来。"事实也是如此,将应激反应者撤离战场,会增大和提升其病态演化为创伤后应激障碍的风险与危害。另一方面,将应激反应者撤离战场会削弱部队的士气,产生多米诺骨牌效应。如一名患者撤离战场,其他患者也会提出同样的要求,这无疑会影响团体凝聚力和作战士气,从而影响战斗效能的达成。另外,一些逃避作战的士兵也会假此为借口,试图寻求庇护或要求撤离战场。

二、患者——角色裁定困难与基本权益的缺失

战斗应激反应的患者是指战场上出现战斗应激反应症状的人员。

(一)患者角色的模糊

战斗应激反应具有明显的或潜在的病理特征,如战时癔症、战时强迫症、战时神经症或心理、生理机体的衰退和异常,但是战场上战斗应激反应者却不能称为完整的"患者"。这是因为战斗应激反应不能用传统的医学模式来"治疗",传统的医学模式中患者的角色是被动地、消极地等待外来的援助,这种角色对心理创伤后的恢复是不利的;而对于战斗应激反应者,改善其角色意识要比努力改善其症状好得多,患者越是将创伤的影响看成一个极端情景的、暂时的、正常的反应,他的自我感觉就越有助于他恢复健康。帮助出现战斗应激反应的军人拒绝病号的标签,重新把自己看作健康的、有应对能力的人是救治的关键,使他们的行为反应正常化,告诉出现战斗应激反应的军人,战斗应激反应是"对极端不正常情况的一种正常反应,快速恢复是很正常的",向他们强调这种现象的暂时性和多变性,把在梦中、思维中、想象中和感觉中重新经历这些创伤的过程看作康复过程中的一种典型特征等有利于战斗应激反应者的快速康复。因此,战斗应激反应者通常与普通的患者隔离开来,通过强调自我调控,强化军人身份和职责意识,从而淡化其"患者"角色意识。

(二)患者权利的缺失

患者的基本权利通常是指患者的医疗权、自主权、知情同意权、隐私权和保密权五个方面。既然战斗应激反应者不是完整的"患者",那么他们与普通患者相比,其个人的基本权利必然受到很大的限制。首先,战斗应激反应者并不具有普通患者的医疗权和社会责任豁免权。战场上战斗应激反应者依旧穿

着战斗服装,遵守作息时间,从事生产工作,履行职责并遵守纪律。其次,战斗应激反应者的自主权和知情同意权受到很大的侵害。战场上战斗应激反应者心理和精神出现的异常反应使其难以做出清晰的自主判断,而以战斗力再生为目的的战场救治原则,更是严重地违背了个人对自己疾病的知情权和自主选择医疗方式的权利。最后,战斗应激反应者的个人隐私权和保密权难以得到保障。战场上过度的战斗应激行为包括性乱交、性偏爱、嗜酒及药物依赖,这些行为因并没有直接削弱部队的战斗力且行动隐蔽而不易察觉,然而有关于此的战场法律却对此类行为进行了明令禁止,明确规定一旦发现将严刑惩处,并且要求军医对患有此种怪癖行为的病员要及时上报。

第四节 战斗应激反应相关伦理问题与处置原则

尽管自第一次世界大战始,为了重返战场的军事目标,军事精神病医生作为特殊职业群体,已开始介入和参与战斗应激反应救治;尽管自 PIE 救治原则实施之日起,就存在患者利益与群体需求这一潜在的价值冲突;但是直到越南战争后期,军事精神病医生很少面对明显的道德质疑与道德压力。这是因为,军事治疗原则确立的"重返战场",既是治疗目的,又是治疗手段,从而使得 PIE 救治模式基于相辅相成的伦理定位基础之上——既能救治个体患者,又能满足群体需求——似乎充满伟大博爱,为所有这些军事精神病医生不顾患者意志,违背患者自主选择的治疗手段,提供了有利的道德辩护。这一时期的战场精神病医生认为:他们不但要遵守军事期待和价值,而且更为重要的是,在他们的意识中,患者利益与社会利益是一致的。军事精神病治疗原则不但对美国国防有益,而且能最有效地保护士兵免遭进一步战斗创伤和慢性精神残障。然而,越南战争后期,随着世界对其正义性和公正性的不断质疑,大众对构成军事精神病学的道德实践基础开始产生怀疑,一系列对战场精神病医生的诟病相继呈现。

一、战斗应激反应相关伦理问题

(一)PIE 救治模式的道德争议

1. PIE 与自主性原则

现代生物—心理—社会医学模式的发展使得传统的"家长式"医患关系逐

步转变为"合作式"医患关系,患者参与自我治疗的权利得到了很大的提升,患者的治疗决策权和治疗选择权取得了明显改善。但是,现代战争中战斗应激反应特殊的 PIE 救治模式却极度限制了患者的自主权。这是因为,第一,战斗应激反应者生活在军队这一高度集中统一的集体内,特殊的军人角色使得其必须放弃部分的公民权利,尤其是个人自主医疗权,而只能采取 PIE 救治模式。第二,PIE 救治模式的作用机理决定了应激反应者只能留于前线进行强制性救治,简单处置后,重返战场继续作战,而不能采取其他的救治模式。第三,战斗应激反应者是否拥有全面完整的自主决断能力受到很大的质疑,应激反应者心理和精神极度紧张,对事物的判断必然缺乏理性思考,如盲目地享有自主权势必影响决策的正确性。第四,如依据应激反应者自主的决断能力,将其撤离战场实施救治,军队的作战士气必将受到很大的影响,且很可能产生多米诺骨牌效应,出现大量的战斗应激反应者。①

2. PIE 与有益性原则

现代战争中的 PIE 救治模式受到大量军医的广泛推崇,一个重要的原因是,从治疗效果而言,PIE 救治模式符合生命伦理学所倡导的有益性原则。但是如进行深入的伦理分析,其"有益性"存在的合理性,也就是说对应激反应者是否真的有益,很值得怀疑。首先,PIE 救治模式是建立在重返战场的基础之上,战斗应激反应者重返战场必然增加其伤残与死亡的风险,与将其撤离战场后送救治相比,PIE 救治模式并不符合应激反应者的最佳利益。因此,战斗应激反应者是留在战场进行救治,还是撤离战场保全生命,军医很难做出理想的选择。其次,PIE 作用机理是建立在战斗应激反应者不具备知情同意的基础之上,为满足军事需求,战斗应激反应者被传达强烈的返回作战岗位的期待,如应激反应者完全了解 PIE 的作用机理,将会产生被欺骗的感觉,其救治的效果必然受到影响。最后,如依据有益性原则,情绪极度不稳定的应激反应者也应留于战场实施救治,但是事实并非如此,为防止对己方作战人员和指挥人员构成安全威胁,通常将应激反应者撤离战场后送救治,这很可能增加其战后 PTSD 的患病率。

(二)违纪型战斗应激反应的道德缺陷

战场上过度的紧张往往使士兵失去理性的道德判断,而产生违纪行为且

---

① Thomas E. Beam, Linette R. Sparacino. Military Medical Ethics(Volume 2)[M]. Washington, DC: Office of The Surgeon General at TMM Pubilcations, Borden Institute, Walter Reed Army Medical Center, 2003:373-374.

伴有明显的道德缺陷,这些行为包括从对本单位命令和纪律的轻微违反到对武装冲突法和战争法的严重践踏。

1. 外显性违纪

外显性违纪主要是指构成明确犯罪行为的违纪行为,常见的表现有杀死俘虏,毁伤敌人尸体,对俘虏拷打、施暴及杀死动物,抢劫、掠夺和强奸,杀死平民等。外显性违纪的应激源通常是战斗紧张时的愤怒情感和个人冲动,但也与种族仇恨、宗教偏见、民族歧视和文化差异有着直接的关系。外显性违纪行为,无论是实施者还是宽恕者,其明显的道德缺陷都是灭绝人性的行为,如不进行有效地制止,很容易产生种族屠杀和种族灭绝事件的发生,严重地降低了作战的正义性和合理性。如越南 My Lai 的集体屠杀,尽管是有预谋的,但无疑还是对长期累积的战斗紧张的反应。因此,为有效制止外显性违纪行为,战场上优秀的指挥员必须对自己的作战团队设置高标准的道德要求,努力阻止因战争愤怒而引起的大屠杀,呼吁提高伦理道德观念,以及像尊重自己的士兵一样尊重平民和敌方勇敢的战士,给予战俘以人道的待遇;应激反应者绝不能以单一的战斗紧张作为自己犯罪行为辩护的借口,更不能以个人的道德或个人哲学证明其行为的合法性,或作为违抗合法命令的借口。对此,军医也应持完全赞同的态度。

2. 隐蔽性违纪

隐蔽性违纪是由于对死亡的过度恐惧而产生的逃避战斗责任的紧张行为,包括诈病、自伤、药物和酒精滥用等违纪行为。其明显的道德缺陷是借助于医疗系统,以达成用医疗后送和医疗救治去逃避战斗职责。隐蔽性违纪因行为隐蔽、不易被察觉且难以甄别,往往使战场指挥员和军医在处置时陷入两难的道德选择之中。战场指挥员通常将隐蔽性违纪简单视为"贪生怕死,违反军纪"的行为,而对其采取严厉的处罚,或强迫其重返战场继续作战。这是因为:一方面,就其表象而言,隐蔽性违纪行为是一种明显的临阵脱逃或消极怠战行为,严重地削弱了军队的团结和作战士气;另一方面,对于军事指挥员,真正的违纪行为与战斗应激性隐蔽违纪行为之间的界限不易确定、难以辨别,而只能将其一概处置。对此,部分军医并不赞成,而是强调应以人道的态度对待隐蔽性违纪者,主张采取积极的合作方式,帮助应激反应者克服心理障碍,消除恐惧症状,重新树立战斗信心,重返战场继续作战。

二、对待战斗应激反应应坚持的伦理原则

（一）科学性原则

科学性原则是科学、公正地对待战斗应激反应者的必然道德要求。现代战争中，随着高、精、尖武器威慑力的不断增强，战斗应激反应已经是一种不可避免的现象，且发生的概率明显加大。军医和战场指挥员必须采取科学的态度正确看待，而不能停留在将其简单地视为"贪生怕死，违反军纪"阶段，对其采取压制和否定的态度。科学应对战斗应激反应，必须承认战斗应激反应现象存在的现实性，承认战斗应激反应者情感发泄的合理性，科学地评判应激反应中的发泄行为。发泄是人之本能，是人在死亡威胁之后的正常反应，对士兵重新获得正常的角色意识和消除自己是病人的角色意识起着重要的作用，这是士兵向健康努力的标志，而不是疾病症状。[1]

（二）允许性原则

允许性原则是确保战争正义性和战场行为符合人道要求的道德选择。承认战斗应激反应存在的合理性，并不代表对应激反应全盘接受，这是因为：一方面，违纪型战斗应激反应的诸多行为受到国际战争法的明确限制；另一方面，在文化和信仰多元化的社会中，战斗应激反应的某些行为也会严重地违背某些特定的礼仪习俗。面对规范化和多元化并存的当今社会，美国生命伦理学家恩格尔哈特在其《生命伦理学基础》一书中，将允许性原则视为处置生命伦理问题的一项重要原则，允许性原则是指"在一个俗世的多元化的社会中，涉及别人的行动的权威只能从别人的允许得来"[2]。这一原则对于有效处置战斗应激反应行为具有极其重要的现实意义。战斗应激反应必须坚持允许性原则，即战斗应激反应行为必须控制在军队、法律、社会允许的范围内，任何违背军队规章制度、国际战争法、社会礼仪习俗的应激行为都必须受到明确的限制，对于违纪型应激反应行为更应当严令禁止。

（三）公益性原则

公益性原则是实现救治效益和战斗效益最大化的道德选择。公益性原则

---

① 李川云.军事应激与心理干预[M].北京：军事谊文出版社，2006：373.

② [美]恩格尔哈特.生命伦理学基础[M].范瑞平，译.北京：北京大学出版社，2006：123.

是当今社会卫生政策制定和卫生资源分配中的重要伦理原则,"强调行为是为了社会利益,为了人类及子孙后代的利益,而不是为了个人或少数人。"①这一原则同样适用于战场上处置大量的战斗应激反应者。正如现代医学的发展已经把医患之间的关系扩展到医疗卫生工作与全社会的关系,在现代战争中,军医与伤病员之间的关系也已经扩展到战场救治与战斗效能达成之间的关系,甚至很可能关系到战争的胜负。因此,对战斗应激反应者的救治必须坚持公益性原则,以实现整体效能最大化。坚持公益性原则并不是否定个人的利益,而是强调在救治方式选择时必须着眼于整体的利益。军医和战场指挥员必须时刻牢记在任何时候、任何条件下,所有无视单个应激反应者救治利益,对其造成伤害的行为都是不人道和不道德的,都应当受到强烈谴责。

---

① 徐宗良.生命伦理学理论与实践探索[M].上海:上海人民出版社,2002:286.

第八章　军事医疗援助伦理

　　和平与发展已成为当今世界的主题。但日益加剧的地区性冲突和突发性自然灾害造成了严重的平民伤亡，立足于人道主义的军事医疗援助事业正通过自己的努力与之抗争。随之所产生的伦理问题也层出不穷，政治倾向、医患关系、医疗质量、资源配给、安全保障等问题制约着军事医疗援助事业的发展。这些问题都对国际公认的医学伦理学原则提出了挑战，需要对军事医疗援助伦理问题进行系统研究和深入思考。

　　军事医疗援助的伦理研究涉及国际法学、军事学、医学、伦理学、医学伦理学、灾害医学、社会学、心理学、管理学等诸多学科，涉及面广，需要研究和解决的问题多。这里只对军事医疗援助中人际关系的建立、伦理问题的矛盾冲突、军事医疗援助各方应尽的义务进行了伦理分析，对军事医疗援助的伦理原则、规范、监督措施和教育方法做初步探讨。

　　军事医疗援助并不仅仅是做简单的常规医疗救治，需要政府之间、国际组织之间、军队之间、民间组织及所有相关机构的广泛协作，才能使军事医疗援助实施的效果达到最佳。在面临复杂的政治背景、不利的救治环境和恶劣的救治条件下，常规的医疗救治根本达不到军事医疗援助所能预期达到的目的。在此情况下，普通的医学治疗会呈现出非正常化的特点，军事医疗援助相比较常规医学治疗而言，会面临更多利益关系的干扰，直接导致特殊条件下人际关系的形成。在此特殊情况下，正常的医学伦理关系将受到极大的挑战，在各方利益的驱动下势必会影响正常的医学伦理原则，造成不可避免的矛盾和冲突。这些矛盾和冲突有些时候看来甚至是不可调和的，使开展军事医疗援助的医务人员左右为难，从而不断冲击着他们的伦理准则和医德观念。针对军事医疗援助伦理问题进行系统的分析和研究，对于医务人员正确调整特殊条件下的医德观念，提高军事医疗援助的援助水平和效果，融合、参与、促进各方合作与深化友谊等都具有极其深远的意义。

第一节　军事医疗援助概况

军事医疗援助是国际援助的重要组成部分。军事医疗援助是指军事活动中或军队参与的，通过医学运用的方式、方法达到一个或若干国家、组织捐助另一个或多个国家、地区的目的，满足受援国家、地区因贫穷、自然灾害、武力冲突等原因造成的医疗需求的活动。军事医疗援助的救治活动不单纯是医学意义上的常规救治，它是一项复杂、烦琐的社会工程，需要联合国、各国政府及国际组织之间的广泛协作，才能使军事医疗援助达到最佳效果。当某一地区需要军事医疗援助时，受援地区多伴随病患基数大、救治环境恶劣、卫生条件差等情况发生。此时常规临床医疗实践难以适应，势必要呈现出非常规化的特点，势必要面对更加复杂的利益关系和社会关系的冲突，从而形成军事医疗援助特有的人际关系。诚然，在军事医疗援助中，基本的医学伦理原则不应也不会因此而失去意义，但与受援地区现实情况却不可避免地存在一些矛盾和冲突。这些矛盾和冲突势必会对常规的医德观念形成挑战，从而使医务人员在实施军事医疗援助中处于两难的境地。

一、军事医疗援助责任艰巨

人类自从主宰了这个星球以来，一天也没有停止过与各种灾祸的抗争。

（一）自然原因

应该说，自然原因引起的灾祸对人类生活破坏性最为普遍、频繁。"1970—1990 年的 20 年间，全球自然灾害造成约 300 万人丧生，至少有 8 亿人的生命受到威胁。20 世纪 70 年代，全世界重大自然灾害比 60 年代增加了将近 25％，80 年代增至 50％。以经济损失而言，60 年代灾害造成的各种经济损失为 120.5 亿美元，70 年代的经济损失则增加到 289.48 亿美元，80 年代后，仅 1980—1987 年的 8 年间，经济损失即达到 483 亿美元，呈现出直线上升趋势。90 年代后，灾害越来越严重，与 60 年代中期相比，全球自然灾害频率增加了 3.2 倍，全球平均每年每 31 个人中就有 1 人受灾，每 3.1 万人中就有 1 人死于自然灾害。年受灾人数和死亡人数分别增加了 6.9 倍和 5.2 倍，而年均直接经济损失增加 30 倍，相当于世界国民生产总值的 0.2％因自然灾害而损失。"①导

---

① 张鸿祺，周国泰，张愈.灾难医学［M］.北京：北京医科大学、中国协和医科大学联合出版社，1993：40.

致自然灾害频发的直接原因便是生态环境的破坏。世界城市人口中有一半左右生活在二氧化碳超标的大气环境中,"每天有 800～1 000 人因呼吸受污染的空气而死亡;水体污染已造成人类淡水资源严重不足,全球有 12 亿人缺乏安全饮水,每年腹泻病例达 10 亿人次之多。"①

军事医疗援助中,针对全球部分地区饥荒所引起各种疾病的医疗援助比例也同样很高。饥荒是自然和人为灾祸共同造成的后果,但灾祸不一定直接导致饥荒。在古代世界各国历史上,由于饥荒出现的尸横遍野、易子相食的现象并不少见,可以说饥荒死亡人数少则几万,多则数百万,乃至上千万。然而,进入现代社会饥荒并没有随着人类文明和社会的发展而杜绝,随着人口总数的不断上升,饥荒已成为许多发展中国家多种疾病蔓延的主要因素。"20 世纪90 年代,世界上只有 24 个国家粮食生产能够自给自足,127 个国家或地区的粮食供应需要靠外援助,还有许多国家在饥荒中度日,例如非洲至今仍有 24个国家粮食严重短缺。"②饥荒发生时,人的生命尚不能保全,其身体健康状况和生命质量更是无从谈起。

(二)人为原因

人为原因引起的灾祸所带来的影响更加严重。自人类社会产生私有财产概念和阶级以后,战争便接踵而至。"从公元前 2000 年至 1984 年,世界上共发生 1 000 余次大大小小各种类型的战争。"③战争曾推动人类社会的发展,但是也给人类带来无穷的血泪和灾难,给人类文明造成巨大的毁伤和破坏。2009 年历时 23 天的以军攻击加沙地带战争结束后,经搜狐网报道,当地时间1 月 21 日,巴勒斯坦医疗部门发布了伤亡人数统计:"1 330 人死亡,5 450 人受伤……加沙医疗服务部门的领导人汗塞尼说,在死亡的 1 330 人中,有 437 名16 岁以下少儿,110 名妇女和 123 名老人。另外,还有 14 名医务人员和 4 名记者。而在受伤者中,有 200 人情况十分危险,有 600 人被转移到加沙以外接受治疗。此外,受伤的还有 1 890 名孩子。"让我们把时间追溯到第二次世界大战,截至目前,它仍是全球历史上最大的军事冲突,也是历史上破坏性最大的

① 张鸿祺,周国泰,张愈.灾难医学[M].北京:北京医科大学、中国协和医科大学联合出版社,1993:2.

② 张鸿祺,周国泰,张愈.灾难医学[M].北京:北京医科大学、中国协和医科大学联合出版社,1993:46.

③ [美]乔治·C.科恩.世界战争大全[M].北京:昆仑出版社,1988:2.

一次战争。网上有数据显示,"战争持续了 2 194 天(6 年);全世界共有 61 个国家和 80%以上的人口(参战人数达 17 亿)卷入了这场战争;仅在欧洲,战争破坏造成的损失(据不完全统计)即达 2 600 亿美元,各交战国直接军费支出占其国民总收入的 60%～70%;共 5 000 余万人丧生,伤者无法统计。"两次海湾战争是距离我们较近的一场现代战争。网络数据显示,"1991 年第一次海湾战争中,伊拉克死亡 14.5 万人,40 000 名伊拉克士兵在战火中丧生,5 000 人死于内战,30 000 人死于战后动乱,70 000 人死于战后所流行的瘟疫和疾病。"在 2003 年第二次海湾战争中,网上有数据显示,"美英两国在伊拉克投下了 394 万枚、总计 300 多吨的贫铀弹,造成了严重的放射性污染,近年来在伊拉克南部城郊巴士拉儿童医院出生的婴儿患白血病、癌症和先天性畸形的比例,比海湾战争前增加了 4.6 倍,伊拉克成年人的癌症发病率是战前的 7 倍,伊拉克南部地区现在放射性物质含量是其他地区的 10 倍多,原因很简单,战争期间,多数贫铀弹投向了这一地区"。

总之,各种自然、人为原因所引起灾祸带来的损失越来越大,人们的生命健康受到了极大挑战与威胁,减轻各种灾祸带来的损失和消除其不利影响是世界各国人民都在努力奋斗的目标。立足于人道主义的军事医疗援助事业是人类社会逐步走向文明的产物,是人类抗击灾祸与之斗争的行动的重要组成部分。军事医疗援助无法阻止各种灾祸的降临,却能够降低灾祸给受灾人民带来的痛苦和损失。军事医疗援助针对受援地区病患的医疗救治和卫生防疫工作将对恢复受援地区整体重建工作起到积极意义。

二、军事医疗援助的历史

世界上最早的军事医疗援助是伴随着国际红十字会的创立而逐步发展起来的。它的创始人瑞士人亨利·杜南先生于 1862 年 11 月,根据目睹的战争经过出版了《索尔费里诺回忆录》一书,震惊整个欧洲。"书中有两项重要建议,一是在各国设立全国性的志愿的伤兵救护组织,平时开展救护训练,战时支援军队医疗工作;二是签订一份国际公约,给予军事医务人员和医疗机构及各国志愿者的伤兵救护组织以中立的地位。南丁·格尔女士积极支持他的建议,各国纷纷响应。1863 年 2 月 9 日,伤兵救护组织在日内瓦成立,这就是早期的国际红十字会,1867 年更名后的第一届国际红十字大会在巴黎举行。"①亨利·杜南先生的思想得以在国际红十字会发扬光大,其伟大之处在于他尊重人的生存权利,并认为应以不存在歧视的态度向一切受苦的人提供援助。他要求医务人员照顾和对待受伤、垂死和已死去的敌方士兵像照顾己方士兵一样,一视同仁;继而又把这个思想宣传给社会人士和政府官员,从而为广义的人道理念,亦即为红十字的基本观念奠下基石,又为后来的国际人道主义法则的建立奠定了基础。

世界上比较有影响的军事医疗援助,可以追溯到第一次世界大战。"美国的威尔逊总统通过实施 American Relief Administration 行动,向亚美尼亚、波兰和苏联难民提供医疗援助,救治了大量天花和伤寒患者,其目的是以此为手段向上述这些国家、地区进行西方意识形态的渗透"②,但其客观上也的确救治了大批生命。第二次世界大战后,美国启动马歇尔计划,为了防堵共产主义势力的扩张,美国以其惊人的经济实力、军事实力、医疗实力帮助多个欧洲国家进行战后重建工作。联合国也在此时,首次以国际组织龙头和维持世界和平的角色协调各方资源。在战争蹂躏的地区进行"国际人道援助行动"期间,美军医疗援助得到了进一步发展,先后向南亚(越南)、中美(洪都拉斯、萨尔瓦多)提供了以基础医疗设施建设和基本卫生知识普及为主要内容的医疗援助,积累、丰富了军事医疗援助经验。

联合国组织是全世界最具有权威性的国际援助机构,它成立于 1945 年,在人类历史上发生最严重的一次人为灾祸——第二次世界大战之后,各成员国缔结了《联合国宪章》,其主要是为了和平,防止发生类似的战争灾祸。在《联合国宪章》条款中明确规定了"健康享有权"和"人类有健康的权利"。联合国所属机构——世界卫生组织(World Health Organization,WHO)成立于1948 年,WHO 条款中规定:"享受健康的权利是人类社会每个人的根本权利,政府对保护人民的健康有责。"③这些都是联合国和世界卫生组织为自己制定的宗旨内容。

随着各种自然和人为的灾祸的频繁发生,其他国际性援助组织机构也随之出现。1970 年,WHO 开始成立急救救济行动办公室(Office of Emergency

① 陈东方.国际红十字会——开启医学人道救援的历史[J].医药世界,2008(2):45.
② 沈阳军区联勤部卫生部.中国首次赴刚果(金)维和卫勤保障纪实[G].2004:22.
③ 张鸿祺,周国泰,张愈.灾难医学[M].北京:北京医科大学、中国协和医科大学联合出版社,1993:42.

Relief Operation，OERO）。接着，联合国又成立联合国灾难救济组织（United Nations Disaster Relief Operation，UNDRO）。当时，还有国际灾难互助组织（International Cooperation of Disaster Operation，ICDO)在活动。1976 年 10 月 2 日，欧美医师组成一个最早的国际性灾难医疗援助机构——梅因斯学社，后来这个组织发展成为世界灾难与急诊医学会（World Association for Disaster and Emergency Medicine，WADEM），以后又称国际院前与灾难医学会（World Association for Prehospital/Disaster Medicine），并出版同名机构刊物。其宗旨为："急救与生命支持技术的标准化；该项技术在医务界及一般民众中的传播；急救与灾难医学在世界范围内情况交流与合作。1983 年，在罗马组成灾难医学会（Society of catastrophe medicine）。"①

在欧洲，针对灾祸后的医疗援助医学机构发展与欧共同体有联系。1970 年 10 月，在南欧意大利邻国圣马力诺召开国际会议，研究地中海区域自然灾害的社会预防问题，联合国及世界卫生组织代表皆认为有必要成立一个永久性机构，以承担此项任务。1982 年 3 月，WHO 在罗马召开灾难医学教育年会，与欧洲理事会（the Council of Europe，CE)建议并接受圣马力诺共和国为欧洲灾难医学中心。1985 年，CE 在罗佛罗（Ravello）的第二次会议上，签署欧洲各国灾难医学协定，1986 年 11 月 27 日在圣马力诺正式宣布成立欧洲灾难医学中心（European Center for Disaster Medicine，CEMEC）。世界其他地区尚无此类医学中心正式建立。

三、军事医疗援助的现实发展情况

当今世界各国之间的经济、文化交往日益频繁，国家与国家之间的互相依赖也与日俱增。许多灾难的发生是不受国与国界线和地域范围所限制的，往往具有传播性。在这种情况下，需要援助组织与政府之间的相互协作、国家之间的相互协作与支援。援助工作不是乞求与施舍，而是人们与人们之间共同承担的人道责任。当今世界上的援助事业发展很快，国家之间的援助机构越来越多，其组织机构也日趋完善。国际灾祸援助机构主要包括下列系统：联合国系统、国际红十字会以及各种人道主义救灾援助组织和其下设的庞大援助

---

① 张鸿祺，周国泰，张愈.灾难医学［M］.北京：北京医科大学、中国协和医科大学联合出版社，1993：42.

救灾系统网络。

（一）联合国系统

联合国是所有国家的最高组织形式，下设的援助机构，在援助工作中起着特殊的作用。当世界某地区农业遭受到严重自然灾害时，联合国粮农组织（Food and Agriculture Organization of the United Nations，FAO）将给予紧急援助；某些地区发生饥荒，粮食极度匮乏时，世界粮食计划组织（World Food Programme，WFP）将提供救济。在任何地方出现大批难民时，联合国难民事务高级专员办事处（United Nations High Commissioner for Refugees，UNHCR）要负责管理和安置。某些国家或地区儿童严重营养不良和疾病流行时，联合国儿童基金会（United Nations International Children's Emergency Fund，UNICEF）和 WHO 将采取相应的救援措施。WHO 的总责是负责人类的健康问题。

联合国系统内参加援助救灾的机构多，各机构各负其责，但又相互配合。如，难民的救援工作是由联合国难民高级委员会来负责，世界卫生组织负责难民营的卫生工作，联合国粮农组织与世界粮食计划组织来承担粮食和食品问题。联合国为使这个系统内援助救灾工作有秩序地进行，在日内瓦设立了联合国灾难救济组织，它是联合国援助救灾的协调机构，在全世界的援助救灾工作中，与世界卫生组织紧密合作。其主要任务是了解与传递灾情、疫情信息，并与 WHO 合作在受援国家或地区协助制订援助救灾计划，组织相关援助队伍，并依据有关专家的意见加强物资的准备与人员组织。如 1990 年 6 月 21 日，伊朗大地震发生后，联合国灾难救济组织与世界卫生组织密切合作，使持续 14 天的地震造成的损失降到最低，很好地完成了援助救灾任务。

（二）国际红十字会组织

1901 年，首届诺贝尔和平奖获得者瑞士人亨利·杜南先生创立的国际红十字会组织，实际上是国际人道主义精神实践医疗援助最早的国际性组织，更是国际人道主义援助的创始组织。中国于 1919 年 7 月 8 日加入该组织。其前身为 1863 年成立的"伤兵救护国际委员会"。国际红十字会组织包括 3 种机构，即红十字国际委员会、红十字协会和各国红十字会。红十字国际委员会（International Committee of the Red Cross，ICRC）是瑞士的一个非政府性团体，它按照《日内瓦公约》，对战争或国际冲突中的战俘和病患履行人道主义义务。"红十字协会国际联合会（IFRCS）是各国红十字和红新月协会的联合组织，1919 年成立，现有 132 个成员国，总部也设在瑞士日内瓦，是国际救灾援助的重要协调机构。"①它除在世界范围内开展大规模援助活动外,还负责对因自然灾害外流的灾民提供救济。该协会在法国马赛、新加坡、智力圣地亚哥、巴拿马运河区都设有物资仓库,以便援助时就近向受援地区运送急救济品。各国红十字会或红新月会是各国的救灾机构。伊斯兰国家多称为红新月会或红狮协会。各国红十字会虽都属非政府机构,但在每个国家都有正式地位。

（三）非政府机构

"所谓国际非政府机构就是指国际级别上组织起来的非营利性的自愿公民组织。"②这种机构多为社会慈善机构,全世界数以千计,较知名的有世界基督教协进会、国际慈善会、国际救援委员会、牛津救灾委员会和无国界医学会等。这些机构援助内容各有特点,有的提供食品,有的提供衣物,有的提供药材,有的贡献技术。为使这些机构更有效地开展援助工作,现在国际上已组织起自愿援助救灾国际理事会,协助和协调各慈善机构的援助救灾工作。

（四）政府之间的双边援助

根据政府之间达成的协议,每当一国遭灾时,另一国要直接提供援助,如英国对加纳负有直接救灾援助义务。有些国家则常设援助机构,如国外灾害救助办公室(Office of Foreign Disaster Assistance, OFDA)、瑞典国际开发局(Swedish International Development Agency, SIDA)和加拿大国际开发署(Canadian International Development Agency, CIDA)等,这些机构都负有对外援助责任。

（五）中国军事医疗援助的发展情况

中国于 1919 年 7 月 8 日加入国际红十字会组织,1963 年,中国政府应阿尔及利亚政府的紧急求助,向阿尔及利亚派遣医疗援助分队,从此开创了中国与第三世界国家和地区新的医疗援助合作形式。自 20 世纪 60 年代初,中国向第三世界国家派出援助医疗队至今已有 50 余年。中国派出的援外医疗队员累计已达到 2 万余人,遍及亚洲、非洲、拉丁美洲、欧洲、大洋洲的 65 个国家和地区。当前,"中国在 40 个国家设有援助医疗分队,共计 1 066 人,分布在40 个国家的 116 个医疗援助点。非洲是中国派遣医疗援助分队的主要地区。非洲现有接受中国医疗援助分队的国家占与中国建交非洲国家的 72%,医疗

---

① 张鸿祺,周国泰,张愈.灾难医学[M].北京:北京医科大学、中国协和医科大学联合出版社,1993:43.

② 霍淑红.国际非政府组织的发展及其与国际机制的互动[J].上海行政学院学报,2008(4):4.

援助人数多达 860 人,约占派往世界有关国家和地区总人数的 81%。这些援助医疗队分布在非洲的 34 个国家,94 个医疗点上。'50 年来,中国援外医疗队为各国受援人民诊治病患 2.4 亿人次,其中仅在非洲地区就达 1.7 亿人次"[1]。

军事上,为了持续扩大中国的国际影响,推动中国与有关发展中国家双边关系的发展,"我国于 1988 年加入联合国特委会,并于 1990 年开始向联合国维和行动派遣观察员,至 2002 年共派出军事观察员 40 多批、500 人次。牺牲 4 人,伤10 余人。2003 年 4 月,一支由 43 名军人组成的维和二级医疗分队正式跨出国门,远赴非洲大陆刚果(金)民主共和国执行维和卫勤保障医疗援助任务。迈出了我军自主执行联合国维和国际军事医疗援助行动的第一步"[2]。时至今日,中国独立进行国际军事医疗援助的行动仍在继续,开展地区仍以非洲大陆为主。

军事医疗援助事业从战争中走来,逐步发展壮大。当今,世界遭遇的重大问题不再只有战争,更重大的威胁来自愈来愈多的方向,贫穷的煎熬、疾病的传播、自然灾害的侵袭、性别的不平等等等。资讯的发达、交通的便利、军事交流的增多使国家、地区之间减少了隔阂,缩小了距离,也让国家、地区之间的关系更加紧密,一个国家、地区遭遇问题,影响所及往往不会停留在国家、地区之内。因此,军事医疗援助作为国际援助的重要组成部分任重而道远。

四、军事医疗援助的独特性

军事医疗援助不同于常规的医疗救治,国家组派军事医疗分队参与医疗援助,对进一步扩大国家的国际影响力,提高国家的国际地位有着深远的现实意义。当国家确定针对他国或局部地区开展医疗援助时,就必须参考相关的国际法并在其框架下开展有效的准备工作,无论是政府之间派遣医疗分队还是民间的医疗援助,原则上都应遵守联合国的相关规定才能顺利进行。通常在针对他国开展医疗援助前,应认真对他国的法律和文化背景、宗教信仰等做充分地了解,这些在先期准备工作中都是十分必要的。

(一)"谅解备忘录"的能效性

"谅解备忘录"(memorandum of understanding)意指"双方经过协商、谈判达成共识后,用文本的方式记录下来","谅解"旨在表明"协议双方要互相体

---

[1] 沈阳军区联勤部卫生部.中国首次赴刚果(金)维和卫勤保障纪实[G].2004:26.
[2] 沈阳军区联勤部卫生部.中国首次赴刚果(金)维和卫勤保障纪实[G].2004:27.

谅,妥善处理彼此的分歧和争议"①。这里是指联合国与援助国之间就实施军事医疗援助的相关事宜通过协商、谈判达成的一个共识。

"谅解备忘录"的签署是联合国与援助国之间相互了解,相互信任,相互约定的一个过程。它一般由评估和谈判两部分组成。评估主要是联合国针对援助国实施军事医疗援助的意愿和决心、医疗卫生保障能力,以及物资准备情况的考察。待考察合格后,随即展开谈判。主要是双方之间明确"谅解备忘录"条款,援助国通过谈判为本国争取到尽可能多的保障利益,并通过联合国协调受援国,达成援助国医疗分队与受援国之间的"地位协定",为医疗援助分队在他国争取有利的政治地位。

（二）情感理智的冲击性

受援地区的特殊环境作为强烈的外界刺激,会给身临其境的人以强烈情感和理智方面的冲击。受援地区的特殊环境与援助国地区一般都是天壤之别,突如其来的感官冲击会使援助分队医务人员的情绪情感出现较大的波动,通常会有强烈、躁动、共鸣的特点。这种特点会使医务人员的使命感急剧强烈,体力和心理能量增大,或造成心智和行为混乱。这种情绪情感体验比平时要强烈而深刻,其中包括积极和消极的成分。积极的情况可以表现为,工作热情高涨,吃苦耐劳,对待病患超乎寻常的热情服务等,这种具有鲜明倾向性的情感体验,能调动医务人员的智力、体力和精神力量。但由于生理素质、心理素质的差异,个别的医务人员也会出现消极的情感体验,表现为,过度紧张,缺乏信心,产生动摇,这些会导致医务人员感知力、记忆力下降,注意力分散等。情感上的变化源自受援地区环境与医务人员长期所处环境的巨大反差,医务人员要控制和调节自己的情绪,防止"应激"心理状态的出现。

（三）援助人员的临时性

军事医疗援助通常是在受援地区发生战乱或爆发大规模疾病急需紧急医疗保障且短时期内无法恢复正常生活的情况下,经各方面协调批准后启动紧急医疗援助力量,组成高质量、阶段性的医疗救援机构。援助组织的性质决定其必须在短时间内完成集结,抵达受援地区,迅速开展医疗援助工作。国际上医疗援助相对其他性质的援助周期短,阶段性较强,这种情况多是由援助性质和所属医疗援助分队具体情况所决定的。所以,当临时的援助任务完成后（抢

---

① 沈阳军区联勤部卫生部.中国首次赴刚果（金）维和卫勤保障纪实[G].2004:72.

救、治疗、后送、防疫等工作），医务人员必将回国在原来的岗位继续工作。当然，广泛的军事医疗援助建立长期合作关系的也是屡见不鲜，但具体工作的医务人员多半采取定期轮换，一般最多不超过半年便会梯次轮换。国际上通常要求作为援助行动的组织者，均要采取适当的方式缓解医疗援助者由于伦理冲突所带来的压力，安排医务人员适时休息并要求采取轮流作业的工作方式。

（四）援助环境的复杂性

受援地区的环境是一种特殊的环境，一般是人为（战乱、核泄漏等）或自然因素（地震、海啸等）导致的心理创伤、环境创伤造成该地区民众心情悲凉，环境混乱不堪，生态环境遭到严重破坏，公共设施无法运行，水、电、食物、药品严重不足，生活、工作条件十分艰苦。灾害破坏力的广泛性和持续性更加剧了医疗援助工作的危险性。灾祸在一定时期内造成大量的人员伤亡，大量民众过于放大对医疗援助的心理期盼，且医疗援助的救治与防疫需并举，正常的外、内、妇、儿、心理等分科必要时将被打破等，这些因素都会使医疗援助工作面临艰巨的挑战，医疗供需差距大，医疗资源相对短缺，短时期病患急剧增加势必使医疗援助工作强度加大，加之自然环境恶劣，人员社情复杂，基础设施条件差，医务人员必须与其他可以协助的组织协调配合，才能实施医疗援助救治工作。

（五）援助工作的时效性

援助组织可以给予国际人道主义援助的情况是，存在暴力、国际和国内武装冲突、国内处于无秩序和紧张形势、自然灾害和人为事故。这些情况的一个共同点就是它们都具有紧迫性，对人的生命和健康存在着现实的威胁[①]。军事医疗援助不同于常规的医疗救治，大多是小规模、短时期临时性较强的医疗救治。在这样的前提下开展医疗援助工作是有其时效性的，对疾病较轻的病患医治还比较简单，但针对慢性、长期病患的医治就不是很容易了。病情的性质往往决定了治疗时间的长短和治疗效果是否显著，一旦病患的病情决定了其医治的性质是一个长期、复杂的过程，那么情况将变得无法预知。军事医疗援助本身所具备的性质决定了它不适合针对慢性、长期的病患进行医治。军事医疗援助分队完成其工作时限后，必将撤离受援地区，即使是正常的人员轮换

---

① 刘静静.区分人道主义干涉与人道主义援助[J].江苏教育学院学报（社会科学版），2007(1)：23.

也将对慢性、长期病患的医治带来一定的影响。

（六）跨文化交际的适应性

随着跨国医疗援助参与程度的逐渐深入，各国各民族社会的人和事物越来越多地渗透到军事医疗援助工作中，在此情况下，跨国域、跨民族、跨文化的工作和社会交际显得尤为重要。在军事医疗援助中，医务人员所面对的是来自陌生的文化和国家，有着截然不同的思维方式、生活习惯和行为方式的人，在与之工作、交际的过程中不可避免地会受其异域文化带来的影响，甚至出现文化冲突现象，如果处理不好最基本的文化冲突问题，将会对正常开展医疗援助带来极大的阻力。如，中国人轻拍小孩子的头部表示一种友好，而在国外很多地区，这是一种极不尊重儿童的做法，所以，在军事医疗援助中，人与人之间是否能够正确地识别和适应异域文化的行为规范是保证跨文化交际顺利进行的重要因素。要保障跨文化交际的顺利进行，就必须理解对方的行为规范，尤其是什么行为是被禁止的，对此，最好的办法就是遵循入乡随俗的原则。

第二节　军事医疗援助伦理分析

军事医疗援助中，采用什么方案才能使援助的效果最好，所产生矛盾和利害冲突降到最低？为了遵守政府之间地位协定的规定，放弃对政治立场相背病患的救治是医务人员所希望的吗？在艾滋病等传染病横行的受援地区，为了迎合受援地区的异俗习惯而放弃对病患进行常规体检是可取的吗？医务人员的行为是否有悖于基本的伦理道德义务？是否还有其他更好的办法能使行为与这些义务相符？如何能更好地化解这些矛盾？在军事医疗援助中，这些都是我们必须考虑的，这样考虑周全后，援助工作才会取得最佳效果。

这些问题是军事医疗援助中必须考虑的问题，对它们进行深入的伦理分析，对于协调好军事医疗援助中的人际关系，处理和解决好各方面利益所带来的矛盾冲突，以指导军事医疗援助工作的开展，提高援助效能等都有着重要的意义。

一、军事医疗援助中人际关系的建立

人类社会形成伊始，人与人之间的关系问题就始终是人们思考的问题之一。医学中的人际关系的建立是医学伦理学着重研究的基本问题之一,主要是指在医疗实践中,因医疗交往而构成的相互联系的社会关系,直至医学与整个人类社会的相互关系。军事医疗援助的特殊性决定了其中的人际关系的建立较之常规的临床医疗实践具有明显的不同。分析研究军事医疗援助中人际关系的建立,对于进一步研究、探讨由人际关系而引发的各种伦理问题,指导军事医疗援助工作的实践有着十分重要的意义。

临床医疗实践中,人与人之间的关系主要包括医患关系和医际关系。医患关系是医疗人际关系道德的核心,也是医疗道德所要重点调整的对象。医患关系的含义比较宽泛,广义上是指医疗服务的群体与服务对象及相关群体的相互关系,即以医生为主的医疗者主体一方和以患者为中心的就医者一方在诊治疾病过程中所建立的相互关系。医际关系是医疗卫生系统内部人际关系的简称。它特指医学实践主体之间的相互关系,主要包括医生之间,医生与护士之间,医护人员与医技人员、医务人员与管理和服务人员之间等多种类型的现实人际关系。且主要限定在同一医疗机构之内。它不是单一的人际关系,而是多种人际关系的总和。医际关系是以医患关系为基础建立起来并以此为核心来展开活动的。良好医际关系的建立可以直接影响医患关系,提高医务人员的整体医疗质量。

（一）医患关系

军事医疗援助中,军医与病患之间的关系是人际关系的核心。人是社会中最宝贵的财富,无论是战乱、自然灾难,或是极度贫穷对社会各种资源造成的破坏都十分严重,但最紧迫、最惨痛的是对人本身生命的伤害与剥夺。军事医疗援助的宗旨就是要以医疗援助的形式对受援地区的人民实施应急医疗卫勤保障,其首要任务就是对人的生命的保障,医疗的援助实际上就是对生命的援助。在军事医疗援助中,受援地区各种威胁人生命的不利因素比比皆是,如此环境能对人的生命施以援手的医务人员将同病患建立起极其特殊、紧密的关系。这种关系将突出医务人员对受援地区病患所应承担的巨大责任和义务;这种关系是军事医疗援助工作中最核心的人际关系;这种关系是一般医患关系的另一种升华,更是一般医患关系的特殊表现形式。

与一般临床医疗实践中的医患关系相比较而言,军事医疗援助中的医患关系更有其自身的特点。

第一,医疗供需反差巨大,军医的自主性增强。客观条件决定医疗质量高低,在受援地区恶劣的医疗环境下,一般原有的医疗资源与医疗基础设施都极度匮乏、落后,援助医疗分队所拥有的医疗力量与大量亟待救治的病患相比较仍是反差巨大。这种情况下,病患心理上会对军医的期待呈现放大趋势,病患的自主选择性则相对淡化。因为医患双方在医学知识、医疗经历的储备和医疗资源的支配,甚至现实所处环境地位的不对等,导致医患关系的变形,由平等的医患关系演变至支配式的医患关系,病患的自主权将十分有限。以上述几点问题引发医患关系的变形在我们日常的和平生活中也时有发生,只是这种医患关系变形的程度和表现的形式不强烈罢了。反之,在军事医疗援助中,受援地区特定的环境使病患的境遇发生重大改变,其自主选择决定的范围急剧缩小,而医务人员的自由度大大放宽,其自主权和特殊干涉权将得到强化。在军事医疗援助中,这种医患关系的变形将会导致两种局面的出现:一是促进军医提升道德责任感,充分感知人道主义精神,发挥其放大了的自主权利,最大限度地援助病患;二是使军医容易忽视病患的知情同意权利和自主选择愿望,应急救治,不顾及预后,降低病患远期身体康复的机会,为降低病患的生命质量埋下隐患。为此,军事医疗援助中,军医务必要在客观放大行使军医权利的同时重视病患的自主选择权,对其保护和关爱。

第二,情况特殊,医患关系多变。军事医疗援助中,医患关系有时是可以变化的。受援地区一般经济条件差,医疗水平低,基础设施保障能力差。这样的情况极易引发群体性传染疾病,如在非洲被列为常见的几种传染性疾病,依次为疟疾、艾滋病、丝虫病、黑热病、黄热病、霍乱等,这些都是传染性很强的疾病,除艾滋病外都是高速、群发性疾病。2002年,天津市外派医务人员到扎伊尔执行医疗援助任务,全体28名军医丝虫发病率最高达到92.86%[①]。一旦出现群体性疾病,检伤分类和疏散治疗是缓解医疗压力、提高救治效率的有效方法。因此,病患通过军医分类实施的初步救治后,便被分别送到各个专科进行后续治疗。这期间,时间、空间、条件的转换会使病患所面对的是医务团队的一个整体,而不是哪一个单独的军医,所以军事医疗援助中医患关系是多变的。

第三,在军事医疗援助中,医患关系有时是可以互换的。现代医学的诊断、查体和治疗都要求具备科学的依据和正确的医学理论,但在受援地区往往

---

① 毛一馨.中国医疗队在加蓬感染丝虫的情况调查及随访[J].中国寄生虫病防治杂志,2002(5):5.

不具备这种条件,当地民众经过长期在此地的生活,对当地一些特有的疾病总结出了一套切实可行的治疗方法,有时比现代医学治疗的效果更明显,甚至用现代医学的理论是解释不通的。

第四,医患之间直接交流,缺乏医疗设备中介。在军事医疗援助中,援助机构是临时组建起来的医疗分队,一般不具备大型、完备的医疗检测和治疗设备,军医主要还是通过丰富的治疗经验和简单的临床辅助诊疗设备开展工作,并与病患直接交往。此时此地,现有的医疗条件不可能允许像日常那样展开细化的医疗活动,临床分科在军事医疗援助中已经模糊。

(二)医际关系

医际关系是医疗卫生系统内部人际关系的简称。在军事医疗援助中,医际关系呈现得更加复杂多样。针对受援地区病患开展的军事医疗援助无疑在挽救病患生命和减少病患痛苦方面作用显著,但军事医疗援助组织是临时援助机构,短时期援助撤离后对病患进一步地跟踪治疗,常常受到援助的性质、病患的数量、医疗环境、有无快速的医疗后送条件及后送以后的继续专科治疗等多方面因素的制约。同时,军事医疗援助中,援助病患的成分复杂,是一项政府牵头、结合国际非政府组织行为的大型国际活动,其现实意义和政治意义影响深远。因此,如何有效地救治生命,从而进一步提高生命质量绝不是军事医疗援助临时机构能够独自完成的任务,需要联合国、国际组织以及相关国家政府各部门间广泛的协作。这就使得军事医疗援助中的医际关系变得更加复杂。

1. 医际关系宽泛化

在军事医疗援助中,医际关系范围更加宽泛。就政治而言,突破一国单个政府的地区性政治,需要国际组织乃至多国政府或地区的政治介入。就部门而言,突破单纯的医疗卫生系统而涵盖了完成医疗援助的各个相关部门。就地域界限而言,突破一国一地区,跨国跨洲,甚至关联到整个国际社会。就宗教信仰而言,军事医疗援助是多种宗教信仰交汇融合的一项大型国际交汇活动,拥趸不同的信仰和道德准则的人与人之间需要共同协作。具体来讲,军事医疗援助中的医际关系可以包括联合国、相关国际组织、国家间的政府组织、军事组织、政府相关职能部门和医疗机构的医务人员,乃至民间志愿者之间的相互关系。涉及如此复杂的医际关系,除此军事医疗援助工作外,再无别处。它更需要严密的组织、统一的领导,严格、统一、指挥、协作必须贯穿于行动的始终。

2. 医际关系的临时性

军事医疗援助中的医际关系是为救治受援地区病患而由他国医务人员组成的。援助实施结束后,军事医疗援助救治中所形成的医际关系自然解除。

3. 目的的统一性

医际关系是以医患关系为基础而建立起来并展开其活动的。虽然军事医疗援助中所结成的医际关系已大大突破了常规医疗卫生服务的行业体系,但是医际之间追求的目标是统一的,都是援助受援国的病患,挽救生命,恢复病患的健康。

4. 运作的协同性

在军事医疗援助过程中,病患的生命质量及治疗后的恢复情况主要取决于治疗的时间、初步治疗的质量以及治疗的后续跟踪康复情况。这尤其需要国际组织和政府相关机构的密切配合,统一指挥,协同作战;需要广泛的协作精神,需要援助人员具有良好的协作意识,才能共同完成好援助任务。

(三)患际关系

在军事医疗援助中,患际关系是指受援地区病患与病患之间的关系。在军事医疗援助人际关系中,患际关系的问题比较突出,它不同于常规医疗环境中的患际关系,具有其自身的鲜明特点。

1. 患际关系的竞争性

可以说,军事医疗援助的特殊性决定了其患际关系具有竞争性。受援地区受灾祸破坏,医疗基础变得薄弱,有限的医疗资源必定会使众多病患之间构成一种竞争关系。生活基本设施的破坏,水、食物的短缺,失去亲人、朋友的悲痛,乃至自身沦为受援助者的自卑心理都会促使病患在这种复杂混乱的条件下做出极端自保的选择。求生、健康的本能会使病患都希望自己能够最先得到治疗,这集中体现出军事医疗援助中患际关系的竞争性。例如,"2003 年 4 月,中国首支维和军事医疗分队赴刚果(金)执行医疗援助任务,当地是疟疾的高发区,发病率占各种疾病之首。医疗分队刚刚抵达受援地区不久,就接诊疟疾病患 210 例,其中,需要收治住院治疗疟疾的病患 96 例,占到了当时住院治疗病患的 60.38%"[1]。由于医疗供需差距悬殊,医疗分队倍感压力。与此同

---

[1] 沈阳军区联勤部卫生部.中国首次赴刚果(金)维和卫勤保障纪实[G].2004:139.

时,疟疾病患们也感到医务人员相对较少,逐个等候治疗需要继续忍受病痛折磨。疟疾的临床表现以周期性寒战、高热、出汗以及头疼等为主征。于是,很多医务人员发现,每当他们经过这些焦急等待的病患身边时,都会有很多双虚弱无力的手,轻拽他们的衣襟,有气无力地对医务人员说着当地的语言。后来经过翻译,其主要想法是恳求医务人员为自己先行治疗。有的病患家属甚至私下里拿当地自酿的"卢瓜瓜酒"欲贿赂医务人员,以便为自己的亲人争取尽快治疗。此刻,医务人员会强烈地体会到,出于现实条件等原因,在常规医疗环境下看似无利益冲突的患际关系,在军事医疗援助的特殊环境下发生了改变,体现为对现有医疗资源的争夺,为我们展现了患际关系具有竞争性的一面。

2. 患际关系的互补性

中国有句古话:人与人间共患难易,共享乐难。同样处在受援地区艰难、痛苦的环境之中的患际关系,既有潜在相互争夺医疗资源的竞争性,同时又闪烁着人与人之间相互关爱的一面,即患际关系相互关怀、支持、帮助的一面,表现为患际关系的互补性。例如,据新华网报道,"1994 年 4 月,卢旺达国内由于部族斗争,发生了震惊全球的'大屠杀'事件。在 3 个月时间里有 80 万～100 万人死于这场浩劫,占全国人口总数的 1/8"。随后几年间,由于战乱、政局不稳,导致大规模饥荒引发的各种疾病随处可见。世界卫生组织成员多次到该国进行实地考察,他们惊奇地发现,即使在如此恶劣的灾祸下,普通的卢旺达人并没有弱肉强食,而是相互之间遵守着古老的民俗——"乌姆冈达"。"乌姆冈达"是卢旺达语,意即"邻里之间互相帮助"。卢旺达位于非洲腹地裂谷地带,因为在 2.7 万多平方千米的国土上,有各样山丘山头几万个,所以又被称为"千丘之国",这里县以下的正式行政单位不是乡或村,而是"山头"。在同一部族内(不同部族间绝不允许),一个山头上的人患病都会通知附近山头上的人,同样,有了多余的食品和物品也是一样。他们会大力发扬"乌姆冈达"精神,由附近山头的人配合本山头的人照顾病患,力所能及地为病患提供服务,甚至山头间的红白喜事和建造房屋都发扬"乌姆冈达"精神,采取相互帮助的办法来进行。"乌姆冈达"精神就是真正的人间真情之所在,因此,应该说患际关系的互补性是军事医疗援助人际关系中的特殊表现方式。

二、军事医疗援助中各方的义务

义务是指分内应做的事情,是人类社会生活中普遍存在的道德关系和道德要求。一般来讲,"就是对他人或社会做自己应当做的事情。体现为个人对他人或对社会所负的道德要求"①。军事医疗援助中,医务人员对病患的健康所承担的道德责任表现为医务人员的义务。军事医疗援助的性质决定这一社会行为必须属于医务人员职责中履行责任、尽义务的行为。我们首先就这一行为进行伦理学的分析。

"义务是伦理学基本范畴之一,是反映个人对社会的关系。"②在人类的社会关系中,道德义务是一种普遍存在的道德关系和道德要求,是人们对必然要担负的历史使命、社会职责和工作任务的理解和体验,它不是以获得某种权利为前提,而是人们遵循内心信念,自觉履行对他人、对社会应尽道义上的责任。因此,道德义务是一种自觉行为,也是一种内心的信念与意志。诚然,个人履行了一定的道德义务之后,可以得到社会舆论的赞扬,甚至享受到一定的"权利",但是,对于一个道德高尚的人来说,他绝不是为了追求某种权利才去履行道德义务的。军事医疗援助是一个国际社会的系统工程,军事医疗援助救治的义务更应该是一个有机的系统构成。

(一)"一方有难,八方支援"是全世界各国人民的普遍共识

可以说,我们所生活的星球它是有生命的,它和我们人类一样也有心情好坏之别,也有安恙危痛之感。当它感觉不舒服时,它就要得病,它就要发作。生活在它身上的我们有爱护和平、和谐发展的,也有制造战乱、破坏生态的。当它生气时,它就要愤怒,它就要报复。总之,人类有史以来,古今中外,世界各地,没有一块乐土是从不被侵袭的。虽然灾祸的种类多种多样,形成原因各自不一,影响也是千差万别,但是它们共同的特征就是损害人类利益,威胁人们的生存,给人们带来种种不利的后果。哪里有挑战,哪里就有对策,哪里才有发展。面对挑战,世界各国人民逐步形成了"一方有难,八方支援"的互帮互助思想。在中国自古就有"人皆有恻隐之心"的儒家主张,在东方则有"救人一命,胜造七级浮屠"的佛教思想,在西方则有"爱人如同爱自己"的基督教观点,

---

① 杨放,张晨,王鑫.医学伦理学[M].上海:第二军医大学出版社,2001:54.

② [苏]伊·谢·康.伦理学辞典[M].王荫庭,等译.兰州:甘肃人民出版社,1981:92.

这些强调互帮互助的思想交汇在一起,形成了一股强大的倡导社会互帮互助的思想潮流。可以说,自古以来人类的互帮互助思想就不是乞讨与施舍的关系,而是人们之间共同承担的人道责任。

当前,国际上,各种灾祸频繁,局部战争和地区冲突不断,由于贫困而导致的食品、药品短缺仍肆虐着广大的第三世界国家。在全球经济社会可持续性发展战略的宏观背景下,各国的科学家、政治家以及一切有识之士更加深切地认识到,战胜灾祸是世界各国政府和人民携手并肩,共同承担才能解决的问题。

从国际援助组织的兴起与活动过程中,我们可以强化上述观点。世界卫生组织在1991年世界卫生日(6月5日)发出呼吁:"灾害可能发生,时刻准备抗御。"1992年,红十字国际委员会在世界红十字日(4月8日)也发布纪念口号:"人道——团结起来,共御灾祸。"①从这里我们可以看出,国际卫生机构以抗灾、减灾为主题,号召全世界医务人员随时准备为灾区伤病服务,以减轻灾祸给病患带来的伤残和痛苦。这些活动大大提高了人类在自然环境下生存的能力,增强了人们抗击灾祸的信心,充分体现了发挥整体力量的效应,体现了全人类的共同性。

世界上最宝贵的东西莫过于人的生命,在灾祸给人类带来的不良后果中,最紧迫、威胁最大的是对人的伤害,因此救治生命、医治病患是军事医疗援助工作中头等重要的任务。随着医学日益社会化、国际化,国家间医学交往日益增加,国际性医学组织建立日渐增多,以及一系列国际医德规范和法律文献相继出台,都充分体现了医学人道主义精神。军事医疗援助在其形成和发展过程中凝聚了世界各国医学界同事的心血,是集体智慧的结晶。面临挑战时,军事医疗援助事业将更加全球化、社会化。

(二)联合国及相关国际组织应起组织协调和监督作用

军事医疗援助中,联合国及相关国际组织的主导作用、协调功能与公信力应具有不可替代性。现实主义国际政治理论家摩根索和沃尔兹认为:"在无政府状态的国际体系中,各主权国家政策制定者的任务就是使用各种政策工具保护或者促进民族安全与主权,抵御国际环境中的敌对势力,促进和保护国家

---

① 张鸿祺,周国泰,张愈.灾难医学[M].北京:北京医科大学、中国协和医科大学联合出版社,1993:53.

利益,谋求建立霸权和安全体系,对外援助,即便是看上去非政治性的对外人道主义援助,其实也只不过是保护和推进国际力量对比和大国间进行竞争和获得霸权的政治工具。"①由此可见,从研究国际援助和国际关系的现实公用角度看,援助国家大多数研究集中于研究援助者的动机、国际格局与制定外援政策以及对外援助与国际影响三个方面上。

基于以上原因,联合国及相关国际组织应该在国际援助中起主导作用。联合国是世界上所有国家的最高组织形式,其系统内参加国际援助机构较多,各机构各负其责,但又相互配合。如"某国因战乱需要大量基本生活品援助,那么,联合国下设的世界粮农组织(FAO)与世界粮食计划组织(WFP)来承担粮食和食品问题。如果由于食品缺乏导致营养不良,如维生素 B 缺乏,则应由世界卫生组织(WHO)负责"②。联合国援助灾难救济组织是总协调机构,常设在瑞士日内瓦。

国际红十字会组织是除联合国、政府机构外实施国际援助最大的民间组织,伊斯兰国家多称红新月会或红狮协会。当前,该组织几乎在世界各国都设有分支机构。另外,国际上还有很多非政府援助机构,多为慈善机构,全世界数以千计。应该说,这些非官方慈善机构的设立都有其继续生存、发展的必要性,体现了援助与被援助之间的基本供需关系。世界上还有很多国家地区的人民在饱受灾祸的折磨,他们无时无刻不在期盼着能被施以援手。

到目前为止,联合国、各国政府、非政府组织在各种国际援助中都十分重视组织协调工作,细心组织协调每一次的援助工作,使其尽可能发挥最大效能。但国际援助中的监督工作则没有达到预期效果,究其原因是多方面的,但本质原因仍是援助国行为目的核心是谋求自身利益。而更进一步讲,联合国和相关国际组织在处理国际援助过程中,多是起到一种协调、平衡作用,国际援助的话语权仍是掌控在拥有绝对援助资源的各国政府手中,甚至有些国际组织也是其支持的政府在背后操纵的产物。例如,经新浪网相关人员报道,"美国科学家在美国卫生机构的资助下,先后在坦桑尼亚、乌干达等非洲国家和其他发展中国家进行了 16 项关于临床治疗艾滋病药物的人体试验。其中,有 9 个项目是由美国疾病控制预防中心和美国国家卫生研究所等政府机构资

---

① 施爱国.印度洋海啸灾难与国际人道主义援助[J].国际论坛,2005(3):1-5.

② 张鸿祺,周国泰,张愈.灾难医学[M].北京:北京医科大学、中国协和医科大学联合出版社,1993:43.

助的,临床试验对象包括 1.22 万名亚非拉国家的孕妇。试验内容各种各样,从维生素 A 到缩短治疗艾滋病的试验药品、疗程等,每个项目都没有对照组,其中有 15 个项目的对照组给受害者服用的是无效的对照剂"。

现实情况是援助过程的监督仍然还是由联合国及相关的国际组织完成,但从监督的效果来看,亟待提高和完善。

(三) 各国政府在援助期间应承担主要责任

在军事医疗援助中,各国政府应尽的责任是不可替代的。在整个援助过程中,政府应该占主导地位。基于人道主义精神和社会公平思想,以及和谐社会、和谐世界的理念,政府在医疗援助工作中应尽的责任是义不容辞的。各国政府都是人民的政府,扶危济困于人民是理所当然的事情。自古至今,世界上各国的思想家们都倡导互帮互助的思想,同时逐步认识到作为政府更应该在援助中起到重要作用,尽职尽责。我国历史上,自春秋战国时即提出了政府救灾、养恤等主张,历代统治者皆以"一民饥,曰我饥之;一民寒,曰我寒之"为体恤民情之根本愿者。唐太宗更是提出了"水能载舟,亦能覆舟"的抚民哲学思想。在西方,威廉·配第在《赋税论》中指出"政府应该对遭受灾害者进行援助"。马克思在其《资本论》中关于社会福利救助的论述,更是把政府帮助人民的行为看作责任和义务。

明确政府在抗灾、援助中的职能是各国政府抗灾、援助决策制定的一个重要保证。政府在具体工作的职能是多方面的。一般来讲,政府应负有预报、预测、规划、计划、决策和指挥、协调、制定对策等职能。突发性灾祸随时可能发生,为做好相应的医疗保障工作,必须预先做好组织工作,这也是国际上政府应对突发灾祸处理办法的发展趋势,一些发达国家走在了前面。如"美国从 1985 年起,把军民医院急救系统改为国家灾害医疗系统(NDMS),以军队医疗机构为骨干,在全国确定了 15 所医疗机构为该系统中心,各地分散的急救部门与驻军卫勤部门结合,形成全国性的救灾医疗网络。现在,经过多年发展和延伸,此网络已基本覆盖北美大部分地区。硬性规定 500 张床位以上的医院必须设置急诊或加强治疗监护病房(ICU)。在局部地区发生重大灾祸或常规武器冲突时,为病患及时提供医疗救治。法国于 1956 年就建立了急救服务部门(SAMU)。按区划分工作,在全国设立了 97 个急救站,随时准备赴灾祸现场进行救治。在此基础上,法军于 1964 年专门成立了快速反应医疗队(EMMIR),它实际上是一所可空运的野战医院,24 小时内可到达世界上任何灾祸现场。一般由法国政府直接派遣,常参加国际救灾和局部军事冲突的医疗援助活动"①。而中国目前尚无固定常设救灾医疗援助机构,突发灾祸时,通常由各级政府在城市急救网络的基础上组织临时机构,实施紧急医疗卫生救治工作。

由政府主持和主导整个医疗援助过程重要意义在于,它会将国际力量、国家力量和其他非受援地区的力量统一动员起来,投入援助工作中,充分体现了援助国人民对受援地区人民的友爱情谊。这就会让社会在产生巨大的物质力量的同时,产生巨大的精神力量,使广大受援地区人民受到支援和鼓舞。这就将世界与国家、援助国与受援国、受援的灾区和非受援地区都统一和联系了起来,真正形成世界大家庭息息相关的局面。当然,一个国家或地区的政府是由地方局部构成的,援助了局部的同时支援、促进和推动了整体。

（四）军队在援助中应发挥主力军作用

"军队是抗击灾祸的突击力量,执行国家赋予的救灾任务必然是军队的重要使命。"②

近年来,政府官方组织医疗援助多半以派遣军事医疗分队为主。从军事意义的高度看,参加国际维和行动是取得国际军事卫勤保障经验,锻炼国家军队卫勤队伍的一次千载难逢的机会,对做好军事后勤准备和卫勤保障有着现实的军事意义。国际上比较多的采用军队医疗救援分队开展医疗援助,其高度的军队组织纪律性是国际军队医疗援助工作独具的鲜明特点,其特点要求援助要快速而有效。要做到这一点,必须有强有力的组织协调部门。军队卫勤部门最适合在这方面发挥作用,应该成为援助工作中的"主力军"。军队卫勤部门有严密的组织系统,掌握现代化通信和交通工具,有高度快速的反应能力,可以在大范围内实施机动,平时有战备药材储备,且各国在本国领土各地都设有驻军医院和专用供血系统。一旦需要,随即可开展医疗援助工作。意大利军队卫生部长 R. Pons 曾指出:"军队卫勤部门在医疗救灾援助工作中,至少在运送病患、重伤员住院和血库支援这三个方面将发挥重大作用。"③实际工作中,各国都把军队看作医疗援助的常备力量。我们可以看到,世界上任何

---

①　张鸿祺,周国泰,张愈.灾难医学[M].北京:北京医科大学、中国协和医科大学联合出版社,1993:45.

②　肖振忠.突发灾害应急医学救援[M].上海:上海科学技术出版社,2007:17.

③　张荣健,徐兆文.灾害医学与救援[M].成都:四川科学技术出版社,1993:38.

地方发生重大灾祸，往往是部队率先前往援助。如今，发达国家会把一些军用大型飞机和舰船改装成空中或海上"医院"。随时做好准备，参加陆上及海上任何地点的医疗援助工作。此举已突破了以往医疗援助的时空界限，将医疗援助现代化提高到一个新水平。

三、军事医疗援助救治的伦理冲突

军事医疗援助这一充满人道与关爱的行动，无疑会在受援地区谱写出一曲曲讴歌人间真情的、爱心传递的和平颂歌，突出展示了可歌可泣、救死扶伤的人道主义精神。在受援地区混乱不堪的困难环境之中开展医疗援助工作，是国际社会及援助国人民，更是实施医疗援助的广大医务人员真挚爱心和高尚情怀的具体表现。因此，国际人道主义和医学伦理道德的基本精神在这里得到了更充分、更集中的体现。但同时有研究表明，"发生精神问题的高危人群可能是那些人道主义救援的志愿者和工作者本身"[①]，"由于利益领域总是不断出现冲突和矛盾，从不同的医学伦理价值观出发，不同医学行为主体可以合乎逻辑地得出两种甚至是两种以上的不同程度冲突的医德行为方案，这就构成了医学伦理的难题"[②]。军事医疗援助工作不仅仅局限在单纯的医学领域之内，它是一项涉及诸多学科、诸多方面、复杂的国际系统工程，需要国家间、政府间、军队间、党派间、宗教间、民族间、社会团体间的广泛协作，需要处理和协调好诸多复杂关系。只有这样，才能使军事医疗援助救治工作高效、安全。所以，军事医疗援助在如此特殊的条件下开展工作，各方面之间势必会遇到一系列的矛盾与冲突。

（一）平等医疗权利与政府之间地位协定特殊条款的矛盾

近年来，政府组织和民间团体组织的医疗援助团体针对他国实施医疗援助的情况逐渐增多，这些情况都涉及国际援助团体在东道主国家领土内的法律地位问题。对此，国际上通常是由援助团体的派遣国政府或地区和接受国政府或地区，在联合国等国际组织的授权监督下，以缔结援助组织地位协定的方式来加以规范。

所谓援助组织地位协定，就是派遣国与接受国之间签订的、调整经接受国

---

① 世界卫生组织，泛美卫生组织.自然灾害与预防——保护公众健康[M].卫生部医政司，编译.北京：人民军医出版社，2002：154.

② 曹永福.论医学伦理难题及其解决之道[J].中国医学伦理学，2001(4)：10.

同意在其境内执行任务的派遣国援助组织地位的国际条约。世界上国家之间缔结部队地位协定早已成为普遍的国家实践,通常是为了促进国际军事安全合作,落实国防合作安排,其中影响最大的应是北约组织成员国在 1951 年签订的《北大西洋公约组织部队地位协定》,目的是加强成员国之间的军事安全合作。随着全球化进程不断推进,后来逐步扩展到非军事组织。

　　一般来讲,地位协定的签署意味着援助组织在受援地区享有规范了的特殊权力,同时应承担该国政府所赋予援助组织的一定义务。但在实际工作中,情况要复杂得多,援助国的政府往往从自身利益出发,在地位协定中明确规定政治倾向与其相悖的组织成员不在援助之列的特殊条款,这就使得特定情况下医务人员面对眼前疾病缠身的患者时不能立即救治,必须对其验明正身,倘若其政治背景属于地位协定特殊条款中明令禁止之列,则必须拒绝治疗。这种做法明显与人道主义相矛盾,是医学伦理学、医德学的原则所不齿的行为,更是完全背离了从医者宣誓过的《希波克拉底誓言》[①]。但在现实压力面前,所谓的人道、伦理、誓言都显得苍白无力,于是这种完全违背医务人员职业道德的行为在地位协定特殊条款的签署下便"顺理成章"地披上了合理、合规、合法的外衣。这种地位协定的特殊条款与患者平等医疗权的冲突,将对医务人员伦理道德感产生强烈的冲击。

　　(二)安全高效的医护工作要求与异域文化、观念的矛盾

　　异域的文化、观念等因素带来的影响是军事医疗援助中涉及较普遍的问题之一,这种影响通常被称为跨文化交际(Intercultural Communication)。它是指不同文化背景的人在日常生活或公务交往中所遇见的问题,并寻求个中原因及解决的方式方法。在军事医疗援助的具体工作中,这种问题表现得尤为突出,直接影响医疗援助工作的效率。如,在伊斯兰国家或非洲某些地区,严禁男女之间在公共场合有任何肢体、语言上的交流。可想而知,就更谈不上异性之间进行必要的临床检查了。

　　思维模式观念上的不同导致对同一事物处理方法上的差异,其所带来的影响更为严重。从本质上说,思维定式往往忽视个体事物的差别,带有感情色彩,并伴有固定的信条,夸大与另外某一社会群体相关的认知态度。在所有的定式中,有些定式是正确的,而有些是错误的,这种错误甚至将直接威胁医疗

---

① 杨放,张晨,王錱.医学伦理学[M].上海:第二军医大学出版社,2001:130-132.

援助工作的安全。例如,某国家有相关规定,艾滋病毒携带患者的学习、工作甚至结婚、育子都不受任何约束,并且知情医生绝不能将病患姓名透露给他人,一经发现要负法律责任。其政府更是明确要求援助分队在援助治疗中不能对该国人员进行任何有关艾滋病毒的例行体检。如此一来,对病患实施常规的艾滋病毒检测是违反该国法律规定,不尊重受援地区人民;不采取例行检测,援助分队医务人员自身和其他病患的健康甚至生命都将受到威胁。该国政府和人民的这种怕被歧视而故意逃避的观念和做法,使援助分队医务人员陷入两难的伦理困境,直接影响医务工作的安全。

(三)普同一等、以人为本的救治理念与医疗供需的巨大差距

药王孙思邈在《备急千金要方・大医精诚》中说:"凡大医治病,必当安神定志,无欲无求……不得问其贵贱贫富,长幼妍蚩,怨亲善友,华夷愚智,普同一等,皆如至亲之想。"核心是要求医务人员对待一切病患必须无分别、平等对待,全力救治;而"以人为本",是当代我们构建和谐社会乃至和谐世界的根本理念,当人们的生命受到威胁时,有要求得到治疗、获得继续生存的权利,这是几千年医疗实践中形成的尊重患者人格和生命的传统。它要求医务人员要全心全意地为所有受援地区的人民群众服务,治疗疾病,减轻痛苦。1981 年,中国颁布的《医德规范》中明确规定:"对伤病危重的患者,哪怕有百分之一的希望,也要付出百分之百的努力去抢救。"但实际工作中,医务人员这种全心全意的服务观念与大量等待接受治疗的伤病员形成了激烈的冲突。在战争或自然灾难情况下,疾病缠身、流离失所的民众数量将大幅增加,竭尽所能地治疗所有受援群众,实际上就是一件"不可能完成的任务"。1995 年,发生在日本的阪神大地震死亡人数为 5 502 人,其中绝大部分人是因为震后得不到及时有效的治疗而死亡的。在军事医疗援助特殊条件下,医疗供需的差距巨大,如此反差使医护人员的努力与恶劣的现实情况比较而言,显得势单力孤、杯水车薪,以现有的援助能力还不能及时有效地应对一切困境。面对现实中数量巨大的病患,医务人员是坚持还是放弃,这种矛盾的心理贯穿着医务人员援助行动的始终,其伦理上的"义务"无时无刻不在拷问医务人员的"责任心",这给医务人员本来就紧张疲惫的心理陡增了更大的压力。

(四)知情同意原则与特殊情况下紧急治疗选择的冲突

医务人员要尊重病患、家属并尽量满足其合理要求,尤其是知情同意的权利。知情同意是指有行为能力的个体在得到必要和足够的信息并充分理解了

这些信息之后,经过对这些信息的考虑,自由地做出决定,而没有受任何强迫、威胁、诱导或不正当影响。在医疗实践中,它是指医务人员为患者、家属提供做决定所需要的足够信息,患者、家属在充分考虑利与弊之后,做出自己的决定。

但在军事医疗援助中,受援地区一般条件艰苦,环境危险,混乱场面时常发生。患者疾病降临的随机性高,创伤损害程度深,救治时间紧迫,以及病患多半临时抢救,家属亲人陪同的极少,医务人员又超负荷地工作等这些不利因素都是对完成知情同意的严峻考验。在这种特殊情况下,完全遵照知情同意原则开展救治难度极大,因为多半病患一方根本不具备知情后同意的条件。此时,医务人员面对等待救治的病患,原本正常的医患关系将被扭曲,是"遵守《赫尔辛基宣言》里尊重承认患者自身的主体性和应该享有的权利,告知获得同意后再实施治疗"[①]的伦理观? 还是根据现实的特殊情况,打破常规程序,坚决果断、务实高效地实施紧急救治呢? 在现实情况下,多半医务人员会选择后者,本着生命第一的信念,尽其所能地关注患者的主体,注重心理反应,以简洁、高效、科学、严谨的态度展开医疗援助。军事医疗援助中,医务人员不仅要调整自己的心理状态,稳定情绪,平和情感,全心全力抢救病患,更要对平时的伦理观做出适时调整,这种调整的选择过程是矛盾的,但又是现实要求所必须采取的无奈之举。

第三节　军事医疗援助伦理原则、规范、监督和教育

在军事医疗援助中,人们面临的既有一般常规医学诊疗的伦理关系,更有在军事医疗援助这一特殊事件中遵循的特殊伦理关系。通过伦理分析,我们应该确定军事医疗援助的伦理原则和规范及相关伦理问题的监督措施和教育方法,这些问题值得我们加以讨论和规定。应该说,伦理原则统帅着伦理规范,而有效的伦理监督措施和教育方法是遵守伦理原则和规范的现实行为补充,它们对于军事医疗援助参与人员的各种行为具有直接指导意义。

一、军事医疗援助的伦理原则

伦理原则是在医疗卫生工作中调整人际关系所应该遵循的根本方针,是

---

① 汤金洲,郭照江.灾害医学紧急救治中的伦理冲突[J].中国医学伦理学,2001(2):28-29.

医务人员处理道德问题的准绳。我们必须考虑在军事医疗援助这种特殊情况下,医务人员遵循什么伦理原则,才能更大地发挥治疗效能、挽救生命、减少伤残,使医疗援助工作取得最佳效果。这将对协调好军事医疗援助中的人际关系,平和医务人员心理状态,解决好各方面利益带来的矛盾冲突等有着重要的意义。

(一)恪守人道,尊重仪俗

"兴起于欧洲新兴资产阶级的人道主义强调人的价值,尊重人的权利,既是一种现代生活的基本要求,也是对现代文明的一种价值目标引导,它维护人的自由,关心人的幸福,倡导人的解放,把人当人看。"①人道主义精神在医学领域里体现得尤为突出,是医务人员的重要价值体现和精神支柱。1949年,世界医学会采纳的《日内瓦协议》所述"在我的职业和我的患者之间不允许把宗教、国籍、种族和政党考虑掺杂进去"。然而,人道并不是凌驾于人权之上的人道,更不是无视国家主权的人道,以人道为名的"人道干涉"必然遭到世界人民的强烈谴责与痛斥。因此,在军事医疗援助中,必须首先尊重受援国的国格、尊重受援人民的人格,将医疗援助建立在充分尊重自主这一基本的医学伦理原则之上。在具体实施中,必须充分理解和掌握受援国地区的礼仪习俗、宗教信仰、政治背景和医疗现状。

(二)树立公益,坚持无偿

受援国或地区往往处于灾难频发、混乱不堪的情况中,这样的打击将使民众的生命财产受到巨大损失。此时,抢救病患的生命是压倒一切的首要任务,实施特殊医疗救治是整个军事医疗援助工作的中心环节。在此问题上,国际上都有相应的惯例,即提供无偿的公益性医疗救治,对此不应有任何推诿和犹豫。所谓公益与无偿救治,一是要国际组织公认军事医疗援助为公益活动,需要各方协同配合,二是保证不能向受援国或地区政府、组织和民众索取任何报酬,三是力争使受援国或地区民众获得应当享有的益处。在军事医疗援助特殊情况下,医疗救治必须是无偿的,而且要求将其全部落实到病患身上。树立和坚持公益、无偿的原则,必须由联合国等国际组织主持、监督,要求各方人员密切配合、无私援助,避免出现从中克扣、损"援"肥私的行为。

---

① 杨放.论人道主义是医学的永恒主题[J].中国医学伦理学,1999(3):46.

（三）博爱公正，自主中立

军事医疗援助应尽可能覆盖全球每一个面临灾祸的角落，行动中要充分尊重和保护受援国或地区民众的尊严和权利。军事医疗援助必须抛弃一切意识形态歧视，公正客观地对待受援国或地区的受援背景，"不应分种族、民族、宗教、政治信仰、性别、国家等因素，应同等而行，不避亲疏、贵贱"①。医疗需求是其唯一的指导理念，要竭尽全力救助那些需要医务人员帮助的病患。军事医疗援助组织应严守中立，排除外界一切干扰，不因军事需求、政治观念和意识形态的不同而放弃或回避必要的医疗救治。军事医疗援助组织应独立于任何政治团体之外，不受任何外界政治力量支配，高度行使自主权，同时更应充分尊重受援国或地区民众的自主权，充分发挥其能动性，实现对自身医疗救治质量地改善与提升。

二、军事医疗援助的伦理规范

所谓"规范"是指"标准"的意思，其中还含有"典范""榜样"的意思。在军事医疗援助中，病患之间的伦理道德行为规范是规定和调整军事医疗援助中人际关系的行为标准，是医患之间伦理道德行为和伦理道德关系在军事医疗援助工作中普遍规律的反映，更是军事医疗援助伦理原则的具体体现。在军事医疗援助中，医患之间应遵循以下伦理规范。

（一）精心准备，注重实效

放眼全球，战乱、事故和自然灾难的发生时刻威胁着我们生活的家园，人类社会的成长史实际上就是一部战争史，而人类社会的成长史又可以看作一部对大自然的掠夺史，随着人类成长速度的加快，大自然对人类惩罚的频率似乎也在加快，这也成为一个"可持续循环"的规律。既然我们克服不了这样的规律，那么就应做好充分的准备应对它。科学技术的发展与应用，大大提高了人类预防各种灾祸的能力，先进的医疗技术不仅可以医治大量病患，还可以制止受援地区许多传染病的流行与传播。

各国政府对参加援助的医务人员要进行经常性的援助教育和培训，应做到"居安思危"，树立防范意识，增强随时参加援助的备战观念。和平条件下，日常安定的生活很容易把医务人员带入一种安逸、稳定的生活氛围中，从而缺

---

① 常运立，马格，杨放.美军医疗人道援助的伦理探析[J].医学与社会，2008(1)：19-21.

乏对受援地区局势和混乱场面的精神和物质准备。要通过政府和军队日常的教育和培训,使医务人员树立起预防救援的备战意识。担负医疗援助的政府、军队,更要精心做好救援设备和物资的准备。药品器材是医疗援助的物质基础,是治疗病患和卫生防疫不可或缺的工具。军事医疗援助中,对药品器材的需求数量较大,质量要求普遍较高。由于条件恶劣,病患日常自身的营养保健和生理情况都处于相对较差的水平。受援地区必定是一片缺医少药的混乱局面。此时,就对其使用的各种药品提出更高的要求,即要尽量使用相对效能高的药品器材,才会使援助效果更好。这就要求平时有计划地搞好药品储备,加强医疗援助特定条件下药品的研制,这对于保证军事医疗援助工作的顺利进行十分重要。

战乱、事故、自然灾祸多发地区的民众应具有自我保护和积极配合的意识。提高全民的自我防护和突发性灾祸避险知识是各国政府应常抓不懈的工作,而生活在连年战乱或自然灾害频发的国家或地区的人们更应该对自己所处的生存环境有清楚的认识,要加强自我防护知识和经验的积累。

受援者应该清楚地认识到,当灾祸降临、自身处于危难之际,身边最好的援助者实际上就是自己。与其无奈地等待别人施以援手,不如自己动手改变现状。同时,正确地掌握自我防护知识,有利于提高自身生存技能水平,为医疗援助的实施赢得宝贵的时间和条件。美、英、法等西方国家,在大学里专门开设了此类课程来培养和训练危机预防、生存技能。

(二)增进合作,紧密配合

当前,我们这个世界上发生的许多人为或自然因素引起的灾祸,是不受国界线和地域范围所限制的,往往具有扩散性,扩散的趋势可大可小。如果相关国家或地区不采取一致的行动,那么所产生的后果将更加严重。理由很清楚,人口不断增长而且向城市集中,形成密集型生活圈,建筑物、易损坏的设施等脆弱的生命线系统大量增加,国际社会及国家或地区中公众之间互相依存关系的增进等。一旦发生瘟疫、战乱等人为或自然灾害,后果可想而知。因此,必须在防御和减轻可预知的灾祸中开展广泛的国际合作和交流,把相互援助的经验与教训当作宝贵的知识财富加以利用。想要阻止一场浩劫的降临几乎是人力不可及的,但它所带来的后果是可以避免和减轻的。国际交流与合作包括合作研究、信息传播、技术支援、教育与培训等方面。因此,军事医疗援助需要国家间相互协作,利用医疗援助机构的力量来战胜和克服灾祸给人们带来的病痛势在必行。

军事医疗援助中,由于医际关系的广泛性和临时性,援助人员可能来自不同的国度,来自不同的各级各类部门,出于人道主义精神为了共同的目的而会集在一起。他们彼此之间出现矛盾、发生冲突也在所难免。但是,在军事医疗援助中,援助工作的实效性、病患伤情的严重性要求医务人员必须正确对待自己,正确对待他人和集体,互相体谅,真诚磋商,开诚布公,坦诚相待,齐心协力,互相合作。另外,特殊环境对人的心理会产生强烈的刺激,医务人员更要克制自己的情绪,调整心态,互相密切配合。面对受援地区的种种惨状,面对病患的痛苦呻吟,医务人员必须表现出高度沉着冷静和清醒的道德情感,善于用科学的手段帮助病患摆脱伤病的威胁。医务人员应学会控制和调节自己的情绪,防止应激心理状态的出现。发扬人道主义精神,通力合作,密切配合,努力工作。这样才能在恶劣的环境中,完成医疗援助任务。

(三)实事求是,慎言守密

实事求是,不仅是医德的基本要求,也是医务人员必须遵守的道德规范,它表现在军事医疗援助工作的各个方面。首先,要求医务人员对病患的病情和治疗过程的各个项目精心检查、细心观察、详细记录,不能弄虚作假、粗枝大叶。其次,在援助过程中发生医疗差错时,要认真总结教训,勇于承担责任,不能大事化小、小事化了。再次,要求医务人员认真执行军事医疗援助机构的规定,在临床和医疗研究上实事求是,从实际出发,为病患解决实际问题。由于军事医疗援助中医疗救治的特殊性,其与日常临床医学有很大不同,医务人员在实施过程中会受到各方面条件的制约,甚至会发生一些意想不到的事情,坚持实事求是能为医务人员提供切合实际的医疗道德环境,有利于其积极性、创造性的发挥,提高救治效益。

慎言守密是军事医疗援助中对医务人员的特殊要求。一般包括两个方面:一是为了援助中的医疗需要,病患所必须提供的个人隐私,不得随意泄露;二是在某些特殊情况下,病患病情或可能产生的不良后果,要对外界保守秘密。在日常的临床医疗实践中,医务人员为病人保守秘密也是医务人员医德规范的基本要求。在军事医疗援助中,更加要求医务人员做到慎言守密。在极端困难的条件下,病患心理和生理上都在经历着痛苦的折磨。此时此刻,为了能够治愈自己的疾病,同时在心理上得到安慰,病患往往会把其肉体和内心的经历,甚至不能向他人公开的秘密,如实地告诉医务人员。然而,倾听他人在极端条件下的倾诉是需要勇气的,这种勇气是需要用责任和爱心去支撑的。除此之外,注意在和病患交流的整个过程中要保持谨慎认真的态度,尽可能地不要有过于激烈的表情动作。原因很简单,此时病患在情感上十分脆弱,医务人员的任何表情变化在他看来都十分敏感。受援地区的病患同医务人员在文化上一般存在差异,如果因为表情变化引起不必要的误会实在得不偿失。总之,为了治疗上的需要,医务人员要做到慎言守密,以防止病患心理上失衡引起不必要的麻烦。

在军队医务人员参加的军事医疗援助中,军队医务人员除要遵守一般的保密要求外,更要特别注意遵守军事上的特殊要求,对所属部队的编制、人员装备结构、人员健康状况以及所知的医学科研成果等方面信息,都要坚决保守秘密。

(四)严守纪律,听从指挥

军事医疗援助是涉及多国政府和国际组织的综合性医疗救治工作。要想顺利完成援助任务,必须在一个严密的医疗卫生组织机构统一指挥下行动。只有这样,才能有序、高效地开展医疗援助工作。一旦确定进行医疗援助,医务人员都应积极做好准备,随时听从调遣,服从安排,随时奔赴受援地区,发扬不怕牺牲和无私奉献的精神,积极投入医疗援助工作。

在军事医疗援助中,参与援助人员要服从分配和调度。正确处理好个人与集体、局部利益与整体利益的关系。坚持以获得最大援助效益原则为指导,援助分队要由临床经验丰富、组织能力强、业务精湛的医务人员担任指导,其他医务人员密切配合,从而高效完成医疗援助任务。

三、军事医疗援助的伦理监督和教育

军事医疗援助的伦理监督和教育是相辅相成的。对援助工作过程进行必要的伦理监督和教育,有利于医疗援助工作的顺利开展,有利于援助工作中人际关系的建立,有利于医务人员良好医德医风的养成,更加有利于病患合理有效地了解自身的权利。

军事医疗援助中的伦理监督和教育是形成其良好伦理关系的外在因素,二者都属于军事医疗援助的伦理实践活动。其实践目的是使军事医疗援助伦理原则和规范转化为所有医务人员和相关参与人员的内心信条,并进一步转化为切实可行的道德行为。因此,在医疗援助中,加强对医务人员的伦理监督和进行必要的伦理教育,对于在援助中建立和谐的人际关系和树立医务人员良好的道德品质具有重要意义。

(一)军事医疗援助的伦理监督

军事医疗援助的伦理监督就是通过各种途径和方法评价和检查医务人员的医疗实践行为是否符合军事医疗援助伦理原则、规范,帮助和督导医务人员树立良好医德风尚。在援助实践中广泛开展伦理监督,可以为培养医务人员过硬的道德品质创造现实检验的外在条件,以帮助医务人员提高觉悟,为促进军事医疗援助事业的发展,维护受援地区广大病患健康做出更大的贡献。

1. 制度监督

制度监督是硬控制手段之一。制度监督包括纪律制度、资格评审制度、管理制度、奖惩制度等,这些都是制度监督的较好方式。建立完善的军事医疗援助制度监督体系需要全世界人民的共同关注,需要国际社会的共同努力,更需要联合国及各国政府的严格执行。制度监督是从制度上保证援助方和受援方在具体军事医疗援助过程中能履行各自应尽的义务和行为职责,确保医疗援助质量,保证援助服务、药品、器械安全与质量。因此,对制度的有效监督可以促使实施援助的医务人员自觉履行道德和行为义务,建立良好的医德风尚。目前,从伦理视域出发,最迫切需要解决的问题就是如何针对军事医疗援助伦理问题制定各种切实可行的制度监督。

西方发达国家多次对非洲第三世界国家进行军事医疗援助,多年的医疗援助却使非洲当地的受援人民出现"惧怕西医"的怪象,原因在于某些西方发达国家实施援助期间,存在向非洲受援方倾销淘汰药品并进行人体实验的行为,这种做法在国家间的制度管控上是空白。在当地受援地区投放的药品,又主要依靠世界卫生组织支持的统一采购计划或欧美各大药厂的捐助。由于在采购、销售、分发等各环节上均受制于人,被单一援助方包办,因而受援国就没有真正意义上对流入药品品种、质量的监控。赵佶在互联网上发表的文章中称:"针对非洲最流行、危害最大的疟疾,瑞士诺华、法国赛诺非两大药品供应商在取得相应药品垄断经营权后,并未着力于推广特效新药复方青蒿素,却把更多营销力度投放在倾销其面临淘汰的老药氯喹和 SP 上,此外,大量在欧美已淘汰多年,甚至已经从药典上除名的抗生素类药物也在非洲各国大行其道。"正是这些西方发达国家制造的不伦理事件，使得非洲大陆存在着一种对西医治疗的疑惑和不信任。直到今天，当脊髓灰质炎在尼日利亚、乍得和布基纳法索流行时，很多当地人仍然拒绝接种疫苗，因为他们怀疑接种疫苗可能会感染艾滋病毒。所有这些不伦理行为的存在，都呼唤国际社会需要针对军事医疗援助伦理问题制定切实可行的各种制度监督。

2. 自我监督

自我监督(self-monitoring)是指援助方主动地调整自己的行为、动因，以实现预期的医疗援助目的，从而使援助方自发的行为符合国际社会的行为规范要求，遵守军事医疗援助恪守人道、尊重仪俗、树立公益、坚持无偿、博爱公正、自主中立的伦理原则。自我监督是军事医疗援助关系建立的一个组成部分，它是国际社会对援助方行为的不同监督形式的延伸，更是援助方自我行为的"内省"。在军事医疗援助伦理原则的指导下，援助方自我监督主要包括注重医患关系建立是否和谐，人道主义目的是否纯正，医疗资源配给是否科学等军事医疗援助存在的现实伦理问题。对此进行积极内省，有助于实现良好援助关系的建立，高效开展援助活动。

自我监督注重援助方主观内因的自律，也是援助方医务人员加强自身修养的一种重要方式。在军事医疗援助的特殊条件下，医务人员的一言一行几乎不受受援方约束和监督。医务人员能否按照医学伦理原则来规范约束自己的行为，多半取决于援助方内部的自我监督。这种监督应该坚持《日内瓦宣言》所述"我宣誓我的一生献给为人道主义服务，在我的职责和我的病人之间不允许把宗教、国籍、种族、政党和社会党派的考虑掺杂进去"誓言的约束，更应该坚持"在冲突和混乱局势下提供人道主义援助应不改变冲突方的力量对比关系，不影响不论对谁都有利的情势，它要达到的唯一目的就是拯救人的生命和维持基本生存"[①]这一军事医疗援助各方处理问题的基本立场。不同的援助方自我监督的程度不同，这在很大程度上取决于援助方对国际社会监督的适应程度。

（二）军事医疗援助的伦理教育

军事医疗援助的伦理教育过程是同医务人员伦理道德品质的形成和完善过程相符合的。针对军事医疗援助相关参与方进行伦理教育，实际上是使参与者由认识到情感改变其意志，再到树立其信念，最终形成其行为发展和提高

---

① 黄芳.从国际法角度论人道主义援助[J].经济管理与干部教育,1997(2):12.

的过程。

1. 以形感人的典型示范教育

列宁同志曾说过:榜样的力量是无穷的。先进典型就是一面旗帜,生动鲜明又形象具体。在医疗援助实践中,宣传医务人员的先进事迹和其遵守伦理规范、坚持人道做法的典型事例,容易在援助分队人们心理上产生共鸣,有说服力、感染力和号召力,有很强的示范作用、引导作用和鼓舞作用。在军事医疗援助中,要常用这一方法启发和引导医务人员来践行伦理道德责任,相信会收到良好的效果。

2. 以情动人的耐心说服教育

这是思想教育中的有效疏导方法在医疗援助伦理道德教育的应用,它要求在医务人员医疗援助工作中开展批评与自我批评,因为医疗援助伦理道德良好品质的培养同样需要外在条件和因素作用的影响。当某医务人员在行为表现上违背了医疗援助伦理道德要求,就要用疏导的方法耐心细致地做思想工作,帮助想不通的人转变思想;使思想转变慢的人逐渐转化;对有进步表现的人要肯定成绩,及时给予表扬。在教育中以情感人,以情动人,并用医疗援助伦理原则和规范指导具体的实践活动。

3. 以境育人的知情权利教育

军事医疗援助中,受援国或地区政府和人民处于相对比较弱势的地位,这是由综合实力、所处环境及医疗资源掌握情况客观决定的,但这并不等于受援国、地区政府和人民就要任人摆布、听之任之。联合国和相关国际组织应该根据所处环境,针对受援人民进行广泛的知情权利和卫生常识教育,从而使受援人民了解医务人员应具有的基本卫生操守和医药常识。这既有利于医疗援助的顺利开展,又有利于受援人民的自我保护。受援政府也应配合做好宣传教育工作,要结合所处境遇对受援人民开展自我保护教育,要留存医疗援助过程中相应的各种凭据,为未知的情况变化做好准备。美国辉瑞公司在尼日利亚卡诺州进行儿童人体实验,导致近 200 名实验患儿中 11 人死亡,181 名患儿落下残疾。事后,辉瑞公司的医疗援助分队迅速撤出尼日利亚,没有留下任何记录。待到尼日利亚政府悔悟,将辉瑞公司告上法庭要求赔偿,搜集各种凭据时才突然发现,他们甚至连辉瑞公司医疗援助分队曾经来过卡诺州的事实都无法证明,所有治疗过程记录和病历档案没有留下一纸一字,导致整个诉讼过程举步维艰、困难重重。

第九章　军事医学科研伦理

在新军事变革不断深入的今天,军事医学科研工作蓬勃发展的同时面临诸多现实问题。而在伦理层面,由于缺乏相应法令法规的有力约束,军事医学科研人员对军事医学科研伦理的认识还有待提高,因而在实践中规范合理地开展军事医学科研活动还缺乏伦理层面的正确指导。

军事医学科研的目的是维护和提高部队战斗力和造福人类,因而军事医学科研不同于其他学科科研活动的关键在于——它总是直接或间接地为人的生命和健康利益服务,所以不管军事医学科研工作者是否意识到,整个军事医学科研活动都会始终在人类道德的天平上,接受检验。一方面,军事医学科研促进伦理变革,使伦理更好地适应军事医学发展的需要;另一方面,也要发挥军事医学科研伦理的规范和引导作用,使军事医学科研更好地为国防事业服务;二者缺一不可。其中,军事医学科研伦理为军事医学科研提供正确的价值取向,特别是在生物科学高速发展的当代,在科学技术负面效应日趋明显的今天,尊重伦理的基本价值,运用伦理规范来兴利防弊,防止和减少负面效应,促使军事医学科学健康顺利地发展越发凸显出其重要性。正如学者所言:医学研究者和科学家的医疗行为和研究活动必须以医学伦理的评价和价值判断为指导,以伦理判断的合理性来保证医学判断的正确性,找到医学科技发展与伦理道德共同进步的逻辑通道,使医学科研活动和伦理道德相互促进、协调发展①。

第一节　军事医学科研与军事医学科研伦理

在当今世界伴随着新军事变革的迅猛发展,为适应现代战争的需要,世界各国对军事医学科研工作都投入了大量的人力、物力和财力,客观上使军事医

---

① 黄洁夫.临床科研中的伦理学问题[J].中国医学伦理学,2006(1):1-3.

学科研工作被赋予了新的要求和内容。而这一切如何合理地运用于国防军队建设,如何更好地发挥作用,使之在人类道德的天平上获得平衡的发展机会,伦理的规范和保障作用显得尤为重要。

一、军事医学科研与战争形态

军事医学科研的根本目的是满足提高战斗力,保障军事斗争准备的需要,其发展取决于来自社会、军事、医学等各方面的诸多因素,更由所处社会的经济形态、生产力状况和时代战争特点决定,例如,兵器的种类、战争的类型、兵役制度、军事思想以及军事技术的层次等。总而言之,军事医学科研与战争形态的关系是互相影响,相互促进,共同发展的。至今人类社会重大的军事变革,大体发生过四次:第一次是青铜、铁等金属兵器取代弓弩、棍棒等木石兵器,建立了农牧时代的军事体系;第二次是火药兵器代替冷兵器,建立了工场手工业时代的军事体系;第三次是机械化装备取代热兵器,建立了大工业时代的军事体系;第四次是当代信息化武器逐渐主宰战场,建立了信息化时代的军事体系。在第三次和第四次之间还穿插着以核武器为标志的军事变革①。

战争形态的变化促使战争系统中的核心——军人,也在变化。冷兵器时代作战主要依靠军人强健的体魄,热兵器时代需要的是体能与技能相结合的军人,机械化时代对军人的技能提出了更高的要求,而到了信息化时代则对军人提出了技能、智能、体能的复合型要求。军事医学科研发展与转型的根本动因是军事斗争的升级发展。在军事斗争装备需求和相应军人健康需求的带动下,军事医学科研随之发展。冷兵器时代军事医学科研以金属创伤救治为特征,热兵器时代军事医学科研以火器伤治疗为特征,机械化与热核时代军事医学科研以核生化医学防护及群体伤员的分类分级救治为特征,信息化时代军事医学科研则对军人的伤病救治、健康保护和作业能力提高予以全方位重视。军事医学科研演化发展的实质是战争形态的发展在医学领域提出的新考验。

二、现代战争中的军事医学科研

现代战争所带来的立体作战方式、高技术对抗、核生化威胁、快速机动、应

---

① 雷二庆.军事医学的演化与预测研究[D].北京:军事医学科学院,2005.

激状态、环境破坏等,向军人健康提出了更艰巨的挑战,对军事医学科研提出了更高的要求,其影响主要体现在,以理论为基础促进军事医学科研观念的更新,以效果为目的构建新时期军事医学科研体系,以军事医学根本任务为方向制订军事医学科研计划,以系统为主线提升军事医学科研能力。现代战争对军事医学科研的要求就体现在创新之上,包括了观念创新、思维创新、知识创新、技术创新、管理创新、研究领域创新。

（一）军事医学科研的战略地位

目前的战争模式已经表明,其不仅战场前后方界限模糊,而且极有可能出现如阿富汗战争、科索沃战争、海湾战争中,对后方平民的生命健康造成严重威胁的情况。为了捍卫祖国主权和领土的完整,维护社会主义现代化经济建设,维护广大人民群众的健康生活,加强军事医学科研工作势在必行。它不仅是提高我国国防力量的重要途径,而且在生物、信息领域高新技术不断应用于战场创伤救治、野战卫生装备研制、军队传染病防治、军用特需药品研制、核生化武器医学防护的今天,也是军事医学得以生存发展的技术支撑。

（二）军事医学科研的延展

军事医学科研的延展首先表现在观念的创新。美军军事医学专家在对《2020 年联合构想》的研究中提出:"军事医学必须有能力支持军队全维作战,这将要求在策略、方针和技术等方面有创新和超前思考。军事医学必须能在恰当的时间和恰当的地点为参战人员提供适当的人员、适当的装备和准确的信息,保持部队的战备状态和优势。"即在科研层面上实现军事医学的保障作用,达到无论在何时、何地、何种情况下,部队指战员都能得到医疗上的保障,既能平时"保健康",又能战时"保打赢"。

其次表现在领域的拓宽。以现代战争的视角看军事医学科研工作,其研究领域已经不能仅限于伤病的救治和防护,而是扩展到了心理学领域、信息环境医学领域、航天医学领域等,同时生物传感技术、人类基因组、纳米技术和生物技术、新医疗机械设备、分子技术、预防医学、光电技术等高新技术的研究是其研究的新内容。这也带来了军事医学科研面临的许多新问题,在科学技术之外,还有社会问题、道德问题和法律问题等。

（三）军事医学科研的管理创新

军事医学科研的发展是基于国民经济实力和国防开支能力的,即在现有的经济和自然条件、卫生防疫水平、基础卫生设施条件下,针对军队规模、外部环境、战备要求、经济条件的需求展开军事医学科研活动。在这个过程中会产生诸多的伦理问题，其管理的必要性不言而喻。保证军事医学科研的管理制度创新，才能保证军事医学科研在适应伦理的道路上发展。这就要求利用道德标准，促使军事医学科研领域的管理向信息化转型，提升军事医学科研管理的水平。

三、军事医学科研伦理解读

军事医学科研伦理是具有军队特色的科研伦理学，是运用科研伦理的一般理论，研究军事医学科研道德的理论和科学。而军事医学科研活动领域的宽泛，也客观上造成了军事医学科研伦理的研究领域相当宽广。军事医学科研伦理紧密联系军事医学科研实际，以研究和提升军事医学研究中的职业道德为目标，实现保障部队和提高部队战斗力的目的。

（一）军事医学科研伦理的研究背景

伴随着当今新军事变革的步伐，现代战争对参战人员、生态环境的影响与冷兵器时代及热兵器时代、机械化战争时期已经有了根本性变化，其带来的军事技术、编制体制、作战模式、军事思想的革新更是促进了战争形态的质变。在过去的 20 世纪，人类经历了两次世界大战以及多次局部战争，其中大规模杀伤性武器的使用，以及生化战、细菌战、核战争所带来的一系列道德问题，让军事医学科研越发直观地面临伦理考量。进入 21 世纪，世界科技革命带来的先进成果大规模应用于军事领域，对军事活动产生了重要影响。

国防利益的需要对科技革新产生了巨大的推动作用，其最新成果往往首先应用于军事。反之，科技也推动着军事的变革，由此也带动了军事医学科研的发展。科技的进步、军事思想的变革极大地改变了军事医学科研的研究方向。目前，许多国家都在对军事医学科研领域进行积极探索，新技术的应用也使战场环境更为复杂，这也就迫切需要我们重新确立军事医学科研伦理的标准。深入分析这些新的特点与伦理标准，以促进医疗卫生工作在战争环境中能更好地完成任务并尽量贴近现实，从而实现理论与实践的统一，推动军事医学科研工作的健康发展。

（二）军事医学科研伦理的内涵

研究军事医学科研伦理的含义，我们要首先了解军事医学科研的含义——军事医学科研是在军事医学活动中，研究有生力量健康保护、伤病防治及提高作业效能的理论、技术和组织管理的工作,是医学科研的综合性分支,是军事医学的重要组成部分。其基本任务是为军事医学在卫勤保障方面提供科学依据和技术支持,为保护、再生和提高部队战斗力提供技术支撑。军事医学科研是军事与医学科研交叉形成的相对独立的科研形态,具有自然、社会与人文科学等多维属性。因此,军事医学科研的发展既要遵循科学道德与一般医学研究的伦理学原则,又要注重军事价值导向和军事环境限制对军事医学科研伦理的影响,尤其要注意技术这把"双刃剑"的不良影响。由此,我们进一步了解军事医学科研伦理的内涵——军事医学科研伦理是军事医学科研在道德规范下合理运行的保障,是军事医学科研的行为准则。它的伦理特殊性就在于,它是一种维护特定群体健康与生命的伦理行为,军事医学科研伦理关系的道德主体和道德客体必有一方涉及军事层面。军事医学研究人员在从事军事医学科研活动中,为正确处理研究者与研究对象的关系、研究者互相的关系,以及在获取科研成果过程中全部行为的行为规范,就是军事医学科研伦理。军事医学科研伦理是伴随军事医学科研活动必然产生的一种意识现象,是规范军事医学科研人员从事军事医学科研的行为准则,贯穿于科研选题、课题设计、实验、数据处理和成果评价等全部科研活动的始终。合理崇高的军事医学科研伦理是促使军事医学科研健康发展的重要保证。

(三)军事医学科研伦理的研究意义

随着高新技术不断应用于战争实践,战场环境、保障条件的变化必然对军事医学科研提出更高的需求,这也就使得伦理学的规范作用越发凸显出其必要性和现实意义。

1. 解决军事医学科研中诸多现实问题的迫切需要

当今军事医学科研领域面临着武器装备发展、军事斗争卫勤保障发展、军队医学科学技术持续发展等所带来的诸多问题,由此带来的核生化武器研制、人体实验、器官移植等方面的伦理问题,迫切需要我们做出合理的回答,以适应现代战争的需要。以人体实验为例,据 2008 年 12 月以来美国媒体的报道,美军将部分新型医疗用品以及存在严重安全隐患的医疗用品应用于伊拉克与阿富汗战场,美军伤员在毫不知情的情况下成为第一批人体实验对象。其中,HemCon 绷带由于效果不佳,于 2008 年夏天被召回停用,WoundStat 止血带由于存在可能导致血栓的安全隐患,于 2009 年 4 月 17 日被宣布永久禁止使用。据后期披露的情况显示,这些医疗设备在投入应用前就已经被发现存在可能的安全隐患,甚至内部研究结果还存在自相矛盾的问题。[①]但是在战场救治的需要下,其伦理审查被漠视的问题值得我们反思。

2. 促成军事医学科研成果合理应用的道德保障

当今军事医学科研领域的研究课题体现着深层次、范围广、高技术的特点,研究领域不断有理论突破,但是如何合理应用这些研究成果,使之符合道德标准,则需要军事医学科研伦理作为道德保障。据报道,俄国已经研制出一种新型炭疽菌种,该菌种可以抵御美军目前研制的炭疽预防疫苗,并且包括伊拉克在内至少10个国家拥有将干燥粉末状的炭疽菌制成武器的能力。这种缺乏有效防疫手段的生化武器一旦投入实战,其后果是不可控的。与此相应的美军在海湾战争后,大批士兵出现持续性头痛、身体大面积疼痛、认知障碍、无原因疲劳、皮疹、长期腹泻以及消化系统和呼吸系统疾病等情况,即所谓的"海湾战争综合征"。据调查发现,"海湾战争综合征"来源于美军给士兵注射的种类繁多的疫苗。这些"神秘"的注射造成了超过12万美军患病,所带来的教训是深刻的。事实证明,军事医学的创新科研成果需要军事医学科研伦理规范,脱离了道德的束缚,军事医学科研成果极有可能蜕变为残害人类的帮凶。

3. 保证军事医学科研活动健康发展的必要条件

现代战争背景下的军事医学科研活动要满足伤病医学研究中关于伤病防治的需要,其研究范围也要不断扩大。由于当前军事任务已经不能仅依靠体能和技能去完成,高强度的智力对抗、连续作业、持续的睡眠剥夺已经成为军事斗争的客观环境,因而如何提高部队成员军事作业效能,即能力医学的研究,已经成为军事医学科研活动发展的重要课题。相对于伤病医学的伦理监督,能力医学研究中的伦理问题更具有隐蔽性,如何看待能力医学研究、如何使能力医学研究得以健康发展是当前军事医学科研伦理所面临的新问题。如,为保证部队战斗力而研究出的某种药物,在战时通过大剂量的服用或注射,以达到使作战人员不疲劳,持续作战的目的,这无疑对战士的健康产生了伤害,那么我们又该如何看待这个问题,这类研究是道德的吗? 以上都需要军事医学科研伦理做出相应的规范。

---

① 楼铁柱.美军新型医疗用品与技术存在的安全问题[J].人民军医,2010(10):743-744.

4. 新军事变革的伦理需要

新军事变革基于新的军事技术、新的军队组织、新的作战概念的密切结合,通过先进的技术和武器系统、创新的军事学说和作战概念、相应的组织编制等有机结合,使作战特点和作战方式发生根本性变化,军事能力得到极大的提高。①在这场变革中,军事医学科研的发展是深刻的,科研伦理的保障是必要的。

新军事变革中,高科技武器被不断应用于战争,激光武器、微波武器、次声武器、气象武器、电磁脉冲武器、新型核生化武器、二元毒剂弹、中子弹等先进武器的使用,导致了伤员类型多,伤情重,救治难度大。其对军事医学科研能力的要求是空前的,引发的伦理问题也是尖锐的。如在发展一些新技术以适应新伤情伤病的救治中,医学科研的发展速度滞后于先进武器的研发速度,医务人员对出现的新病情完全不了解,无法施救。而采取试验性的治疗将违背医学研究试验道德,放任不管又违背了医务道德原则,即救死扶伤的人道主义精神。②

第二节 军事医学科研伦理的历史发展

从蛮荒时代的部落战争到余波未平的阿富汗战争、利比亚战争,人类战争的历史与人类文明的历史相伴前行、相互依托。迄今,人类社会发生的四次军事变革,都带动了战争形态的演变,由一开始以木石为兵器,到金属化(冷兵器)战争,到火药化(热兵器)战争,再到机械化战争,直至现在的信息化战争。技术装备的发展带动了战争模式的转变,引起了军事医学科研领域的变革,由此引发的一系列新问题、新情况也客观上推动了军事医学科研伦理的变革和发展。

一、军事医学科研伦理思想的历史演变

(一)冷兵器时代的军事医学科研伦理

冷兵器时代是指由冷兵器发明开始,到火药发明并使用于战争之前的这段时期。虽然这个时期跨越的时间较长,但是由于冷兵器时代所使用的杀伤

---

① 吴乐山,孙建中.现代军事医学战略研究[M].北京:军事医学科学出版社,2004:47.
② 李勇,罗长坤.新军事变革条件下的军事医学[J].创伤外科杂志,2008(1):88.

性武器威力有限,因而所造成的伤害大多为外伤。这个时期的军事医学科研课题相对单一,大都集中于战场外伤的救护和简单的传染病防治,军事医学科研伦理思想也处于萌芽阶段。

军事医学科研伦理思想在我国最早记述于西周,西周《周礼·天官》记载,当时有食医、疾医、疡医、兽医四科。其中"疡医有下士八人,掌肿疡、溃疡、金疡、折疡、之祝药,剸杀之齐",这里面有关战场外科救治研究中要关注伤者,从战场实际开展医学研究活动的记载,可认为属于军事医学科研伦理的萌芽阶段。到了春秋时期《左传》记载秦人与晋国作战使用化学毒物,对研制化学毒物应用于实战的行为阐述了自身的观点。汉代出现了中国最早的军事医学科研专著《金创瘲疭方》,并且在军中还研发和使用了御寒药"发寒散",记载了关于瘴疫的流行及治疗的方法。此时的军事医学科研工作已经开始了从实践到理论的探索,同时开始了对军中传染病的研究,要求对传染病隔离治疗,以保护健康士兵的权益。三国两晋南北朝,出现了从事军事医学研究的官职,如晋时期的太医校尉、太医司马等,同时期龚庆宣著《刘涓子鬼遗方》为中国现存最早的关于军事外科学的研究著作。此时期的医学著作中,对军事医学科研中要保护士兵的健康权益,军事医学科研要减少患者的痛苦都有所记述。唐代出现了担任医学教育、研究的专门机构医学(医学校),设立功曹参军管理军医,主持军事医药研究。同时唐代是冷兵器时代军事医学科研成果大发展的重要时期,相继有李靖著《卫公兵法》、孙思邈著《千金要方》和《千金翼方》、赵蕤著《儒门经济长短篇》、王焘著《外台秘要》、刘禹锡著《传信方》、蔺道人著《仙授理伤续断方》,将冷兵器时代的军事医学科研推到了一个新的高峰,这个时期出现了专门的军事医学科研机构,并且对不称职的人员提出了相关的处分规定。同时,中国早期军事医学科研伦理思想相伴而生,主要表现为保护士兵健康,减少士兵痛苦。

公元前 950 年,荷马的《伊利亚特》对战场救护方法的研究和相关阐述可以看作国外军事医学科研伦理思想的启蒙。公元前 375 年,罗马军事作家维盖兹对军中传染病做了阐述,并且提出了关怀健康士兵的伦理观点。公元前 4 世纪,古希腊诞生了专门的军事医疗科研机构——国家军事医学机构。

在冷兵器时代,军事医学科研伦理思想处于启蒙阶段,没有专门的理论专著或者纲领性文件问世,留存至今的大都是对于某些个体事件阐述的一些道德观点,或者针对具体出现的医学情况而做出的合乎伦理要求的处理意见。

（二）热兵器时代的军事医学科研伦理

火药发明于唐宪宗元和三年（公元 808 年），而应用于战争要从宋代开始，在中国到明朝形成一定规模。长期以来，无论国内国外在相当长的时期内，热兵器一直是与冷兵器共同发挥作用的。此时，在军事医学科研领域对于热兵器时代的军事医学科研也取得了一定发展。

中国明朝茅元仪所编《武备志》一书中已经初步认识到军事医学与一般医学的区别。而到了清后期，随着国门的逐步打开，西方思想的流入，以及国家发展迫切需要兴办医学院校，医学科研工作也如火如荼地发展了起来。1866年外国教会在中国的第一所医学校于广州博济医院内成立，1881 年英国人马根济（J. K. Mackenzie）在天津开办医学馆，1893 年李鸿章在天津开办北洋医学堂，1902 年袁世凯在天津建立北洋军医学堂，1905 年张之洞在武昌创建湖北军医学堂，1906 年开办中国历史上第一所新式随军医学堂——广东随营医学堂。此时期军事医学科研工作有了培养科研人才的专业机构和从事科研工作的专门场所，军事医学科研工作在治病救人的基础目标上，提出了更高层次的伦理要求，军事医学科研伦理思想得到了进一步发展。

国外，1591 年法军印发了《医疗救护细则》和《火器伤救治规程》，1681 年法兰西出版了《军事医学》，1778 年美国出版了《保护士兵健康指南：建议美国陆军军官应该考虑的问题》，1779 年德国出版了《医务警察的完整体系》等。这些都对军事医学科研提出了要求，并做出了伦理规范。此时，国外普遍加强了对军事医学科研的重视程度，除了建立专门的科研外，军事医学科研人员的待遇和地位有了明显提升，如 1762 年俄军规定海军军医享受军官待遇，到 18 世纪末卫生军官在国外已经较为普及。而伴随着军事医学科研工作者待遇提升，对军事医学科研伦理工作也提出了相应的要求，如 1864 年签署《改善战地武装部队伤者病者境遇之日内瓦公约》；1899 年第一次海牙和平会议签订了《禁止使用毒物和有毒武器》的国际公约；1915 年美国陆军成立防化医学研究所等。

此时期军事医学科研伦理思想已经形成了具有广泛意义的纲领性公约和文件，具备了强制的约束性，军事医学科研伦理受到了更大程度的重视。

（三）机械化时代的军事医学科研伦理

机械化时代发生在帝国主义向资本主义过渡的时期。与冷兵器时代、热兵器时代相比，机械化时代战争的整体性和系统性大为增强。于是 20 世纪爆发了给人类带来全面浩劫的两次世界大战。19世纪末至20世纪,一大批先进的科学技术应用到了战争领域,以信息技术为核心的自动化指挥系统也应运而生。其令人震撼的杀伤力和破坏力更是触目惊心,这一时期的战争环境变得十分险恶,给军事医学科研伦理发展带来了更大的机遇和挑战。

1915年世界历史上首次大规模化学战在德法之间展开,给军事医学科研伦理提出了新的思考:生化武器是否合乎伦理?伴随着两次世界大战的爆发,德日法西斯一系列灭绝人性的军事医学科研实验给人类带来了深重的灾难,而基于对此的反思,在大战前后先后颁布了一系列国际性公约,如1925年签订的《日内瓦协议书》,1948年签订的《日内瓦宣言》,1964年签订的《赫尔辛基宣言》,1975年签订的《东京宣言》;并且成立了现代意义上的军事医学科研机构,使军事医学科研行为能够被合理监管,如1917年美军成立了陆军医学中心研究所,1939年美国航空医学研究所成立了,1941年美国海军医学研究所成立了,1959年美军海军保健研究中心成立了,1961年美军陆军环境医学研究所成立了,1970年美国海军航空航天医学研究所成立了,1977年美国空军卫生勤务中心成立了,1922年苏联成立了卫生勤务部,1925年苏联开始了海军卫勤学的研究,1933年苏联成立了国防部微生物学研究所,1944年苏联医学科学院成立了,1969年苏联国防部军事医学研究所成立了,1986年苏联成立了与军事医学有关的科研生产联合体(NPO)。1970年后,各研究所和研究机构相继设置了伦理委员会和伦理机构,对军事医学科研进行伦理监督和伦理审查。

这个时期是军事医学科研伦理发展较为迅速的一个时期,基于对两次世界大战的反思,以及大规模杀伤性武器的出现,各种涉及军事医学科研伦理的规章制度和审查机构相继产生,并且得到国际社会的广泛认可和参与。

（四）信息化时代的军事医学科研伦理

1990—1991年的海湾战争,标志着信息化时代已经到来。与以往战争相比,海湾战争是人类历史首次动用以信息技术为核心的高科技武器最多的联合作战。以精确制导武器为代表的高科技武器成为整场战争的主导。军事力量建设不再追求数量和规模,而追求精干、合成、高效,指挥体制变垂直多层的树状结构为扁平的网状结构。

这一阶段在化学武器、生物武器、核武器等特殊杀伤力武器不断发展的客观条件下,军事医学科研的发展也出现了拓展和细化的趋势,出现了一系列新的分支学科，以前已经形成的分支学科也增加了新的内容，与当代的高科技进一步融合。既要研究平战时军事活动的医学保障课题，也要着眼未来战争中可能面临的医药科技和组织管理问题。可以说，在信息化时代的高科技战争中，军事医学科研的发展有了更为广阔的空间，也对军事医学科研伦理提出了更高的要求，如何使军事医学科研在伦理的规范下开展成为亟须解决的伦理困惑。

二、中国军事医学科研伦理的发展历程

中国军事医学科研伦理是以马克思主义道德学说为基础的，它既受着中国传统文化的熏陶，也体现着中国长期革命战争实践工作的锤炼，随着时代的发展进步，它也在不断地被赋予新的内容。而其发展历程主要经历了以下几个阶段。

（一）土地革命时期军事医学科研伦理思想的萌芽

自 1927 年八一南昌起义起，中国军队就建立了自己的医疗救护组织。当时斗争环境复杂，中国军队的医疗机构还仅处于医治伤员的阶段。1930 年 8 月红军刘家园医院开办红色医务训练班，开始培训医务工作人员，同时开展军事医学科研工作相关的研究。1931 年第一所红军护士学校在福建汀州诞生，1932 年又创办了中央红色卫生学校，提出了"培养政治坚定、技术优良的红军卫生干部"的教学原则，而且在进行医务人员培养的基础上，又陆续颁布了多项规章制度，如《卫生法规》《师以上卫生勤务纲要》《卫生员工作大纲》《中国工农红军医院政治机关工作暂行条例》等。

当时的红军学校、培训班教学条件普遍较差，教学设备匮乏，规章制度也有待完善，但正是这些早期的法规制度和培训，为中国军队初期的军事医学科研伦理工作提供了理论依据和施行条件，使中国军事医学科研伦理工作走上了独立自主的发展道路。

（二）抗日战争、解放战争时期军事医学科研伦理思想的形成

这段时期内，在面对日本帝国主义和国民党反动派的军事斗争中，逐步形成了具有中国特色的军事医学科研伦理思想。这期间，1938 年 12 月为应对侵华日军的化学战，中国人民抗日军政大学分校成立化学分队。1940 年 5 月中国护士学会延安分会成立，同年白求恩著《游击战中师野战医院的组织与技术》翻译成中文且出版。1941 年毛泽东为中国医科大学题词"救死扶伤，实行

革命的人道主义"。1942年2月延安药科学校成立。1943年5月中央军委下达《关于卫生部门教学问题通令》，指出了近代医务技术、卫生勤务是主要学科。1946年4月军委卫生部通过《司药法规草案》，同年10月颁布《野战救护治疗工作暂行条例》，明确新的创伤处置规则。1949年全国卫生行政会议在北京召开，拟订了新中国政府和军队卫生建设的方针和任务。

至此，经过多年的战争磨砺，中国的军事医学科研伦理思想体系已经初步形成，有了较为成型的制度规范和培训体系，在由战时向和平建设转变的过程中，迎来了军事医学科研伦理大发展的机遇期。

（三）1949年后中国军事医学科研伦理思想的发展

1949年后，随着社会主义建设的深入，中国军事医学科研伦理思想也迎来了自身发展的机遇期。在这段时间里，战争形态由机械化战争转变为信息化战争，高科技武器逐步运用到战争当中，这也客观地推动了军事医学科研伦理思想的发展。1950年6月军委卫生部制定了统一的医院编制，建立了七项全军统一的医务制度，同年11月全军卫生统计工作在报表和计算方法上首先实现了统一。1951年8月军事医学科学院成立。1954年8月空军航空医学研究所成立，同年12月海军卫生勤务研究所成立，即海军医学研究所前身。

1961年9月《值班部队（医院）战备卫生工作原则要求》和《关于值班师战时医疗救护工作中的几个问题的暂行规定（试行草案）》印发施行。1962年1月《关于医院贯彻执行中央关于自然科学工作中若干政策问题的十二条意见》颁布施行。1963年8月《军队医院管理初稿》颁布施行，同年《中国人民解放军卫生勤务条例（草稿）》出台。1965年11月《战伤救护治疗原则》颁布施行。1973年4月原总政治部、原总后勤部发布了《关于认真贯彻执行周总理批示整顿医疗作风的通知》。1976年8月原总后勤部印发了《1974—1980年全军医药卫生科学研究规划》。1977年原总政治部、原总后勤部拟定了《1978—1985年全军医院技术建设规划》。

随着规章制度的不断完善和有关学者的不断努力，中国的军事医学科研伦理思想得到了系统性的发展，在中国社会主义建设中发挥积极的推动作用，并且在抗美援朝、对印自卫反击战、对越自卫反击战中接受了实战的考验，为党和人民交上了一份满意的答卷。

（四）历史新时期中国军事医学科研伦理思想的繁荣

十一届三中全会后，以邓小平同志为核心的党的第二代领导集体，开拓性地提出了新时期军队建设思想,将我军的现代化建设提到了一个新的认识高度。在此背景下,军事医学科研伦理工作也开拓了自己的发展空间。其间,出版了一系列理论专著,如1996年陆增祺主编出版的《军队医德学》,2009年郭照江主编出版的《军医伦理学》。此后随着相关文章的发表,军事医学科研伦理在规范性和系统性上有了新的提高。时至今日,军事医学科研伦理已经成为军事医学伦理学的重要组成部分。而军事医学伦理学已经作为研究方向在军队院校开设了硕士点,全军医学伦理学专业学术会议也已经形成了例会制度。由此,军事医学科研伦理迎来了繁荣发展的历史机遇期。

中国军事医学科研伦理发展的历史,就是在不断的革命斗争实践中总结摸索出来的发展史,其伴随着人民军队的成长而不断成长,而在新时期军队建设指导思想的指引下,它的发展又有了新的内涵,在指导中国军事医学科研发展的道路上也必将发挥更大的作用。

第三节　军事医学科研伦理的现代境遇

随着高精尖武器的不断发展,战争的模式已经发生了根本性的变化。高科技含量的装备应用于战场,无疑对战争的军事医学科研工作带来新的挑战,军事医学科研伦理问题也不断地出现。在军事医学科研任务上,中外有所不同。美军军事医学研究通常包括具有重要意义的传染病研究、战伤救治、生化武器医学防护、核武器损伤医学防护、军事作业医学等五大部分;而按照以人为本的观点,我军的军事医学科研任务由内而外划分为三个层次:人的身心(生理、心理)伤病层次、人—生态(主要是指军人生活的社会与自然)环境层面、人—机—环境层面的军事医学研究。[①]有鉴于此,在伦理分析时结合中外军事医学科研的特点,以科研工作所必须依赖的实验为出发点,可将伦理问题归纳为人体实验、实验引发的生态伦理两个方面来加以分析说明。

一、军事医学科研主要伦理问题

军事医学科研以及军事医学科研新技术的应用,提高了部队战斗力,为国防力量的发展与进步做出了不可磨灭的贡献,但是军事医学科研过程中也遇

---

① 张明华,吴乐山.基于系统论的军事医学解析[J].军事医学科学院院刊,2007(6):549.

到或产生诸多伦理学问题，二者之间不可避免地发生冲突与碰撞，如何看待、处理二者的关系成为当今军事医学科研过程中面临的重点问题。

（一）人的生命价值问题

军事医学科研归根到底是为人服务的，是针对与人相关的生命质量、疾病及寿命等复杂问题；这表明军事医学科研不同于一般科研，它与人的生命和健康息息相关。伴随着军事医学科研的发展，以及军事医学研究中受试者保护伦理体系和规范标准的滞后和不完善，军事医学科研工作中出现了一系列违背军事医学伦理、单纯追求军事医学技术发展的不当军事医学科研行为。有关报道指出，国外即便是公开程度较高、伦理检查较为严密的非军事医学科研项目，在公开发表的临床研究报告中仍有 12% 的不符合伦理要求。目前还有许多军事医学科研人员在伦理认识上不能把符合伦理的人体研究和"拿人做实验"区别开来。①同时，军事医学科研并不仅着眼于解决个体患者的某个健康问题，而是期望研究的成果可以拓展为可普遍化的科学知识。研究活动并不一定直接有利于作为受试者的个体，而可能对其他群体有利。因此，军事医学科研伦理应该尽可能客观、公正、负责任地揭示医学科研的潜在风险，并自觉地应用伦理价值规范及伦理精神制约其研究与开发应用活动。

（二）诚信问题

诚信建设是发展军事医学科研事业的需要。军事医学科研院所肩负着保障广大官兵生命与健康、提高部队战斗力、巩固国防的重任，军事医学科学发展至今，还有许多问题尚未解决，与要求越来越高的军事斗争准备还有较大距离。诚信建设不仅可以勉励广大军事医学科研工作者扎扎实实地对未知进行钻研探索，而且还可以促使军事医学科研机构自身注重工作质量、注重信誉，促进研究机构之间公平有序的竞争，使军事医学科研事业得到健康发展。随着军事医学技术的发展，当前军事医学科研道德问题也引起了较为普遍的关注，主要是军事医学科研不端行为增多，表现为两个方面：一是少数军事医学科研人员剽窃他人科研成果，伪造或篡改科研数据，虚报科研成果。这种所谓的"医学科研"后患无穷。军事医学科研中个别不诚信的行为最终的结果只能是损害部队战斗力，造成军事医学科研水平的滑坡。二是出于对个人学术地

---

① 李莹.临床试验和生物医学实验中人体受试者的保护问题和对策[J].中国医学伦理学,2005(2):46-48.

位或者个别利益集团的需要,进行国际社会禁止的医学科研,其危害性更大,最终的结果将是为全人类带来灾难性的后果。

（三）团结协作问题

团结协作是军事医学科研发展的必然要求,军事医学科研高速发展中的一个突出特点就是跨学科、多层次的联合协作。当前面对复杂的军事医学科研课题,集体攻关已成为军事医学科研的突出特征。作为一名军事医学科研工作者也必须具备谦虚谨慎、团结协作的道德素养和优良品格。这一素养集中体现在正确对待并尊重他人的劳动,正确评价自己和自己的成就,正确处理各学科之间的关系上。一名军事医学科研工作者对待同行和合作者的态度,是军事医学科研道德素养的基本表现。同时,团结是在尊重科学的前提下实现的,科学观点的争论并不违背团结的原则;协作是在平等合作的原则下建立起来的,水平高低往往表现在不同的研究领域,博采众长才是军事医学科研协作的根本内涵。

二、军事医学科研伦理问题成因分析

（一）军事医学科研的保密性

军事医学科研课题与军事需求密切联系,各个国家从维护国家利益、保持科技领先和竞争优势等方面考虑,都采取了积极的防范措施,以保证军事医学科研成果不外泄。而这些措施也带来了三个后果,即参与军事医学科研的人员身份保密,军事医学研究课题保密,军事医学研究过程以及结果保密。国民对军事医学科研没有基本的知情权,造成伦理监督中重要组成部分——社会监督无从谈起,从而使科研课题完全围绕军事需要开展的问题突出,造成军事医学科研伦理问题出现。

（二）军事医学科研的复杂性

军事医学科研在应用层面和研究内容上所面对的形势复杂。军事医学科研成果大都是为了适应军事斗争准备的需要,而现代战争具有残酷性、突发性、偶然性和多变性,为了适应这种应用环境的复杂性,军事医学科研中的针对性、时效性也增添了诸多不确定因素。而伦理制度、监督教育相对于复杂的军事医学科研环境明显滞后,造成了军事医学科研伦理问题的产生。

（三）军事医学科研的从属性

军事医学科研从诞生的那天起就是服务于军事需要,立足于军事实践应用的,也就是说它是从属于国防建设需要的。而国防建设最根本的目的是保疆守土,自古就有"兵不厌诈""兵者,诡道也"的古训,为实现国家利益而不惜一切代价也被大多数人所认可并付诸实践。军事医学科研在国防建设需要的前提下,无论是从事研究的科研人员,还是进行伦理监督的审查人员,都要服从国防需要的大局,其伦理规范被漠视,而屈从于国防建设也就不足为奇了。

(四)军事医学科研的时代性

军事医学科研围绕军事斗争实践,在现代化战争背景下不断创新发展,呈现出与时俱进、理论与实践相结合、时代性明显的特点。从冷兵器时代、热兵器时代、机械化战争时代到信息化战争时代,战争形势不断变化发展,军事医学科研也在为适应这种发展而不断发展,相对于军事医学科研的与时俱进,有关于军事医学科研伦理的研究却相对迟缓。

(五)军事医学科研的两重性

军事医学科研相对于一般的军事科研还具有特殊性,即有较强的军民转换能力。就具体问题看,其可能带来生态、人权伦理问题的同时,也能产生有益于人类以及其他生物健康的效果,因而在进行伦理规范时往往针对具体情况就带有很大的迷惑性。单纯的就事论事或者把个别问题孤立起来分析很有可能陷入功利性的陷阱而忽视整体利益和长远利益,进而造成伦理问题的出现。

三、军事医学人体实验伦理

军事医学科研中的人体实验环节是推动军事医学科研发展的重要组成部分。科研人员具备良好的医学科研道德修养和品质是军事医学科研活动人体实验环节必不可少的前提条件。

(一)军事医学人体实验的解读及相关规范

人体实验(human subjects experimentation)是以人体(尸体、活体、个体、群体)作为受试对象,用科学的实验(包括解剖、测量、试验和观察)手段,有控制地对受试者进行研究和考察的医学行为和过程。[①]人体实验由于其实验结果的未知性,因而存在利害的二重性,而就其性质和类型划分,则有天然实验(如战争、饥荒、瘟疫等)、自我实验(实验者用自己身体做实验)、志愿实验(受试者

---

① 杜治政,许志伟.医学伦理学辞典[M].郑州大学出版社,2003:428.

志愿参加实验)、强迫实验(某种压力下强迫受试者接受实验)和欺骗实验(用欺诈的方法诱导受试者接受实验)①。军事医学人体实验伦理问题主要存在于强迫实验、欺骗实验和少数志愿实验中。

在军事医学科研中,人体实验是新的研究课题在投入应用之前、在基础研究和动物实验之后的一个重要实验环节。人与动物的差异性决定了任何一种军事医学研究成果在经历理论检验、动物实验等多种研究之后,必须经过一定的人体实验,证实其实际效果后,才能决定是否投入应用。而即便是经过实际检验的科研成果,也需要不断地通过人体实验,加以完善和修正。所以军事医学科研中的人体实验既是科研的起点,也是研究的结点。而在 1945 年二次世界大战结束之后,基于对日本、德国等法西斯国家在人体实验方面罪行的反思,相关国际组织制定和颁布了一系列人体实验的伦理和法律的文献。这也成为当今军事医学科研领域在人体实验问题上所必须遵守的伦理规范。1946年纽伦堡国际军事法庭宣判了 23 名医学方面的战争罪犯,在此基础上制定的《纽伦堡法典》是关于人体实验的第一个国际性文件,其基本精神包含受试者的知情同意、实验的有益性及不可替代性、避免受试者的痛苦和创伤、受试者的实验主动权(可随时终止实验)等。1964 年在芬兰的赫尔辛基召开的第 18 届世界医学大会上,通过了有关人体实验在内的第二个国际性伦理文件——《赫尔辛基宣言》,并且在 1975 年后进行了多次修改。该宣言具体规定了人体实验的道德原则和限制条件,包括人体实验目的是改进诊疗技术、维护人类健康,实验首先考虑患者健康,不能有损人类肉体、精神和抵抗力等。中国在1998 年也颁布了《药品临床试验管理规范(试行)》(GCP),对药品的临床试验进行规范化管理;同年,成立了卫生部涉及人体的生物医学研究伦理审查委员会,制定了《卫生部涉及人体的生物医学研究伦理审查办法》②。

(二)军事医学人体实验的伦理争议

现代战争背景下,军事医学科研活动存在大量的人体实验,并且依靠人体实验,军事医学领域已经取得了卓越的成果。但是人体实验中确实存在着不确定性,并且缺乏伦理道德的人体实验确实存在,这些引起了世界舆论的普遍关注。其争论的焦点包括实验的对象、能否对人进行实验、实验的范围和条

---

① 杜治政,许志伟.医学伦理学辞典[M].郑州:郑州大学出版社,2003:428.

② 马家忠,张晨,王雷.护理伦理学[M].北京:中国中医药出版社,2005:157-160.

件、实验对象的选取、知情同意的程度等问题,这些问题归纳起来表现为四个方面的矛盾。

1. 主动实验与被动受试的矛盾

人体实验中实验者对实验的目的、要求和方法能够有较为全面的了解,并且对可能出现的伤害也有一定的预见性,而受试者对此往往缺乏必要的了解,对实验造成的后果也只能依靠实验者或者他人的力量解决,其行为是盲目的。这样的矛盾在军事医学科研领域,由于军事斗争准备的需要,表现得尤为明显,如1966年美国军方出于使研究军事人员能够承受大剂量辐射而避免未来核生化战争中精神紊乱和功能失常的需要,出资进行了长达30余年的辐射实验,造成了多名毫不知情的受试者丧失了劳动能力和独立生活能力。①2006年英国国防部对驻伊拉克和阿富汗英军使用一种名为"诺和7号"的试验性药物止血治疗外伤,而这种药物并没有经过充分测试,造成客观上英军在毫不知情的情况下成为人体实验的受试者。②

2. 自愿与强迫的矛盾

人体实验存在潜在的危险性是不争的事实,被迫参与人体实验是不道德的,军事医学科研领域的人体实验知情同意权更为突出。但是许多同意是在应急情况下、患者患病时做出的决定,其目的都是尽快恢复健康、绝处逢生,甚至有些同意是在欺瞒的情况下做出的,如截至2002年5月26日,美国国防部陆续解密了13份冷战时期的绝密文件。这13份绝密文件披露的内容是1964—1968年间,美国国防部曾在太平洋地区以参加"特殊工作"的名义向在不同舰船上服役的数千名美国海军官兵喷洒致命的神经或者化学毒剂,包括沙林和VX等毒剂。以此检验美国海军军人机体对生化武器的反应、消除能力,以及生化服的效用和消毒的程序。参加实验的美国海军官兵总人数达到4 300人。国防部这次解密的文件仅仅是其中13次实验的结果,而类似的实验居然有113次之多,涉及的舰船数十艘,涉及的美国海军官兵上万人。③

3. 利与害的矛盾

利与害是矛盾统一的,人体实验中造成的不幸是害,但是由此吸取教训,获得经验则又转换为利。在实验中,我们力求把伤害降到最低,从受试者的利

① 陈元方,邱仁宗.生物医学研究伦理学[M].北京:中国协和医科大学出版社,2003:121-122.
② 颜颖颛.驻伊英军竟沦为"试药鼠"[N].新华每日电讯,2006-09-20(7).
③ 徐冰川.成千美军曾充当生化实验品[N].天津日报,2002-05-28(4).

益出发,这也是人道主义精神的基本要求。

4. 国防要求与个人利益的矛盾

国防要求无疑是超越个人利益的,同时我们并不能因此而忽视个人利益,两者兼顾自然最好,但是往往不可兼得,其决定于实际的科学发展水平。在当前技术条件下,某些伤害是难以避免的,但是实验者的动机和实验的效果要与可能的伤害做出合理的权衡。

可见,军事医学科研领域人体实验的伦理争论并不主要集中于实验本身,而在于如何实验以及受试者知情同意、有利不伤害等相关权益的保障。

(三)军事医学人体实验的伦理审查

在军事医学科研领域人体实验的伦理审查是贯穿实验全过程的,包括实施实验的动机、实验对象的选取、实验手段和实验途径四个方面。

1. 实验动机

军事医学科研领域的人体实验从实验目的的角度看,分为军事医学目的的人体实验和非军事医学目的的人体实验。凡是以提高诊断医疗水平、改善治疗措施、探索医学前沿课题、满足部队的需要、提高部队的战斗力、推动军事医学事业发展为原则的人体实验,都是符合伦理规范的。而那些出于个人名利、战争目的,或者虽然对军事医学研究有利,但存在对受试者伤害的人体实验,则是不道德的。例如,第二次世界大战期间,德、日法西斯以战俘及占领区人民为实验对象所进行的一系列以战争为目的的人体实验。因而,对军事医学领域的人体实验动机和目的的审查必须首先考虑受试者的现实利益和治疗意义,其次才是考虑医学知识的进展和积累。①

2. 实验对象

军事医学中人体实验的对象不仅包括纵向的胚胎、胎儿、新生儿、儿童、青年、老人、临终者以及尸体,横向的各种患者、正常人以及特殊人员,如收容人员、囚犯等。②还可能存在,如战俘、敌对国家的公民、盟国的官兵、盟国的公民等,身份更为特殊的人群。虽然这些实验对象的道德价值观存在着不同性,但是在对实验对象的保护、尊重生命价值及尊严方面却是一致的。军事医学科研中的人体实验必须强调维护受试者权益,特别是知情同意和自愿的权利,避

---

① 王国平,胡曲.关于人体实验的伦理评价与原则选择[J].中国医学伦理学,2003(2):15.

② 施卫星,何伦,黄钢.生物医学伦理学[M].杭州:浙江教育出版社,2001:199.

免强迫和欺骗实验。只有在充分明确实验的意义、可能存在的危险、实验的目的后自愿参加实验，才是合乎伦理规范的，才能够避免人体实验落入功利主义、唯军事论的误区。

3. 实验手段

以人作为实验对象，其基本道德要求就是保证人在实验中不受伤害。人体实验可能存在着利大于害、利害不明、有害无利等多种情况，而在实验手段上，我们要尽力减少对受试者的伤害，即要求利大于害，或者损害在可控可治的范围内。利害不明的实验要慎重施行，有害无利的实验禁止施行。具体可划分为有科学手段和非科学手段两类。具有明确的军事医学科研目标，具备充分的动物实验基础，并且在实验程序上有精心的设计，有可信的预期好处，对于存在的潜在危险有充分的估计和相应的预防措施。这样的人体实验具有肯定的伦理价值，被称为具有科学手段的人体实验。反之，非科学手段的人体实验，则是违反伦理的，必须坚决抵制。

4. 实验途径

军事医学科研中的人体实验其性质和类型大致分为四种类型。一是天然实验，如战争、饥荒、瘟疫、自然灾害对人造成的伤害，都是天然实验的表现形式。由于其全过程不受实验者控制，而实验者仅是对其进行观察和研究，因而天然实验基本可认为不存在实验上的伦理争议。二是自体实验及自愿实验，即用自己或者志愿者所进行的人体实验。其参与人对于医学事业的献身精神值得肯定，但是要建立在参与人对实验目的、过程、手段及后果均有充分了解的基础上。这样的实验其伦理价值也是值得肯定的。三是强迫实验。军事医学科研中的人体实验，其实验的对象较为复杂，出现迫于军事、政治压力或行政压力下的人体实验，无论其实验后果如何都是不道德的，其伦理价值也是被完全否定的，关于军事医学领域中强迫人体实验的问题已经在第二次世界大战中为人类历史留下了灰色的一笔。四是欺骗实验，即为了军事医学科研上的目的，采取欺骗手段征集实验对象，诱导受试者接受实验。其实验不仅不道德，还可能触犯法律。如美军在第二次世界大战结束后不久，对6万现役军人采取欺瞒的手段迫使他们接触化学战使用的毒气实验（芥子气和刘易斯毒气），至少4万军人在野外和实验场中接触了高浓度的毒气。[①]其造成的社会影

---

① 陈元方,邱仁宗.生物医学研究伦理学[M].北京:中国协和医科大学出版社,2003:27.

响和对受试者的伤害是深远而难以磨灭的。

（四）军事医学科研人体实验的伦理原则

军事医学科研中的人体实验较之一般情况下的人体实验，其实验动机更为迫切——巩固国防，保障部队战斗力。实验对象特别是在战时可选择的余地更大——包括敌我双方的伤员、战俘、交战双方的平民等，因而其实验的两重性表现得更为明显——有益于军事医学发展，存在道德争议。对军事医学科研人体实验矛盾的处理和认识，直接影响对其道德价值的认识与判定，其必须遵守一定的实验伦理原则。

1. 知情同意原则

依据《日内瓦公约》人道主义的原则，军事医学科研人体实验应在自愿和知情同意基础之上进行。知情同意要包含为实验对象提供足够的信息，使之对实验的过程、收益和伤害有全面了解，并且拥有拒绝和随时退出实验的权利。但是军事医学科研具有特殊性，即在战场救护中的人体实验，军医要在医学伦理与保持战斗力之间取得平衡。

2. 有利无伤原则

受试者的利益是实验进行的前提，必须放在优先考虑的地位，一般情况下不能凭借任何理由牺牲受试者的根本利益。特别在战时对战犯和被占领国的公民尽可能避免任何性质的人体实验，因为他们作为弱势群体根本权利很难保证。但是在较为充分考虑受试者权益、基本预见利大于害的基础上，为促进新药物、新仪器、新治疗方法早日应用于部队，有利于国防事业的发展和部队战斗力水平的提高而施行的人体实验，与有利无伤的原则是相一致的。

3. 医学目的原则

军事医学科研人体实验的医学目的在于通过医学手段遴选健康的部队成员，培养军人自我保健意识，增强其防止损伤，抵御疾病，耐受陌生或灾难环境，保持心理健康，提高军事作业工效的能力。[①]虽然从长远的角度看，军事医学科研中采取人体实验手段都是对军事医学知识的积累，为国防事业、国民健康服务，但是不符合医学目的、不顾后果滥用实验手段、违背人道的实验是坚决要予以禁止的。特别是在军事需要的背景下，更有必要坚持医学目的的原

---

① 张明华，吴乐山.美国军事医学透视与启示[J].军事医学科学院院刊，2003(3)：230.

则,第二次世界大战中,日本法西斯通过人体实验研制生化武器的事实违背了这一原则,给人类带来了深重的苦难。因而,军事医学科研的人体实验要采用合乎道德、科学的手段和方法达到提高部队战斗力的目的。

4. 实验对照原则

军事医学科研相对于一般医学科研目的性更强,受试者的心理压力更大,遇到突发性、不可预见性疾病的概率更大,其实验结果受到的可能性影响概率也相应增大,设立随机对照组是必要的,其待遇应与实验组一致,具有同样的道德地位。但是在战时特殊情况下,实验分组中,为了军事利益而考虑把对整体利益贡献更大的患者适当地进行分组调整,也是符合伦理规范的。

5. 国防需要原则

军事医学科研人体实验主要是为军队服务。当前战争手段和新式武器不断应用于战场,面对新情况、新挑战,军事医学科研的人体实验领域要根据这些变化,做出调整,更好地为国防现代化建设服务。但是这并不等同于为了国防利益可以在伦理规范上让步,保障国防利益的人体实验也要在伦理的规范下施行,不能脱离医学目的的原则。而针对个别医务工作者借助人体实验等方式参与研制生化武器的问题,1990 年第 42 届世界医学会发表的《生化武器宣言》中明确提出了"参与研制和开发生化武器的医生是不道德的,因为医生的职责仅仅是提供健康关怀"。

四、军事医学动物实验伦理

动物实验为现代医学科研的发展做出了贡献,每一种新药物的出现和每一种新疗法的诞生,大都离不开动物实验。而军事医学科研领域由于其研究课题的特殊性、应用环境的复杂性,以及课题潜在的危险性和保密性,动物实验更是其过程中不可替代和无法逾越的重要环节。在实验过程中,实验动物受到生理、心理的伤害也在所难免。但是实验动物作为与人类一样有生命的主体,如何善待实验动物,维护其基本的福利,如何使其受到的伤害最小,如何确保动物实验符合伦理学规范等一系列问题是军事医学科研工作者必须应对的挑战。[1][2]

---

① Fox M W. Farm Animals: Husbandry, Behaviour and Veterinary Practice[M]. Baltimore: University Park Press, 1984:1-20.

② ［澳］波得・辛格. 动物研究中的伦理学问题[J].鲍贻倩,译.中国医学伦理学,2004(2):31-34.

（一）军事医学动物实验解读及相关规范

动物实验是以动物为实验对象,以探明某种药物或其他设定目的的研究过程。人类运用动物实验以推进对生命和疾病的研究,是医学科学的巨大进步,[①]也是军事医学科研的重要手段之一。利用动物实验获得的军事医学研究领域的进步和突破是不争的事实,但是动物作为有生命的主体,在实验中如何善待实验动物,使其受到的伤害最小,确保动物实验符合伦理学规范等问题是军事医学科研工作者必须应对的伦理课题。同时应该注意到,在动物实验广泛应用于国防医学科研的今天,一些动物权利主义者坚决反对任何动物实验,也是不利于国防医学健康发展的。军事医学科研领域有些项目的动物实验给实验动物带来了无尽的痛苦与折磨,而有些实验是毫无意义的,例如动物的热效应。[②]还有许多其他医药领域也在做着类似的动物实验,例如,"加速""侵犯""窒息""弄瞎""烧烤""神经(机能)病实验""冷冻""加热""休克"等,很多实验根本不给动物施行麻醉。[③]而有些实验则会直接导致动物痛苦地死亡,例如,在美国空军基地,设计了一种飞行模拟机,称为"猿类平衡台"。空军基地用电击方式让猴子学会操纵平衡台,学会操纵后,对猴子施以毒气或辐射,以试验在类似的化武或核武攻击下,它们可以继续操纵平衡台多久。[④]这些行为违反了伦理道德规范,也引起了国际社会的普遍关注,带动了相关法规的制定。

1983年,英国政府公布了《活体动物的科学实验方法》,该条例除了限制化妆品实验使用动物外,并不反对动物实验,客观上支持了合理的研究活动,也对动物实验做了一定的限制。例如,使用实验动物数目要尽可能减少,最大限度减少动物痛苦,一切实验用的动物必须来自注册登记的科研单位,不得使用迷途的猫和狗,建立法定的动物实验方法委员会,凡未用于实验的动物,其生活条件必须改善等。美国的联邦法律要求在动物实验中实行麻醉,用止痛药(除研究疼痛和特殊的实验外)。中国卫生部于1983年颁布了《卫生系统实验动物管理暂行条例》,其中要求动物实验室和繁殖室要保持相对稳定的温度,严禁在饲养室内处死动物等。[⑤]2004年《实验动物管理条例》(修订稿)出台,其

---

① 杜治政,许志伟.医学伦理学辞典[M].郑州:郑州大学出版社,2003:425.

② [美]彼得·辛格.动物解放[M].孟祥森,钱永祥,译.北京:光明日报出版社,1999:80.

③ [美]彼得·辛格.动物解放[M].孟祥森,钱永祥,译.北京:光明日报出版社,1999:82-83.

④ [美]彼得·辛格.动物解放[M].孟祥森,钱永祥,译.北京:光明日报出版社,1999:32-34.

⑤ 杜治政,许志伟.医学伦理学辞典[M].郑州:郑州大学出版社,2003:425.

核心是在保证科学发展的原则下强调动物福利,尽量减少动物的使用量,尽量优化动物实验环境,尽量减少动物痛苦。2004 年 12 月 1 日北京市通过的《北京市实验动物管理条例》,规定动物实验须经伦理审查,这是一个典型的动物福利法。①而这些规范对军事医学科研动物实验具有普适性。

(二)军事医学动物实验的伦理争议

对比人体实验,动物实验有自身的特点,即实验条件可以较为严格的控制;可以进行对机体有害或可能有害的处理因素研究;可以最大限度地获取实验效应样本;多数动物传代比人类快,在遗传免疫等研究方面能提供更大的方便;实验比较经济等优势。但是现代医学和行为学研究表明,动物与人类相似,是有感情的,它们在受到伤害或疼痛刺激时,也会表现出不同程度痛苦的表情和反应;而且,动物特别是高等脊椎动物,是具有情感、记忆、认知和初级表达能力的。②由此也产生了动物实验的伦理学争议,而以军事医学科研伦理的角度入手主要表现为以下两种观点。

1. 动物权利论

动物权利论认为,动物与人是平等的,具有同样的道德权利,在自然与人的和谐共处中,动物扮演着重要的角色,应该受到道德关怀,而不能为了军事医学科研的需要损害动物的权益。具体而言:第一,应将伦理范围扩大,将动物扩大为伦理受益者。这样做,不仅是同情,也是为了我们人类自己。军事医学科研的合理发展、军事道德的进步都与这些息息相关。第二,动物在自然生态中具有重要的平衡作用,军事医学科研所引发的环境问题逐步凸显,人类在自然界显露出了越发脆弱的一面。征服自然必将导致人类的灭绝,那么军事医学科研的成果更加无从谈起。因而,与自然界生灵和谐相处是军事医学科研发展的必要条件,保护动物就是保护人类自己,是促进军事医学科研发展的合理途径。第三,动物毕竟与人类有个体差异,动物实验也未必对人类有益。动物的生存环境、反应能力与人类截然不同,即便是专门为实验所养殖的实验动物也存在这种差异。而军事医学科研的成果是为了军事斗争准备的,对实验的结果要求尽可能准确、可靠,缺乏可靠性的实验没有存在的意义。第四,动物实验存在的不可靠性会误导研究方向。以动物为模型对人类疾病进行研

① 林红梅.生态伦理学概论[M].北京:中央编译出版社,2008:130.

② 贺争鸣,尚昌连,王禄增,等.关注和提高实验动物福利[J].中国比较医学杂志,2004(6):381-383.

究并非完全可靠,特别是在军事医学科研领域,针对特殊人群、特殊环境中动物实验表现出的功能和作用,作为战时环境的参考,效果更是有限,这也导致资源和时间的浪费。第五,从道德角度看,动物与人类平等,动物不应该承担人类的风险。军事医学科研实验属于人类行为而与动物无关,人类的风险不应该也不能转嫁给动物。

2. 人类中心主义

人类中心主义者认为,整个世界,人类才是主体,才是中心,只有人类才能对世界起到主导作用。因此,军事医学科研为了军事集团利益的需要,为了实现最终的和谐稳定环境,进行一些必要的动物实验是合理的、可行的,也是必要的。首先,动物实验不仅对人类有益,而且从广义上讲,对动物也有益处。将军事医学科研实验成果运用于实践之中,不仅对构建和谐、健康的世界秩序有利,而且研制出的生物医药,虽然最初是为了人类的需要,但动物也能从中获利。例如,防治禽流感病毒问题,虽然有大量的动物实验参与其中,但是最终收益的除了人类以外,也包括动物本身,是双赢行为。消灭了人兽感染的病原体,也就不会殃及动物,人类与动物将和谐相处,从总体利益看利大于弊。其次,动物实验是军事医学研究的基础和支撑条件,对军事斗争准备中医学技术的提高有重要作用。在世界万物中,人类是唯一能够思考、具有理性的物种,人类的健康文明是其他动物安宁舒适的基础,也必将促进整个自然界的和谐发展。大量的军事医学科研课题,是具有一定危险性和突发性的,没有动物实验的基础而贸然强加于人类,则是漠视人类的生命,是严重违反伦理道德的行为。最后,动物实验为异种器官移植提供了可能。军事医学科研中对于器官移植课题研究难点之一就是器官的供给问题。在现代战争背景下,人体器官损伤的概率大大增加,移植器官缺乏将直接导致战场伤员死亡率提高,而借助异种移植技术将彻底攻克这一技术难题,从而挽救大批伤员的生命。这是否更符合军事医学科研的伦理规范呢?

军事医学科研中对于动物实验的争论,表达的是人类对待动物的不同方式和态度,各种观点都有一定道理,但是也存在着客观的缺陷。由于理论基点不同,因而在各自理论支撑下走向极端,缺乏可操作性。

人与动物存在着共性和差异性。所谓共性指动物与人在生理结构和组成上有接近性,具有感受苦乐的能力,能够感受与人类一样的疼痛,而且动物也在军事医学科研领域做出了巨大贡献;差异性在于动物没有人类那样高的自我意识和语言思维能力，它不可能像人类一样履行自身义务，所以也不能具备人类一样的权利，因而人与动物的权利义务具有特殊性。但是无论是否考虑动物的权利义务，人类出于对自身利益的考虑，都应该对动物尽相应的责任和义务。在地球共生的生物链条中，任何物种都不能孤立存在，而是与其他生物有着直接或者间接的依存关系，因而，人类对动物的义务责任，也是对人类自身的责任。

军事医学科研动物实验要在人的权利不受损害的前提下，维护动物享有不被杀害、不受虐待、不受强迫的权利，当动物权利与合理的军事医学科研发生冲突时，应优先考虑科研发展的需要，而且对于生命物种而言，物种的需要要高于个体利益，动物实验表面上损害了个体利益，但是新技术的发展却维护了物种利益。正如利奥波德在《大地伦理学》中所说："一个事物，当它有助于保护生物共同体的和谐、稳定和美丽的时候，它就是正确的；反之，就是错误的。"而在军事医学科研动物实验中，使用活体动物从事实验和科研，只有在具有必要性和无可替代性的前提下才可进行，并且尽可能减少动物痛苦，对于实验动物的处理也应该做到人道。

（三）军事医学动物实验的"4R"原则

"4R"原则是指替代（replacement）、减少（reductiong）、优化（refinement）和责任（responsibility）的原则。目前已经普遍应用于医学科研中，且起到了较好的效果，同时通过实践证明其在军事医学科研中也具有普适性。

军事医学科研实验中涉及动物的实验在科学技术日益先进的今天是可以适当减少的，具体而言：通过组织细胞培养技术、动物仿生技术、计算机模拟技术以及系统分析方法等可以替代部分动物实验；实验中尽量减少动物的使用数量，达到提高准确率和减少利用率的目的；采取麻醉、镇痛和镇静剂等实验手段，以减少不必要的伤害和痛苦，实现优化实验的目的。

尽管"4R"理论已经得到医学界的广泛认可，并在军事医学界达成了共识，但是军事医学科研领域的动物实验能否被取代，仍旧是困扰医学界和伦理学界的研究课题。诚然，一些动物实验是可以被取代的，例如，美国科学家Brown 与 Goldstein 通过体外细胞研究，发现了 LDL 受体途径对细胞内胆固醇代谢的调理机理而获得 1985 年诺贝尔奖。但是，在军事医学科研领域杜绝动物实验，也是不现实的。军事医学中有关战时应激反应、生理反应、疫苗研制等实验在目前科学技术水平下必须有活体动物参与，否则一旦研究成果投入应用,在现代战争残酷的战场环境下,将会对己方军事力量带来不可估量的损失,而这则彻底颠覆了军事医学科研伦理的研究初衷,违反了最根本的伦理规范。就此而言,对于军事医学科研伦理,我们要做的是对军事医学科研的行为本身进行约束,研究者要懂得尊重动物,要体现出动物的价值和尊严,善待参与实验的动物,合理运用"4R"原则指导动物实验。

（四）军事医学科研中动物实验的辩证

一方面,军事医学科研作为军事实力提高的重要保障手段,处于必须发展且在适当情况下要优先发展的地位。而另一方面,增强动物保护意识,促进科技与自然的和谐关系,保护动物的合理尊严也是必要的,这就是两者之间的辩证关系。

首先,动物的合理尊严要得到承认和保障,其主要表现为避免不必要的伤害,特别是虐待,要合理地保障它们生存的需要,承认它们为军事医学科学研究所做出的贡献。这也是为了防止虐杀、虐待动物,但并不是否认科学、合理的动物实验。同时,优化动物的生存环境也有利于提高动物的健康度、存活率等指标,从而对军事医学科研起到促进作用。

其次,尽量满足动物的合理需要。军事医学科研中,实验动物为了军事医学研究而承担痛苦,甚至贡献生命。从情感角度或者实际需要出发,我们都应该尊重爱惜实验动物。爱惜动物的主要表现就在于满足它们的合理需要,即给予适当宽松的生活环境、合理的饮食、良好的心理环境,避免动物在实验前和实验中目睹同类的实验过程等。这样做不仅是为了实验动物的尊严需要,也是为军事医学科研的科学性和准确性负责。可以想象处于焦虑不安、心态极度恐惧的动物能达到合理的实验效果吗?

再次,军事医学科研中的动物实验是人操控的实验,离开了人,这类实验也就失去了它的存在意义。自然生态没有了人,动物保护就无从谈起,而没有了动物,人类也难以生存。在自然与人共生的世界里,我们需要用理性的思维看待动物实验,它本身可能对个体动物造成永久伤害,甚至使其失去生命,但是从全局观看,动物实验带动了军事医学科研的发展,对于整个种群、地球生态是有利的,动物也可以享受科技进步所带来的成果。

最后,军事医学科研不能违背人与自然共生的原则,人作为主体存在,而动物也为这一整体功能做出了贡献。因此,对于动物我们需要尽可能关心,满足其无言的要求。实验动物的需要主要有饮食需要、自由需要、健康需要、心理健康需要以及表达天性的自由。而且从伦理角度出发，对于动物实验的方法、实验步骤、实验内容以及实验有效性、可能造成的后果等都应该有合理计划，并做出处理的意见，尽可能减少实验的次数、实验造成的损害和减少参与实验的动物数量。我们在实验室里经常可以看到参与实验的动物流露出幽怨的眼神和被选中实验时痛苦的挣扎，所以我们不能漠视它们的存在，它们对人类的行为也是有感知的。

五、军事药学科研伦理

药物是疾病治疗的有效手段，但是也具有两重性，能够医治疾病的同时可能引起疾病，正如文艺复兴时期瑞士著名医生巴拉基尔萨斯所言"药物都是毒物，仅有剂量使其不同"。在军事药学科研伦理中，应主要把握三个环节。

首先，选题。军事药学选定的研究课题要为军事卫勤服务，为提高部队战斗力服务。一是做好课题可行性研究，在当前科研水平、技术条件下该课题是否可行，并且研究过程中是否存在弊大于利等问题；二是做好相关化合物的确认与合成，以及生物活性测定，以最终确定能够进入临床前实验的药物。总之，做好选题工作能够杜绝不符合伦理规范的药物研究进入研究领域，是把好军事药学科研伦理的第一关。

其次，临床前研究。该环节研究在实验室和动物实验中进行，其中要注意实验环境和动物实验的伦理问题。在此基础上，提供出该药物以及干预措施对于人体安全性和有效性的第一手证据。然后再向药物监管部门或者医疗器械主管部门提出临床试验申请，这个周期跨度较长，淘汰率极高，一般周期长达 3～6 年，通过率仅为 2%。通过必要的合乎伦理的前期实验，最大限度地避免对于人体的伤害。

最后，药物临床试验。通常分为四期。

第一期临床试验，即首次将药物或者干预措施用于人体实验，试验范围要缩小，检查药物的不良反应、安全有效剂量、给药途径和合理用药方案。如果不良反应很强，则要原则上停止实验，或者在知情同意的情况下对一些标准治疗无效的晚期病人进行。

第二期临床试验，即为首次药物试验的随机对照试验，可以适当扩大参与人员。检验药物对特定疾病的疗效、安全性和不良反应。要在具有一定科研能力的军事医学研究部门进行，在第二期成果较为满意的基础上可以进入第三期实验。

第三期临床试验,试验范围较大,可以在部队相关部门展开,多点进行,其最终目的是收集药物有效性证据,确定药物适应症和药物相关不良反应。该过程包括对照实验和非对照实验。

第四期临床试验,是在应用部门即相关的部队展开应用后的随访调查。在广泛应用的基础上探索特异性药理效应,发现新的适应症;确定不良反应的发生率,以及药物长期使用的不良反应,进一步明确使用方法。

药物临床试验中要严格按照操作流程,防止军事利益至上的观点,违背伦理精神而盲目减少试验环节,造成药物事故。

六、军事医学科研生态伦理

伴随着现代军事医学技术的发展,由此引发的生态问题日趋严重,对人类的生存、健康形成严重的危害。生态环境的维护已经关系到了人类自身的生存、生态保护问题,这成为军医医学科研领域一个重要的课题。如,在涉及核生化、医学的医学实验中经常使用的同位素具有放射性,同时其半衰期的特点决定,在实验后很长时间仍具有很强的放射性。有害辐射的长时间持续,不仅给附近环境带来污染,甚至可能危及生命。因此,军事医学科研中的生态伦理问题需要进行合理规范,以保护我们生存的领域,促进国防医学事业健康发展。

(一)军事医学科研与生态伦理的关系解读

"科学不能仅被看作一组技术性和理性的操作,而同时必须被看作一组献身于既定精神价值和受伦理标准约束的活动。"[①]高科技视角下出于国家利益的需要,军事医学科研领域在获得大量成果的同时,消耗了大量的自然资源和能源,并产生了对生物多样性的威胁、大气污染和环境破坏等严重的生态后果。因此,维护和促进生态系统的完整和稳定是军事医学科研中必须考虑的问题,也是生态价值与生态伦理的核心。从宏观层面来看,也与人类未来的生存问题关系密切。

生态伦理学认为自然的和谐是人类生存、发展的基础,人与自然的关系是相互协调、共同发展的。生态伦理、生态文明要求人类在改造自然的实践活动

---

① [美]巴伯.科学与社会秩序[M].顾昕,等译.北京:生活·读书·新知三联书店,1991:100.

中,充分考虑自然的承受力和需要,维持或创造一个有利于人类存在与发展的生态环境,这是人类生存发展的伦理需要,也是军事医学科研从事研究和应用的基本伦理原则。而军事医学科研生态伦理原则是人类在军事医学科研过程中处理自身及其周围的动物、环境和大自然等生态环境关系的一系列伦理规范,是军事医学科研过程中与自然生态发生联系的活动中形成的伦理关系及调节原则。其包括合理指导自然生态活动、保护生态平衡与生物多样性、保护与合理使用自然资源、对影响自然生态与生态平衡的活动进行科学决策,以及保护自然生态与物种多样性的伦理品质与伦理责任等,具体而言,主要涉及生化武器研究及动物实验中对生态保护的方面。

对于传统的生态伦理学有两种主流流派,即赞成保护动物、环境和大自然,最终是为了人类自己的利益,被称为人类中心主义派;赞成这些被保护的对象本身就拥有着神圣不可侵犯的权利,因而人类不得予以危害,被称为非人类中心主义派。而在军事医学科研领域,我们要注意把握利益中心的度的问题。既不能在国防医学科研需要的前提下毫无顾忌地消耗自然资源,也不能为了保护自然资源而在研究中无所适从。而这也牵连出了军事医学科研生态伦理领域难以权衡的课题——国防需要与自然保护的平衡问题。

（二）军事医学科研与生化武器伦理

当今高新技术一经开发,很快就会被应用于军事领域,由此产生了生化武器的军事伦理问题。高科技战争中,交战双方使用生化武器,都产生了一个非正义的后果,那就是对人类赖以生存的自然环境造成严重的毁坏,因此必须用伦理道德来约束和制止。生化武器的制造、储存、使用是偏离社会常态、残害人类的行为,对生化武器的研制与防护,更是当今军事医学科研伦理学所面临的重要课题。

1. 现代生化武器发展概述及相关国际法规

生化武器旧称细菌武器,是生化战剂及其施放装置的总称,它的杀伤破坏作用靠的是生化战剂,以生化战剂杀死有生力量和毁坏植物的武器统称为生化武器。生化武器发展可分为三代,其从诞生的那天起就与军事医学科研有着密不可分的关系。而现代生化武器主要是指第二代及第三代生化武器。自20世纪初期至20世纪中叶,生物学、微生物学得到了快速发展,人工培养细菌及其计划生产、存储、投放成为可能,由此产生了"细菌战"这一概念。第一次世界大战期间,德国间谍在美索不达米亚投马鼻疽杆菌,造成英法联军数千头骡马感染,并使病毒在欧洲传播,这可以看作现代生化武器的首次应用,即第二代生化武器出现的标志。而据不完全统计,第一次世界大战中大约使用了11万吨毒剂,共造成10万人死亡。第一次世界大战后,日本在东京陆军军官学校内建立细菌研究室,作为军事医学科研项目基地,由军医直接参与生化武器的研制,并且在随后的第二次世界大战中大量使用生化武器,给世界人民带来了深重的灾难。1952年美军在朝鲜战争中也大量使用了生化武器,在我国东北和朝鲜散播大量带霍乱、鼠疫、伤寒等烈性传染病病毒的动物、昆虫,引起世界公愤,但西方强国并没有放弃生化武器的研制,并将生化战剂病原体扩大到了立克次体、病毒、毒素、衣原体、真菌等30余种。20世纪70年代后,基因工程发展迅猛,给生化武器的发展带来了新的发展方向,促成了第三代生物武器的诞生,即通过从生物细胞中分离取出,再剪切—拼接—重组,把一种基因嫁接到另一种生物体中,使后者获得新的遗传特性。基因战剂的致病性更高,耐药性更强,对人类的危害更大。截至目前,主要的生物武器有6种:炭疽杆菌、鼠疫杆菌、天花病毒、出血热病毒、兔热病杆菌和肉毒杆菌毒素。生化武器的特点主要有致命性、传染性强,生物专一性,面积效应大,危害时间长,难以发现等。值得注意的是,生化武器虽然在战争中导致了大量伤亡,但是其受到国际社会持续性、全面性禁止的更重要原因在于它的伤害生命机理。毒剂的物理效应能够造成刺激性、全身中毒和糜烂等后果,给伤者带来不必要的痛苦,而且生化武器在使用时无法区别军人和平民,会造成人类巨大的恐慌。

虽然对于生化武器的使用,国际社会已经有了较为广泛的共识,如1925年《日内瓦议定书》刚达成时,几乎所有缔约国都保留了报复性使用生化武器的权利,但在第二次世界大战结束后,缔约国的保留呈减少趋势,在1969—1985年,加入缔约国的42个国家中只有10个国家保留了使用报复性生化武器的权利。并且很多国家单方面声明放弃与化学武器相关的某些权利,中国即单方面决定不装备生化武器,挪威宣布不允许在其领土上安置或存储生化武器等。但是近年来,生化武器袭击事件却不时爆发,并已经引起了世界人民的普遍关注。如"9·11"事件后,美国出现的炭疽袭击。另据英国《卫报》消息,美国军方在离美国首都华盛顿不到50英里(1英里≈1 609米)的马里兰州迪特里克堡发现了大规模杀伤性武器(生化武器)。这批被发现的细菌武器是当初迪特里克堡细菌战计划的残留物,军方对迪特里克堡进行了大清理,总共清理出约 2 000 吨危险废料。当时卫生人员震惊地发现在垃圾中有大量瓶装活菌，包括疫苗态炭疽菌、能够导致致命流感疾病的布鲁氏菌和导致肺炎的克氏杆菌。俄罗斯在 1992 年承认没有遵守 1972 年的《禁止生物武器公约》。叶利钦在那一年承认，一个军事设施在 1979 年发生的泄漏事故导致了炭疽流行病，在乌拉尔地区的一座城市附近造成了数十人死亡。俄罗斯军医肯·阿利别克上校也曾透露苏联大力研发生化武器的秘密计划。世界上发生过多起利用生物病原体从事恐怖活动的案件，而且掌握生化武器技术的人员还存在增长的趋势。由此可见，生物武器的威胁已经在我们身边，由此带来的关于生化武器的伦理问题已经越发凸显。

而针对高科技战争中出现的生化武器使用问题，国际社会在强烈谴责之外也颁布实行了多项相关的法规。如 1925 年 6 月日内瓦《和平解决国际争端协议书》第二项提出"绝对禁止把细菌性物质作为军事手段使用"；1972 年 12 月联合国又通过了《禁止生物武器公约》，并于 1975 年 3 月 26 日公约生效。截至 2002 年 11 月，已有 146 个国家批准了该公约。其主要内容是：缔约国在任何情况下，不发展、不生产、不储存、不取得除和平用途外的微生物制剂、毒素及其武器；也不协助、鼓励或引导他国取得这类制剂、毒素及其武器；缔约国在公约生效 9 个月内销毁一切这类制剂、毒素及其武器；缔约国可向联合国安理会控诉其他国家违反该公约的行为。1984 年 9 月 20 日，中国决定加入该公约，同年 11 月 15 日，中国政府分别向英、美、苏政府交存加入书，该公约同日对中国生效。该公约对拥有生物武器能力的国家有一定制约作用，但还存在一些缺陷，如只规定"禁止发展、生产和储存"，而未提禁止使用；只规定销毁这类武器，却未提销毁生产这类武器的工厂和设备；关于监督和核查，以及对违约事件的控诉程序等问题，未规定具体有效的措施。1984 年中国在加入该公约时发表声明，指出公约的上述缺陷，希望在适当时候加以完善。该公约对于禁止生物武器、防止生物武器扩散起到了重要作用，并已经成为国际军控条约体系和联合国集体安全框架的重要组成部分。

2. 生化武器引发的军医角色异化

生化武器由于其研究的特殊性，在研制中大部分都有医学方面的专业人员参与，因此产生了军事医学科研中研究人员角色异化的伦理问题。如哈萨克斯坦北部的斯特佛格尔斯克曾是世界上最大的生化武器实验基地，当年许多在这里工作的医学专家失业，其中一些专家"失踪"。一部分人目前正在伊拉克和伊朗供职,就其专业特长而言,他们很有可能正在参与生化武器的研制工作。①

军事医学科研人员背离救死扶伤的基本医学科研伦理,而将绝对的军事需要作为前提,以专业知识参与和平用途外的微生物制剂、毒素及其武器研制,将造成整个人类社会乃至自然生态平衡的破坏,使医学科研的成果走向反动的一面,产生了医学科技与掌握科技的专业人才的双向伦理角色异化,以及医学目的与医学属性的异化,体现为军事医学科研发展偏离了军事医学目的,其发展军事医学水平、提高部队战斗力、巩固国防的目标没有实现,反而引起非理性的军备竞赛,以及大规模的生化威胁恐慌。任何武器的研制都是为了获取集团的最大利益,而生化武器所导致的社会恐慌是面对整个人类的,在其中没有任何的获利者。

3. 军事需要与伦理原则的矛盾

生化武器的研发所产生的后果是非常残酷的,严重违背了军事医学科研伦理原则。而其伦理问题产生的根源就在于,军事需要与伦理原则的矛盾。军事需要体现在军事实力的提高,然而巩固军备、提高军事实力最终目的还是维护和谐的整体环境,提高整体的物质文化生活水平,这与军事医学伦理原则为了调节军事医学科研中产生的关系,促进其合理发展,又是统一的。军事需要与伦理原则相互融合有一定的困难,但是忽视两者之间的联系,忽视伦理原则的存在,则会导致人权的丧失,造成极端功利型的社会。虽然军事需要与伦理原则的矛盾至今没有解决,但是由于生化武器已经对人类本身产生了极大的危害,因此,对于军事医学科研中生化武器研制的伦理分析必须从生化武器研制的本身入手。

(三)生化武器科研与环境伦理

生化武器研制与环境有着深刻的联系,生化武器效果必须通过实验验证,而在验证中所造成的环境破坏是无法避免的。生化武器研制随着规模的扩大,其带来的环境损害是严重的,有些甚至无法恢复。

生化武器研制与环境的关系实质是人与环境的关系。环境伦理学和绿色和平运动都促进了人类对环境问题的深层次思考。生化武器课题需要伦理的智慧,而环境伦理学就是调节关于生化武器课题与自然环境关系的伦理智慧,

---

① 李小宛.生化武器的恐怖威胁[J].人民公安,2001(22):58-60.

也就是生态智慧。军事医学科研必须考虑生化武器研制所可能引发的全球性生态灾难后果,承担起必要的道德责任,要求在军事医学科研中实现人与自然的和谐共处,清醒地认识到自身的义务,以及生化武器研制对环境带来的灾难性后果,创造一个人与自然和睦相处的生态环境,保证人类的可持续发展。而不能仅仅以军事角度思考问题,牺牲生态环境换取的军事胜利毫无价值,在环境受到破坏、人类失去可供生存的基本自然条件的基础上,任何军事上的占领和获取都将失去其本身的意义,而生化武器的研制就是导致这一后果的恶行之一,因而生化武器研制在军事医学科研领域也受到国际社会的一致抵制。

第四节　军事医学科研伦理原则与规范

在现代战争背景下,军事医学科研伦理面临诸多新的课题和挑战,而且新情况在伦理层面上更具有隐蔽性和迷惑性,在应用角度上可能造成的危害性更大。如何规范军事医学科研行为,使其在道德规范下合理发展是当前迫切需要解决的难题,也对军事医学伦理研究人员提出了新的挑战和要求。

军事医学科研伦理的原则与规范,是军事医学科研中把握方向的重要组成部分,是建立科研道德、规范科研行为、指导调整科研关系、进行科研评价和加强科研修养的标准和方向。构建军事医学科研伦理原则和规范,可以帮助我们在科研实践中更好地开展科研活动,完成以保障国防建设为目的的医学科研任务。所以当前情况下,军事医学科研伦理构建在现实需要中表现得十分迫切。

一、军事医学科研伦理原则及其应用

（一）军事医学科研伦理原则

现代战争不仅体现在装备的发展,也体现在战争理念的更新。面对新情况,军事医学科研伦理也应运而变,当前军事医学研究人员所遇到的一些特殊的伦理学问题,需要我们去面对和解决。面对当前出现的军事医学科研伦理问题,虽然解决起来头绪繁多,矛盾复杂,但是我们可以按照公平正义、真诚协调、全局意识、关注信息四个方面分析和处理,使之更符合、更贴近当前战争背景下军事医学科研实际伦理需求。

1. 公平正义原则

公平正义原则是现代战争视角下军事医学科研价值取向的优先原则。美国哲学家、伦理学家约翰·罗尔斯在《正义论》一书中对公平正义的具体内涵做了如下阐述——公平正义是社会制度的首要价值。每个人都拥有一种基于公平正义的不可侵犯性,这种不可侵犯性即使以社会整体之名也不能逾越。因此,公平正义原则否认一些人为了分享更大利益而剥夺另一些人的自由是正当的,不承认许多人享受的较大利益能绰绰有余地补偿强加于少数人的牺牲。所以在一个公平正义的社会中,平等的公民自由是确定不移的,由公平正义所保障的权利绝不受制于政治的交易或社会利益的权衡。

在军事医学科研领域,出于国防需要的保密性、必须性和优先性,军事医学科研具有较大的不易受约束的裁量权。这就需要在军事医学科研过程中树立公平正义的价值理念,军事医学科研人员要具备正义感和正义的价值观,即便在纪律约束相对缺乏,甚至出于保密需要外部监控真空的条件下,也会使军事医学科研在伦理的规范下健康发展。在现实的军事医学科研过程中,公平正义的理念缺乏,才造成了违背受试者意愿的人体实验、动物实验中的滥杀、医学科研导致的环境恶化等一系列的问题,进而败坏了军事医学科研的风气,引起来自社会层面、国防领域一系列的连锁反应。

2. 真诚协调原则

军事医学科研具有的军事特色和周期性长、任务量大、政治素养要求高的特点决定了其行为必须确保无论对上级还是下级都要有高度的负责精神,即真诚协调。这也是对于从事军事医学科研的人员在意识形态上与领导机构以及部属人员保持一致的重要要求,也是研究人员在研究过程中互相信赖、取长补短、相互协作的客观前提,其消除了科研人员内耗力的影响,形成合力凝聚最大值,从而促进军事医学科研水平的提升。例如,中国军队对于高原护肤霜的研究,该药品的研究成果来自第二军医大学药学院,研制机构位于上海,而该药品却是根据要求为解决戍边官兵在高原地区应对海拔高、气候寒冷和干燥问题而研制的。这其中科研单位在上级主管部门的统一协调下,根据国防医学科研需要从事研究工作,在经过多家部门的通力合作后,终于使研究的药品达到了课题要求,满足了高原部队的需要。在该课题的研制过程中,科研活动遵循真诚协调的原则,才使得雪域高原与东海之滨连在了一起,并最终达到了提高军事医学科研水平、巩固中国国防的目标。

3. 全局意识原则

全局意识在军事医学科研领域是指在科研行为中能够从客观整体利益出发，从全局角度看问题、想办法、做决策。全局概念相对宽泛，但是从伦理学的角度出发，军事医学科研伦理的本质特征和造成影响的复杂性、多维性要求我们考虑全局，不能局限于小团体利益，而是要站在国家、民族乃至人类的整体利益上考虑问题，树立全局观念。

军事医学科研是在以国防需要为目标的前提下开展的，为了实现科研目标，从全局的整体利益出发，集中必要的财力、物力办好关系国防事业发展的大事，以不断增强国防综合力量的发展后劲，进而推动国家建设整体目标的实现。但是这里所说的国防利益并不是没有条件的，从伦理学的角度出发，全局意识就是要坚决杜绝单纯的军事利益观点，为了科研人员自身的目的，或者单纯个别国家利益的角度研制，研发违反国际社会认可的生化武器以及相关的实验都是不能够被接受的。

4. 关注信息原则

军事医学科研的保密性决定了其研究的课题不可能被大众所广泛了解，应用范围和产生效果受到保密控制，并且其监管也受到保密性的限制而处于有限的范围，这也就难免存在对研究后果考虑不够周详，或者缺失的问题。但是其在研究过程中和应用中也须通过各种渠道和外界沟通，或者可能对外界造成影响，关注信息就是要关注社会对军事医学科研的认可程度，对于一些在社会上造成广泛影响，造成社会反馈广泛关注的问题，要引起重视，必要时进行适当的调整，甚至予以叫停。例如，在美军军医参与的关塔那摩监狱虐囚事件中，军事医学人员将军事医学科研成果运用到非人道的虐囚事件中，达到了"精确虐囚"的目标，并且在一定程度上帮助美军获取了有效的军事情报，得到了美军军事部门的默许。但是该事件曝光后受到了国际社会的强烈谴责，其违背了舆论公理，最终该行为被制止，相关责任人受到相应处理，而其中对于信息在该事件处理中起到的作用不可小觑。这也反面证明了在军事医学科研中，对于信息的关注是决定能否修正其行为的重要指标。

（二）军事医学科研伦理原则的具体应用

军事医学科研伦理原则不能简单地等同于公式的演算，面对情况各异的问题，原则的应用既要有具体的应用背景，也要有恰当的道德推理程序，并且需要一定的灵活性。

1. 原则的主次序列

军事医学科研伦理难题是在不同的原则交叉冲突中形成的。面对具体伦理问题,原则的主次序列就显得尤为重要。一般来说,主次序列按照本文所述:公平正义原则是基本的要求,是主要原则,然后是真诚协调、全局意识、关注信息原则。在伦理道德原则冲突时,应该首先考虑主要原则。例如,第二次世界大战中,德日法西斯所进行的一系列医学科研实验,都是按照战争需要,听从法西斯政府统一协调布置的,但是由于违反了公平正义这一基本原则,因而受到全人类的谴责。

以上原则主次序列应用于一般情况,在处理具体问题时还要注意以下几点。

第一,应用原则的统一性。原则的主次顺序,并不是只考虑主要原则而忽视次要原则,除非情况明显对立,无法使原则统一。例如,在战场环境下,对于一些新型特效稀缺药物的使用,针对一些重要的患者,虽然对病人恢复有利,但是并不能无限制的使用,在病人获得最大利益的同时,要考虑公平的原则。

第二,原则主次顺序变化。原则应用中的主次顺序变化体现了应用原则的灵活性。在某些情况下,次要原则可以上升为主要原则。例如,在关系民族生存发展的一些医学科研课题上,真诚协调、全局意识为主要原则。再如,对待一些能够引起严重生态问题的课题,关注信息原则就显得尤为重要。

第三,原则应用的结果。原则指导实践的行为后果同样是决定原则顺序的一个主要原因,在一些情况下按照原则做不一定都是正确的,这也就需要做出相应的调整。

2. 双重效应原则

双重效应原则指某行为的目的是好的,也会带来明确的良好效应,这是行为的直接效应,同时会伴随不可避免的伤害和副作用,这是行为的间接效应,而不是该行为的目的,那么也可以认为该行为是合乎伦理的。例如,2006 年12 月17 日,外国媒体披露英国国防部多年来一直在测试多种极具争议的药物,用以提升士兵战斗力,消除疲劳,提高思维能力。其中包括可提高智商的莫达非尼和促进肌肉增长的肌肉素等,服用该类药品如同一把双刃剑:一方面,能使服用者长时间处于兴奋状态,但另一方面,若长期服用则容易精神恍惚,损害身体,具有很大风险。2002 年,两架美军 F-16 战机在阿富汗误炸加拿大军队,炸死 4 名士兵,事后美军方被揭发曾让两名肇事飞行员服食兴奋剂安非他明,以便让他们在长时间飞行中保持清醒,但药物的副作用却令两人处于精神恍惚状态,最终导致这次惨剧。

双重效应原则可以应用于许多利弊兼存的行为,但是行为的初始目的必须是有利的,行为者本身的动机必须是好的,且收益必须大于伤害。

二、军事医学科研伦理规范

根据军事医学科研伦理原则,为处理军事医学科研中的各种关系和问题还需要制定相关的伦理规范,以协调彼此间的关系。解决军事医学科研中遇到的伦理问题,是军事医学科研伦理理论的具体化,表现为理论与实践之间的中介。在现代战争视角下,军事医学科研伦理规范的范围涉及军事医学研究的各个方面,其中主要是科研人员与受试对象(包括人、动物和生态环境)的关系、科研人员相互之间的关系、军事医学科研成果应用与社会之间的关系,以及各种科研成果使用的道德规范等方面。

（一）尊重人权、尊重生命

在军事医学研究中要尊重每个参与者自身的权利,包括研究人员和受试者,在军事医学科研领域开展的研究应以受试者的人权作为不可逾越的终极界限。只有实现了对人类的尊重,才能取得大众对生物医学科学的支持和拥护,军事医学也才能实现其人道主义救助和人文关怀的理想。[①]而且应该充分应用动物实验和研究数据作为研究背景。对于参与的受试者要尽可能保证风险最小化,同时要关注安全性、有效性是否得到保障,一旦出现不可预料的伤害,要立即停止实验,并且要对参与受试人员给予合理的补偿。

（二）着眼实战、力求严谨

军事医学科研工作从现代战争的角度入手,本着服务部队、服务战备、强我国防的思路开展工作,着力提高军事医学科研水平。确立科研课题时,需要对部队现状深入了解,着眼实战需要,把科研的主要精力投入困扰部队训练、作战的医学难题上来,为提升部队战斗力提供有力保障。并且军事医学科研的成果大都是为满足国防需要,战场环境的复杂性和残酷性决定了在科研过

---

① 李军纪,王洪奇.论生物医学科研中科学道德情感的培养[J].中国医学伦理学,2005(5):38-39.

程中的要求也有别于一般的科研项目,需要严谨细密。

（三）勇于创新、奉献事业

当今的军事医学科研涉及门类广、学科复杂,单一课题所关系的部门多、任务重。这就要求科研人员在统一的领导下具有统筹协作的能力,实现各个单位、部门、同事之间的有效配合,敢于挑战,勇于创新,力求突破。以国防需要、战备要求为目标,集中必要的精力参与其中,以身作责,奉献事业,不计个人得失,以达到预期效果。避免从个人角度、小单位利益出发考虑问题,造成群体利益的丧失。

（四）不计名利、严守秘密

军事医学科研出于对国防利益和参与人员自身安全的考虑,必定要求参与人员严守纪律,对于从事的研究严格保密,对所从事的工作具有高度的责任感和使命感,树立为国家民族奉献、牺牲的信念。在这其中,尤其要注意研究的课题是否具有科学性,研究群体的选择是否准确,避免出现因追逐名利而产生的单纯军事利益至上观点,以至为达到军事利益的最大化而不惜人力、物力从事违背科学发展规律,或者存在极大潜在威胁性的研究。

三、军事医学科研的伦理监督

军事变革的不断深入需要对军事医学科研进行有效的伦理监控,使军事医学科研能够在高效、人道、理性的轨道上发展。军事医学科研的伦理监督就是通过各种途径评价和检查开展项目是否符合伦理标准,使军事医学科研的伦理原则和规范转化为军事医学科研人员的行动规范,促进军事医学科研的健康发展的行为。

（一）制度监督

制度监督在军事医学科研方面就是要建立得到大多数国家认可的军事医学科研伦理标准,形成制度化、规范化,对于违规行为要有相应的处理措施。要求其制度的建立需要得到较为广泛的关注,需要国际社会的共同努力,更需要在强有力的国际组织监督下严格执行,从而保证军事医学科研的伦理价值实现和科研水平提高。在制度层面上,促使军事医学科研人员和相关的领导机构自觉履行责任,建立军事医学科研领域的良好风气。而且,从伦理角度出发,当前最为迫切的也是要针对军事医学科研的伦理问题制定切实可行的各种制度监督。

（二）社会监察

随着媒体的迅速发展，特别是网络的发展，军事医学科研课题做到完全保密，尤其是在应用阶段完全保密的可能性越来越小。针对军事医学科研的一些研究行为或造成的后果，在社会上会造成一定的影响，这就是社会监察。当前针对军事医学科研的伦理评价，国际上还缺乏相应的组织或机构。对于军事医学科研的舆论监督，还主要依靠在国际上知名度高、有影响力的新闻媒体的力量。例如，某些解密网站在 2010 年初公布的数十万份与阿富汗、伊拉克战争有关的文件中就包含了有关军医参与的军事医学科研成果滥用的行为，使美国政府受到了国际社会的谴责。

（三）自我完善

自我完善是指在军事医学科研中主动地规范自己的行为，以实现预期的道德标准，即遵守公平正义、真诚协调、全局意识、关注信息的伦理原则。在伦理原则指导下，军事医学科研的自我完善内容主要包括：医学科研的目的性是否纯正，研究者和实验对象的关系是否和谐，科研使用途径是否人道等。自我完善注重科研中的主观内因的自律，也是科研人员加强自我修养的一种重要方式。

第十章　军事医学道德评价

军事医学道德评价是人们使用军事医学道德原则与规范,对运用医学的军事活动与涉及军事的医学活动中的行为和各类现象道德合理性进行判断。军事医学道德评价是军事医学道德理论和军事医学道德实践的中间环节,是军事医学理论体系中的重要组成部分。面对世界新军事革命加速发展的潮流,中国军事医学活动中的各种道德实践也面临着不同的冲击,这对军事医学活动及军事医学活动中的主客体也提出了更高的道德要求。因此,构建符合中国军队特色的军事医学道德评价体系,既符合中国军事变革发展要求,又是应对国际军事医学发展的需求,也是军事医学道德理论得以指导实践并在实践中发挥作用的保障。

第一节　军事医学道德评价的内涵与意义

一、军事医学道德评价的内涵

（一）道德评价

道德评价是道德活动过程中不可缺少的一部分,对道德从"实有"到"应有"的转化具有重要作用。其含义是根据一定社会或阶级的道德规范准则体系,通过社会舆论或个人心理活动等形式,对他人或自己的行为进行善恶判断,用以影响主体当下或今后的价值定向、行为决断和道德追求的活动。①道德活动中之所以要有道德评价,是因为道德评价是道德原则和道德规范发生作用的"杠杆"。道德评价对个人品德的形成,社会道德风尚的改善,人与人之间关系的协调发展有着重要的作用。任何道德评价都具有价值规范性和客观

---

① 罗国杰.伦理学教程[M].北京:中国人民大学出版社,1985:373.

性,一种道德价值规范体系一旦确立,就有一定的客观性、普遍性,不以评价者个人的喜好、需要为转移。道德评价的根据是道德价值,即判断人们的行为或者一定的社会现象对于个体、群体和社会的意义。符合道德价值体系的,就是善;否则,就是恶。一个人优秀道德品质的形成需要道德评价去推动,一个社会良好的道德风尚需要道德评价去造就。道德评价是道德导向作用发挥的保证,同时是人类文明进步的推动力。

（二）军事医学道德评价

人类的社会活动由于矛盾的特殊性而划分为经济、军事、医学等不同领域,由于矛盾的相关性,又使不同的领域相互影响,相互有交叉。[①]军事医学是军事学与医学的一门交叉学科,是随着战争中救护和医治伤病员的需要而产生的,又依靠医学的发展而发展。因此,军事医学的道德评价既有对运用医学的军事活动的道德评价,也有对涉及军事的医学活动的伦理评判。

医学道德评价是医学伦理学体系的重要组成部分,也是医学道德实践的基本内容。医学道德评价是对医学活动中的人或事物进行的道德评价,具有道德评价应有的共性。医学道德评价是指人们依据医学道德原则和规范,对医学活动中的个体和群体的行为及各类道德现象进行的判断。[②]对任何事物和人进行评价都是依据一定的标准进行的,评价标准是评价的前提,没有评价标准就无法进行评价,不同的标准会导致不同的评价结果。一般情况下,医学道德评价的标准是善与恶。

军事医学道德评价是建立在医学道德评价的基础上,是人们使用军事医学道德原则与规范对运用医学的军事活动与涉及军事的医学活动的行为和各类道德现象进行判断。军事医学的特殊性在于医学的人道性和军事的功利性并存,这就决定军事医学在实践活动中必然要面临减轻病痛、尊重生命与为达成军事目的而有条件地选择带来的诸多伦理冲突,从而使得道德主体在特殊的活动中无所适从,需要道德评价来规范道德选择。而军事医学道德评价就是依据军事医学道德原则与规范,对军事医学实践中出现的伦理问题进行伦理分析。另外,军事医学必定涉及特殊群体——军人,军人特殊的职业使命和形象,使得军人的行为包括医疗行为的道德要求都必须高于普通医生。因此,

---

① 高金华.论医学伦理学在军事领域的理论生长点[J].中国医学伦理学,2004(2):42-43.

② 孙慕义.医学伦理学[M].北京:高等教育出版社,2004:55-56.

军事医学道德评价有其发展的必然性和必需性。面对以信息化为主导的军事变革及特殊的道德主体与道德客体，军事医学道德评价要具有特殊的道德原则和规范。军事医学道德评价不仅是军事医学健康发展的保证，也是我军医务人员及涉及军事医学活动的人员能够遵守革命人道主义的保障。随着军事医学伦理学的发展与壮大，必然要有合理的军事医学道德评价进行保驾护航。

二、军事医学道德评价的意义

在中西方伦理思想史上，道德评价标准是伦理学家关注的一个十分重要的问题。中国古代的善恶之辩、义利之辩、利己主义和利他主义、幸福主义与禁欲主义之争，均是对道德评价标准的不同认识。[①]随着中国改革开放和社会主义市场经济建设的发展，各种社会思潮非常活跃，人们的思想观念发生了巨大的变化。在新形势下，军事医学道德评价也面临不同的冲击，在认同医学是一种爱人之学、人道之学的传统意义之下，也对军事医学提出了更高的要求。在当代多元化的思想和文化的浪潮中，军事医学伦理如何在现代战争中突显重大的实践意义，使军事医学实践既符合现代医学的人道主义伦理原则，又合乎当代军事实践活动的目的要求。因而，研究军事医学道德评价具有重要的现实意义与理论意义。

（一）强化道德的教育与导向功能

军事医学道德评价是一种特殊的道德评判，但其具有道德评价的共性，即判明人们行为的善恶属性，规范人们的道德行为。军事医学道德评价对军事医学活动实行普遍的道德监督。通过道德评价规范军事医学活动中的主客体该做什么，如何做才是符合道德的，怎么样做是不道德的，对军事活动中主客体的思想产生导向和制约作用，引导主客体行为的选择。其中，对军事行为善恶的判断过程，就是对道德主客体道德教育的过程。军事医学道德评价规范主客体的行为，推动军事医学道德的净化与提高，也就是强化道德的导向功能。

（二）提高军事医学活动中道德主体的道德素质

在军事医学活动中，道德主体由于受个人切身体验、理解能力，以及认知

---

① 刘合行.道德评价标准论［M］.长春:吉林大学出版社,2008:2.

水平、综合素质等限制,其个体道德评价有一定的局限性,因此,无法保证个体道德评价的公正与理性。道德主体要对军事医学活动进行一个客观的和相对准确的道德评价分析,必须将个体道德评价与占主导地位的群体对于军事医学活动的社会道德评价相结合。当个体的自我道德水平比较低而达不到社会的道德要求时,军事医学社会道德评价可以通过社会舆论等方式对军事医学道德行为进行制约,发挥其正面导向与教育作用,使军事医学活动个体的道德认识得到提高,从而提高军事医学活动主体的道德素质。

(三)促进军事医学健康发展

以信息技术为核心的高新技术的迅猛发展,极大提升了武器装备、战争力量和医疗质量,军事医学也取得了较大进展。军事医学在国家安全和军事战略中的作用也越来越重要,其有可能成为决定未来战争成败的关键因素。如,利用生物技术提高士兵与装备的安全,其中最有代表性的技术是缩短从发现病原体到生产大规模疫苗和药物的时间,从而保护士兵身体健康。但军事医学要健康发展,必须将其置于军事医学道德评价的规范之下;否则,军事医学就会失去其救死扶伤的医学本质,演变成一门危害人类生命的残酷学科。通过道德评价,树立正面的军事医学道德规范和道德形象,引导军事医学活动中的主客体行为,进而促进军事医学健康而长远的发展。

(四)建设具有中国军队特色的医德文明

医德的高低直接影响医疗服务质量,进而影响整个社会的精神文明建设。建设中国军队特色的医德文明,不仅是符合现代高科技战争现实的需求,也是中国医疗卫生事业长远发展的保证。通过对军事医学活动中的伦理问题进行分析,探讨符合中国军队发展实际和特点的完整的军事医学道德评价体系,不仅可以为军事活动中的主体解决在不同境域下面临的伦理冲突和伦理困境,而且可以为军事医学提供完善的伦理原则与规范,从而提高军队医务人员职业道德素质,规范军事医学活动中的救治行为和医学科研行为,推进有中国军队特色的医德文明建设。

第二节 军事医学道德评价的历史沿革

由于不同时代、不同地域中的不同人群所具有的道德观念不同,人们道德评价的出发点就不尽相同,从而表现为从古至今道德评价的内容、机制等也不尽相同,军事医学道德评价亦是如此。考察军事医学道德评价在历史发展脉络中所呈现的特点,对于把握军事医学道德评价的内涵,构建当今军事医学道德评价体系都有着不可小觑的意义。

一、古代军事医学道德评价

古代社会的社会性质和社会功能相对一体化,古代医学也并非如现代医学细化如此明确,因此,军事医学也没有从一般医学中分显出来,更没有专门的关于军事医学道德评价的文字材料记载,但这并不能说明在古代社会中没有军事医学道德评价的实践活动存在。恰恰相反,古代社会有着频繁的军事活动和丰富的医学实践,这使得古代军事医学道德评价呈现出与古代社会伦理观念相一致的独特认识。

(一)宗教神学道德观

人类发展史早期,宗教作为一种原始的意识形态,为医学的初始发展奠定了基础。古代社会因生产力低下,医学知识匮乏,人们尚不能认识疾病的真正原因,认为疾病是人们因罪恶、打破禁忌等违反宗教礼仪而激怒神灵所致。而宗教神学通过特殊的心理疏导和行为规范对于治疗人类某些疾病功不可没,使得人们相信顺应宗教神学的力量是获得健康的主要途径,因此,宗教神学与医学结下了不解之缘。中国的《山海经》里记载的"巫彭""巫阳"等都是神医。此后也有"巫医同源""道医不分"的说法。而《圣经》里亦曾描述,耶稣传道之处即招彼得等门徒申明:传道、治病是基督教两大使命。在神职人员控制医学的社会,宣扬上帝、神意是道德的出发点和最终目的,虽然人们也具有一定的朴素的道德情感和道德观念,但是这些道德情感、道德观念和道德评价行为总是和本能的、迷信的、宗教的因素混合在一起,自主的善恶观念和道德意识还没有形成,人们对于上帝鬼神旨意的信从是第一等道德。[①]在军事医学活动中,宗教神学道德观体现在医学由神职人员完全控制,从事军事医学的临床医生在社会地位上屈居于从事宗教医学的神职人员之下,从而限制经验医学的发展。例如,日耳曼部落高度信仰魔术师和巫师所信奉的恶魔及其他神秘力量,他们相信通过咒语、药膏,或者通过吮吸的方式吸出伤口毒物从而治愈战伤。[②]

---

① 刘合行.道德评价标准论[M].长春:吉林大学出版社,2008:2.

② [美]理查德·A.盖布里埃尔,凯伦·S.梅兹.军事医学史[M].王松俊,等译.北京:军事医学科学出版社,2011:56.

（二）军事功利主义道德观

古代军事活动主要是为了争夺生产资料，进行版图扩展，一切活动是为了战争胜利而存在。古代军事医学道德评价不以个人的价值作为衡量标准，只将战争胜败作为唯一的考量标准。在奴隶社会，奴隶主为了争夺生活资料，对奴隶进行着残酷的剥削。战场上奴隶也只是一种会说话的作战工具，奴隶存在的价值只为战争的胜利，自身毫无人格而言，也无任何社会地位，可以被奴隶主随意舍弃。古代军事医学活动不是为了救治战争中的伤病员而存在，而是为了达成一定的军事目的。古代社会中，军医的职责有确保军队运输所依赖的牲畜健康、军事管理、救治伤员等。因为在古代战争中，牲畜的作用远比人的作用要大，牲畜是保持军队行动与供养的主要运输工具，没有它们，军队会丧失灵活的运动能力，严重影响军队的战斗力。另外，马与骡子染病也会传染到人。公元前400年，一支希腊军队在希腊半岛东南部的战斗中，因牲畜感染传染性腹泻并传染士兵，从而使整个部队丧失战斗力。①军医还扮演着重要的军事管理角色，他要确保军队能提供充足的后勤支持以开展医疗工作，包括充足的转移伤病员的运输设备。当不具备运输条件时，伤病员往往被遗弃在附近的村庄、路边或战场。从古代社会军医的职责，明显看出军医以军事目的达成为主要职责，可以忽略士兵个体的健康。因此，军事医学道德评价是以军事功利主义道德观为主导评价原则，不以个人的价值作为衡量标准。

二、近代军事医学道德评价

（一）由"神道"到"人道"

在走出了黑暗的中世纪后，人类踏上了文明发展的快车道。15世纪末，文艺复兴期间，欧洲新兴资产阶级兴起了一种提倡科学实验和关注人自身的社会政治思潮——人文主义，这是理性人道主义的最初表现形式。人文主义提倡以人为中心，追求人性和自由，重视人的价值，要求维护人的尊严，后来发展成为人道主义。随着战争越来越频繁，神学理论不能解释战场出现的大量伤亡，而大量战伤出现，刺激了经验主义医学的发展。为了摆脱神学的束缚，经验主义医学实践从神学中分离出来。新的医学知识的发展，产生了新的医务

---

① ［美］理查德·A.盖布里埃尔，凯伦·S.梅兹.军事医学史［M］.王松俊，等译.北京：军事医学科学出版社，2011：4.

工作者——"军队外科理发师",他们在战场上应用了新兴的经验主义医学知识,士兵第一次可以得到有效的实用医学人才来挽救他们的生命,士兵的医疗需求得到越来越多的关注。对于战俘,也不再盲目地杀害,甚至给予其一定程度上维持生命存在的基本医疗救治。通过对战争中士兵及战俘的医疗救治的态度,可以看出军事医学活动逐渐转向尊重人的生命,关注个体的健康,军事医学道德评价已由"神道"转为"人道"。

（二）由"军事功利"到"医学人道"

单纯从军事角度看,文艺复兴时期始于 1453 年,奥斯曼土耳其帝国占领君士坦丁堡,摧毁了古代社会最后一个重要文化中心;至 1618 年,新兴的各民族国家开始建立并维持真正的国家军队,结束了大规模使用雇佣军的历史。①随着军队逐渐国家化,公民成了士兵的主力,普通士兵的医疗需求得到关注。同时,伴随文艺复兴时期,人们勇于尝试新方法,关注新的学科,促成新的观念和新的价值取向,经济生产方式和生产力得到巨大提高,新的发明不断显现,如最重要发明是火药,改变了 15—16 世纪战场的一切,较封建时期军队战斗力相比,火药用于战场,改变了武器的射程及杀伤力,结束了依靠人力厮杀的战争发展阶段。文明进步使人性得到关注。军事医学克服困难的客观环境,积极寻求更多方法救助士兵,并对敌方伤员进行救治,关注个体生命的同时,也注重人的价值和个性发展。

军事功利性使医学被军事组织所利用,将医学变成战场屠杀的工具。如为了军事科研,有些军医丧失了人性,在活体甚至健康人的身上进行所谓的人体实验,给人类带来巨大的灾难。通过对两次世界性战争的残酷性、伤害性的伦理反省,为了使军事医学不脱离医乃仁术的本质,规范人体实验及其他医学行为,人们制定出台了《日内瓦公约》和《纽伦堡法典》。这些国际法典的制定,为军事医学道德评价奠定了法理依托,使军事医学道德评价迈入正常发展轨道,也证明军事医学道德评价由"军事功利"向"医学人道"的转变。

三、现代军事医学道德评价

（一）医学人道

第二次世界大战的硝烟在人们的视野中渐渐消散之际,人类历史走入了

---

① ［美］理查德·A.盖布里埃尔,凯伦·S.梅兹.军事医学史［M］.王松俊,等译.北京:军事医学科学出版社,2011:96.

当代社会。人类的文明程度伴随经济高速发展,关于战争的伦理思考越来越受国际社会的关注,呼唤和平、反对暴力和战争成为现代军事伦理的主旋律。在这种思想的影响下,军事医学道德也受到国际的关注,同时得到飞跃般发展。科技在推进新军事理论创新的同时,促生着新的军事医学道德和评价标准,[①]其中最具有代表性的是医学人道主义。虽然随着科技的进步,现代战争武器已经发展到核武器,包括化学武器、生化武器等,发展进步的结果是破坏力越来越大,已经到了人类武器历史的制高点。但是对于战争和战伤中人道主义的反思也越来越多,这不得不归于医学的人道性。医学人道使得军事医学在尊重生命神圣的基础上,更加注重人的心理感受,追求医学技术与救治手段的人性化,更加尊重生命质量。医学人道作为一种进步的伦理道德观念,一直是医德的重要内容和精华所在。

（二）战争正义

古往今来,战争的正义性都是人们讨论的话题。虽然古代也有一些对战争正义性的论述,但是相对于人类文明需求高度发展的现代,其对于战争正义性的认识是远远不够的。现代高科技条件下的局部战争,大量高新技术应用于战争中,人们可以对战争的整个过程进行监督,也可以自由表达对战争的意见,参战国为了维护自己的形象不得不遵循战争正义性的道德要求。因此,社会的舆论监督及国际的舆论监督让战争不再是为所欲为的行为,战争的正义性受到各国的普遍重视。

正义战争包含两个原则:一是开战的正义性,即宣战的正当理由;二是交战中的正义性,即在战争中必须遵守的道德法规约束。战争的正义性促使人们对于战争和战争行为进行伦理道德思考。对于军事医学道德评价来讲,主要是维护战争中医学活动的正义性。例如,现代战争中区分原则的应用,使得俘虏拥有豁免权、医疗人员受到保护,以及人们对于核生化武器的谨慎态度,禁止军医参与研制开发生化武器等,都是战争正义性的体现。未来战争中,交战各方能自觉地从现代军事伦理与军事医学道德的角度出发,不仅遵循国际军事伦理,关注个人生命价值,而且更加在意国际社会道德评价,尽最大可能地争取国际社会的道德认可,这是重视战争的正义性的基本表现。战争的正义性是国际社会的道德表现,是军事医学道德评价存在的基础及其评价的主

---

① 时兴成.新军事变革条件下的军事伦理研究——论和谐世界的军事伦理构建[D].长沙:湖南师范大学,2007.

要原则,是随社会进步而衍生发展使得军事医学活动更加文明的集中体现。

第三节　军事医学道德评价的现实论争

目前,军事医学道德评价主要由三种道德观主导,分别是理想主义的道德观——德性论,现实主义的道德观——功利论,折中主义的道德观——境遇论。不同的道德观,有不同的军事医学道德评价原则与标准。军队医师具有医生与军人双重角色,承担不同的职业道德责任,这些不同的责任在同一境遇可能发生冲突,是先履行作为医生的行善义务、无害原则和尊重自主的职业道德,还是先履行作为军人的战备维持和最大限度地发挥战斗力量的职业道德。在不同的军事医学活动境遇中,是否有一套固定的道德评价原则可以解决军事医学活动主体的道德困扰。在价值多元化的今天,面对复杂的军事医学活动,三种不同的道德观,给出不同的军事医学道德评价。

一、理想主义的道德观——德性论

(一) 德性论

在古希腊文中,德性原指每种事物固有的天然的本性,主要指事物固有且独有的特性、功能、用途,或者指任何事物内在的优秀或卓越品质。随着社会的发展,德性的内涵也逐渐发生变化,柏拉图开始把德性主要归结为人的内在本质的卓越或优秀品质,倾向于把德性限定在理智德性和道德德性上。亚里士多德认为德性指使事物成为完美事物的特性或规定。亚里士多德以后,德性主要特指人的本质、本性,卓越、优秀即人的德性。德性论主要是研究品质的德性,给人们的品质提供德性原则,其目的在于通过德性修养使人成为有德性的人。对个人来说,德性就是有着完善的人格和优秀的品质,对社会来讲,德性就是形成良好的道德风尚。德性论的最高原则或绝对命令式是:"要根据这样的准则行动,它的目的可以成为任何人都具有的普遍法则。"有些功利主义者认为德性是一种达到目的的手段,或者是生活中的行为习惯。康德认为,德性不应仅仅是一种习性,或一种长期实践的道德上的良好行动的习惯,"因为如果这种习惯不是那种深思熟虑的牢固的、一再提纯的原理的一种结果,那么,它就像出自技术实践理性的任何其他机械作用一样,既不曾对任何情况都做好准备,在新的诱惑可能引起的变化面前也没有保障。"①

（二）德性论与军事医学道德评价

理想主义道德观是德性论主导的道德观,要求军事医学活动符合人道主义。无论军事医学活动处于何种伦理境遇,都要将军事医学活动的道德评价标准分为医学的德性和军事的德性进行考量,要求同时考量医学的人道和军事的人道。医学的人道是指军事医学活动不能为了达到军事目的,而丢弃或违背医学道德规范和道德准则;军事人道是指军事活动的正义性和军事手段体现的仁爱之心。

中国古代一些学者就深刻认识到战争的正义性及战争中的仁爱之心。春秋末期齐国人司马穰苴认识到战争带给人民的沉重灾难和正义战争的必要性,提出了"以仁为本""以战止战"的政治军事思想主张。《司马法·仁本》开宗明义就说:"古者,以仁为本,以义治之谓正,正不获意则权。"所谓"仁本"就是以仁爱为本。《尉缭子·武议》中指出:"凡兵不攻无过之战,不杀无罪之人。夫杀人之父兄,利人之货财,臣妾人之子女,此皆盗也。故兵者,所以诛暴乱、禁不义也。"深受儒家思想影响的著名军事家孙武就有"为客之道"之说,提倡"非利不动,非得不用,非危不战"之"不得已则斗"的伦理思想。以上均是强调军事德性的体现,军事的德性要求军事医学活动的仁爱性。医学的德性要求军医及其他医务人员要将"仁"放在首位,遵守医者行医治病、施药救人的职责,一切从病患的利益出发,尊重病人的人格与权利,珍视人的生命价值与质量。公平公正地对待病患,没有敌我之分,没有贵贱之别。另外,军医所进行的科研活动,其目的是使军事医学更好地改善一些难治性疾病患者的生命质量,提高伤病员的生命价值,增进人类健康。理想主义道德观在医学德性和军事德性的基础上,将军事医学活动置于一种真空状态,脱离了现实环境。

二、现实主义的道德观——功利论

（一）功利论

西方的功利主义可以追溯到晚期希腊哲学的伊壁鸠鲁学派和斯多葛学派,18 世纪的法国爱尔维修发展了功利主义思想。而对社会产生实质性影响的是 19 世纪英国的边沁和密尔,边沁和密尔全面阐述了功利主义的观点。边

---

① 李秋零.康德著作全集:第 6 卷[M].北京:中国人民大学出版社,2007:408.

沁给"功利"下了一个定义,能够给利益相关的当事人带来快乐(或幸福、利益、好处、善良)或防止痛苦(或危害、邪恶、不幸福)的事物的特性叫作功利。简言之,功利就是求乐避苦。功利主义所讲的功利,不仅指利益,还指快乐、幸福,指精神上的获得、追求与满足。边沁的功利主义是建立在快乐主义之上的。边沁为功利主义规定了一个原则,即"最大多数人的最大幸福"。他认为,人的避苦求乐的本性决定了人的行为动机与目的在本质上是相同的,只有分辨痛苦和快乐,才能指示我们应该做什么、决定做什么。因而,人的一切社会活动也都建立在这样的感情基础之上,这种感情也就是善恶标准。一种行为是否符合道德,要看这种行为及其后果能否增加人们的快乐。边沁为了避免其功利主义的原则被误解为个人主义,特别强调他所指的行为同时包含公共行为、政府行为、多数人的行为。他认为实现个人利益的最大化,要以"最大多数人的最大幸福"的实现为目标,也就是说,个人利益的最大化是动机和起点,社会利益的最大化是目标和归宿。我国古代墨子把义、利统一起来,并强调以对人们是否产生功利为判断是非、善恶、巧拙的标准,可以说是中国伦理史上最早的功利原则。其提出的"万民之利""天下国家之大利",从一定意义上看,也可以说,与最大多数人的利益和幸福的提法是一致的。清代功利主义代表人物颜元提出"义中之利"的功利主义道德理论,他强调利和欲的统一,论述了义和利、道和功的不可分割性,他认为正常的物质生活欲望是不能否定的,肯定了道德同实际利益的密切联系,看到了道德评价中动机和效果相结合的必要性。

（二）功利论与军事医学道德评价

现实主义道德观在军事医学道德评价活动中体现为军事的功利主义。功利主义是指以实际功效或利益为道德标准的伦理原则。[1]一个国家必须保护其公民免受暴力侵害,因为它必须保护使它存在的条件,其中最重要的使它存在的条件是保护公民的生命。因此,从战争的角度看,战争或者具体到战役、战斗必然有其直接的功利目的。[2]它是特定阶级为达到其政治目的,进而实现其经济利益的手段,即我们所谓的军事功利主义。毛泽东曾明确指出:"战争的目的,就是保存自己,消灭敌人。"[3]军事医疗机构存在的目的是保存战斗力,实现战场救治的最大化,以保证大多数战士的利益,这些无疑都是军事功利主义

---

[1]　朱贻庭.伦理学大辞典[K].上海:上海辞书出版社,2002:11.
[2]　顾智明.西方军事伦理文化史[M].北京:解放军出版社,2010:479.
[3]　毛泽东.毛泽东选集[M].北京:人民出版社,1991:465-480.

原则的具体体现。但军事功利原则所提出的最大化幸福的主张,不能圆满地解决如何在不同的人们中间分配幸福的问题,而且贯彻最大化的要求往往会导致违反正义原则的后果。①如,军事医疗类选法显然是违背医学伦理的公正原则,其存在的核心价值在于能够满足战时的军事需求,②为了实现对己方伤病员最大救治原则。同时,在战时伦理监管缺失的情况下,军事医学活动也可能为了军事医学功利性而泯灭医学的人性。探讨军事医学的道德标准与评价一个独立人的道德标准是不一样的。它涉及两个独立的问题:第一个是军事医疗机构本身的基本价值观和根据其行为的道德准则问题;第二个是涉及军事医学活动主体和客体在战场上的行为问题。军事医学机构本身的价值观和道德准则符合国际军事医学的道德观,能够实现救治人数最大化,就是善,而仅仅为了军事目的,泯灭医学的人性,这就是恶,但为了国家利益、人民利益而适当地将医学伦理原则置于军事目的之后也是善。现实主义道德观认为,在复杂的军事伦理境遇中对军事医学的道德评价,不仅要考虑军事医学活动的目的与手段,还要满足军事目的功利主义原则,将医学的人道主义基本信条置于军事目的之后,医学服从于军事,以保全国家大多数公民生命免受危害作为道德评价的标准。因此,现实主义道德观主导的功利主义使军事医学活动道德评判简单化,也将军事医学道德评价脱离现德性实体。

三、折中主义的道德观——境遇论

(一)境遇论

境遇论是由美国著名的伦理学家弗莱彻在 1966 年发表的《境遇伦理学:新道德论》中提出。境遇伦理体现的是在原则和实际具体行为中,既不全然抛弃原则,又始终立足于具体行为境遇,从价值论、公正论、手段和目的、境遇与规范等方面进行阐述。社会不断进步使传统的道德绝对主义在当今有着无法逾越的局限性:一是社会的多元化决定当前无法对具有普遍性的道德精神进行绝对统一,二是人类意识形态的多元化决定人们无法对各种思想、行为形成完全一致的共识。境遇伦理使传统道德绝对主义变成结合实际情况的相对主义,一事一论,具体问题具体分析。在思维形式上,注重从形式到实质转变,使

---

① 宋希仁.西方伦理思想史[M].北京:中国人民大学出版社,2004:309.

② 常运立,王芳,杨放.美军军事医学类选法概述[J].中国医学伦理学,2007(6):116-119.

伦理学真正指导生活实践本身,而不是教条主义的照搬。北美知名生命伦理学家恩格尔·哈特,认为当代生命伦理学面临着这样一个境遇:世界处在后现代时期,道德呈现多元化态势。理性的权威遭到质疑,深刻的道德分歧充斥着生命伦理学和卫生保健政策。处于不同道德体系、拥有不同道德传统的道德异乡人们因不能分享共同的道德原则和道德观,故而他们之间的道德争端无法通过圆满的理论论证来加以解决。[①]因此,恩氏通过后现代生命伦理学的境遇描述,为允许原则做了论证。虽然允许原则是在西方个人主义的文化传统中孕育出来的,也有其不尽人意的地方,但其对于缓解和消弭文化差异和意识之间的争论是一种有价值的探索,也为道德评价提供了新的理论支持。

(二)境遇论与军事医学道德评价

折中主义道德观在军事医学道德评价中的应用主要体现在,对不同的战争境遇中军事医学活动的伦理评判。在战争境遇中,我们可以将战争的整个过程分为战前、战中和战后。不同战争的境遇,使得军事道德评价的重点不同。战前,主要是考量战争的准备情况,对于军事医学来讲就是卫生资源是否充盈、到位,救治方案是否流畅、周全。战中,军事医学道德评价不能只考虑对个体的伤病员的救治,还要立足于战争整体的大局,考虑战争的特殊境遇,依据作战规律,设计救治行动,否则只能丢失作战良机,使战争失败。春秋时期宋楚泓水战役中,宋襄公恪守"军礼",奉行"君子不重伤,不擒二毛,不以阻隘,不鼓不成列"的道德信条,因而失去战机,以失败告终。[②]当然,战争境遇中也不能只追求军事利益,丢弃军事医学的道德原则。《孙子兵法》把"道"视为战争制胜的首要条件,认为:"道者,令民与上同意也,故可以与之死,可以与之生,而不诡也。"[③]在孙子看来,只有符合民众根本利益与愿望的战争,才能够得到民众的普遍拥护与广泛支持,才能够汇聚各方力量赢得战争的胜利,即所谓"上下同欲者胜"。只有将军事目的置于道德价值目标下,才是军事医学行为正当与失当的根本标准。战后,军事医学道德评价内容转为伤病员的救治维护及战中卫勤保障的总结等工作。不同道德评价内容具有相应不同的道德评价标准。

---

① 邓艳平.道德异乡人何以共处——恩格尔·哈特的允许原则述评[J].医学与哲学,2002(8):24-26.

② 佘嫱.中国古代军事伦理与我军道德建设研究[D].西宁:青海师范大学,2005.

③ 陶汉章.孙子兵法概论[M].北京:解放军出版社,2009.

非战争境遇中军事医学活动也包含多种不同类别的卫勤保障,例如疾病防控、抗震救灾、维和行动等。不同的军事医疗境遇,有不同的保障重点。平时医学道德评价要将医务人员的医学技术、服务态度作为道德衡量标准。在诊疗过程中,将是否坚守以病人为中心、维护病人自主权,是否选择最优化原则,是否尊重病患知情同意权的伦理原则作为道德评价内容,将医学目的是否达成视为道德评价的标准。在抗震救灾境遇中,要将医务人员能否尽快适应特殊灾区环境并实现救治生命的最大化,能否展现我军英勇可亲的美好形象,能否正确处理特殊的医患关系,以及能否做好疫情的防范等作为抗震救灾境遇的道德评价内容,此时道德评价的标准是能否体现社会效益。在联合国维和行动卫勤保障中,道德评价除了坚持日常的医学道德评价外,医务人员还要将是否遵守国际法规、驻在国当地的风俗习惯等作为联合国维和行动境遇中独特的道德评价内容。境遇论要求军事医学活动中的军医以及其他活动主体全面掌握其所在社会及其传统的道德准则,在每个道德决断的境遇中,既要尊重这些准则,视之为解决难题的指路灯;也要随时准备在任何境遇中放弃这些准则,或者在某一特殊境遇中将其暂时搁置一边。境遇论强调伦理规范的相对性,强调人的主动选择权。[①]例如,在激烈的战场上,折中主义认同允许牺牲少数士兵的生命,这是符合道德要求的,因为军人的最高荣耀就是为国奉献。军事医学道德境遇论要求活动主体结合实际的道德境遇,探索更科学、更合理的道德规范和道德准则。

第四节　中国军事医学道德评价体系建构

构建符合中国特色的军事医学道德评价体系,能够对军事医学活动和军事医学活动主体进行有效的道德评判和价值评判。倡导军事医学活动的向善行为,制止军事医学活动恶性发展,使中国军事医学活动由实然之状走向应然之态。

一、中国军事医学道德评价的原则

进行道德评价必须建立统一的道德评价原则,道德评价原则不一致,则无

---

① 李双进.关于"境遇伦理学"的若干思考[J].河北师范大学学报(哲学社会科学版),2002(6):34-36.

法形成一致的社会舆论,道德评价的褒贬善恶功能也无法形成影响力。中国军事医学道德评价原则,既要符合道德发展的规律,又要体现中国军队特有坚守社会主义主导价值观的本质。

(一)社会主义人道主义原则

人道主义有广义和狭义之分:广义的、浅层的、初级的人道主义是指视人本身为最高价值,主张把任何人都首先当作珍贵的人来爱、来善待的思想体系;狭义的、深层的、高级的人道主义是指人本身的自我实现为最高价值,主张使人自我实现而成为可能成为的最有价值的人的思想体系。①在社会主义国家中,人道主义是广义人道主义和狭义人道主义的有机结合,既要有制度安排的价值要求,也要有人性的道德要求。社会主义人道主义是在遵循国际人道主义法的基础上,进一步发展,进而适应中国、中国军队发展实际的道德准则,是中国军队医务道德基本原则之一。社会主义人道主义要求中国军队医务人员,在参与救治伤病员和预防疾病发生及一系列与军事相关的医学科研活动过程中,必须既坚守国家、部队的利益,又尊重人的存在与发展的需要,满足医疗救治过程中的道义要求,维护人的尊严,捍卫伤病员的权利,促进伤病员的健康最大化。其中包含两个方面的要求:一是军事医学机构的活动目的本身要符合人性关怀所必需的道德精神和道德内涵,军事医学活动本身是为了多数人的利益,符合人类整体利益的发展,即最大善的原则;二是军事医学活动的实施手段及方法要体现对人性的道义要求和伦理责任,主要是针对军医及其他医务人员,其方法及手段要遵守最基本的伦理原则和道德规范,体现"医乃仁术"的医学本质。不是停留在一般的对伤病员的同情与怜悯上,而是要站在历史唯物主义的高度,既要体现中国特色社会主义军事医学活动的健康文明,又要以人为本,尊重伤病员的生命与权益。

军事医学道德评价体现社会主义人道主义原则,要求参与军事活动的医务人员不仅要遵循一般的医学伦理原则,积极吸取中国传统军事伦理的精华,更要清醒地认识当下战争的道德性与正义性。遵守中国军队医务人员的职业道德,对军人和群众进行积极救治,勇于牺牲,不畏艰险,尽全力保障伤病员及群众的身心健康和应有权益,不分性别,不分职务,公平对待。熟知国际人道主义法规,对于敌方,要勇于揭露其任何不人道甚至违法的军事医学活动,要

---

① 王海明.制度伦理的重要原则[J].江海学刊,2000(3):89-90.

妥善地对待俘虏,平等对待生命,对于敌方非战斗人员及伤病员给予人道主义救治,充分发扬和继承中国仁爱救人的医德传统。

（二）公正原则

由于人的认知水平、价值需求不同,因而人的利益需求也不相同。同时,在人类社会生产力没有高度发达之前,生产力不能满足人们日益增长的物质文化需求,不能完全满足每一个人的需求。面对主体的差异性和现实生活条件的有限性,坚持人道原则要通过正义原则来维护。[①]在道德范畴中,公正是核心概念之一,公正具有道德善的性质,它与维护人类利益、维护权利平等、维持社会和平相关。德沃金认为,"平等的关切"是政治社会至上的美德,它要求政府致力于某种形式的物质平等,即"资源平等"。[②]公正的一般含义是公平正直,没有偏私。[③]古希腊哲学家亚里士多德认为,"所谓公正,它的真实意义主要在于平等"。马克思主义伦理学认为,正义与否的客观标准主要在于其行为是否符合社会发展的要求与广大群众的利益。

公正是人类社会具有永恒价值的基本理念和基本行为准则,也是军医道德评价的重要标准之一。社会公正体现在军事医学道德评价中主要有两个方面,即公平与正义。公平要求军医在具体军事医疗实践中平等对待伤病员,平等使用医疗资源,伤病员不因民族、国别、党派、职务等不同而区别对待。正义主要是指军事医学活动需要符合国际人道主义,避免军事医学成为违背人道的残暴工具,如禁止为了满足军事需求,将生命技术与生物技术用于核生化武器的研制,否则,将使与军事相关的医学活动背离医学初衷。

（三）不抛弃原则

在战场上,军事医疗是战争的附属物,它通过救助士兵的生命,最终实现战胜敌人的军事目的。提供医疗保健,使最大数量的伤病员可以尽快返回战场,医疗救助转化为节约人力和维护军事能力的手段。但是,士兵一旦受重伤,无法返回工作岗位,士兵就变成病人,投入他们身上的护理医疗资源,可能不会因为他们曾经的战绩而继续保持下去。重伤士兵对军事组织是一个持久的挑战,由于特殊的紧急情况和紧张的医疗资源,一旦他们不能返回战场,重伤使他们失去享受独特的稀缺医疗资源的权利。但为国家利益做出牺牲的重

---

① 李仁武.制度伦理研究[M].北京:人民出版社,2009:244.

② 孙隆椿.毛泽东卫生思想研究论丛:下[M].北京:人民卫生出版社,1998:354.

③ 常运立.战争境遇中军医伦理抉择[D].上海:第二军医大学,2008.

伤员,军医有道德义务向他们提供特殊的护理。在激烈的战场上,重症伤病员缺乏医疗救治不仅仅是一个与健康有关的问题,往往还会削弱士兵士气和军队的战斗力,甚至减弱部队的凝聚力。因此,在考虑军事需求,追求战场效益的同时,要对重伤士兵的医疗救治坚持不抛弃原则,对其采用姑息治疗。姑息治疗不是努力治愈一个患者或延长患者的生命,而是可以保持重伤病员的尊严和自尊,以减轻伴随死亡的疼痛和痛苦。其最重要的特性是撤离战场时不抛弃受伤的人,并给予一定程度的疼痛管理,尊重他们的尊严。放弃伤员比缺乏先进的医疗更能影响士兵士气,留在战场上受伤的士兵的呼喊可能比敌人扔向他们的任何武器更能挫伤一支军队。因此,没有什么比受重伤的士兵被遗弃和被忽视更能削弱士气。

不抛弃原则在军事医学道德评价的应用,要求军医在保证军事医学活动的公正、有利、不伤害的同时,不仅要遵守军事纪律,尽最大努力抢救伤病员,实现战争效益原则的最大化,还要坚守对于重伤的士兵的不抛弃原则,尽可能地利用现代化运输手段,将其撤离战场,使其在军事医疗机构享受军事医疗护理。

二、中国军事医学道德评价的内容

依据目前中国军医参与的医学活动和军事医学行动,中国军事医学道德评价的内容主要包括如下几个方面。

（一）对平时医疗卫生的道德评价

伴随高科技在军事领域的运用,武器装备、军事技能都得到空前的发展,现代战争的残酷性、破坏程度都达到前所未有的地步。同时,随着医学科技的文明发展和人类对于健康需求的增加,医学模式由生物医学模式到社会、生物、心理等全方位的转变,多方面的因素对医疗卫生工作提出了更多的要求,军队卫生工作的基本任务由传统的治病疗伤、防病保健扩展到了维护军队人员健康,且是要结合自然环境、社会环境及人员心理等多层次、全方位的整体卫生健康保健。

目前,我军卫生机构实现了从封闭型向开放型,由供给型向经营型的转变,建立了"平战结合""军民结合"特殊卫生管理体制。这不仅利于军队卫生机构及时充分学习地方最新的医疗成果和医德建设理论,在医疗实践中不断地提高军队医疗水平、科研能力,而且改变了卫生机构等靠要的经费保障方式,充分发挥卫生机构自身的积极性和创造力,实现了可观的经济效益。但作为军队卫勤保障力量,军队医院有时以自身利益最大化为目标选择,或者来使用药品,必然引发服务为兵的保障意识弱化及个别医生转而注重个人的得失,丢失医者固有的职业道德及自身的社会责任。因此,需要军事医学道德评价对日常的军事医学活动进行价值评估与判断,对军事医学实践进行引导,从而规范医疗卫生工作。

军事医学道德评价对象主要是军事医学机构和军事医学活动的主体。评价内容主要包括军事医学机构是否以保障部队,以为兵服务作为首要任务,是否有良好的医德服务水平,是否有优良的诊疗技术,是否具有完善的医德管理体系,等等。对军事医学活动中的主体而言,主要对医务人员的业务水平、医德等多方面进行评价。如医务人员是否具有良好的服务态度,能否做到以病人为中心,深刻认识自身的责任,不仅能坚守普通医师应该遵守的医学伦理原则和伦理规范,而且能牢记军队卫生人员的职业道德与职业使命,积极提高自身的专业技能,努力促进健康,而不危害生命。道德评价使军事活动中的主体做到尊重生命的神圣、关注生命质量,使医疗机构能够重视改善人类的生存环境,以机体与环境统一的角度审视、处理医学的道德问题。以此,加强军队医疗机构的作用,优化我军卫勤保障力量,展现我军文明之师的良好形象。

（二）对战时卫生保障的道德评价

新军事技术革命不断深入,大量新武器装备的战场应用,核化生军控步履维艰,新发传染病不断出现,战场环境日趋复杂多变,使军事卫勤保障工作面临严峻挑战,给医务人员与卫生医疗机构带来了新的伦理困扰,因而急需军事医学道德评价进行引导。对于战时的道德评价要依据战时的特殊境遇,在符合中国军事医学道德评价原则的基础上进行综合衡量,不能简单地以军事伦理原则或医学伦理原则单一考量。战时军事医学道德评价主要评价战时境遇中军事医学活动的道德现象和军事医学活动中的主体行为。例如,战地医疗类选法是不是最合理的战时医疗资源分配方法;战地安乐死是否有其存在的合理性。对军事医学活动中医务人员进行道德评价,主要看其在战争极度疲劳和难以想象的残酷条件下,面临自身生死的考验时,是否具有正确的道德观、生死观,能够优先考虑战友的生命安危;能否从容地处理战时出现的应急问题。中国军队的医务人员不单要有优良的医疗技术和坚定的政治信念,还要发扬革命英雄主义、人道主义,树立高度的事业心和责任感,保持理智清醒的认识，用自己的行动、语言、态度去救治和影响伤病员，激励将士，传递正能量。

（三）对抗震救灾的道德评价

随着 21 世纪以来军队多样化历史使命的扩展，抢险救灾成为中国军队的重要使命之一。近年发生自然灾害时，中国军队卫勤医疗救援人员，第一时间奔赴现场，发挥了主力军的作用。2008 年汶川发生 8 级特大地震，中国军队派出大量卫勤分队、卫生人员参与医疗救援，救治了众多伤病员。2010 年玉树发生 5.1 级强烈地震，中国军队派出卫勤分队、卫生人员参与医疗救援，救治伤病员。中国军队卫生人员不畏艰难、无畏牺牲，积极参与灾害救治，极大限度地减少了人民的生命财产损失。但灾区的艰苦环境和特殊医疗救治方式也使医务人员面临着严重的伦理困境。批量重症伤员的出现，使军队卫勤保障人员陷入伤病员享有公平的卫生需求权与短缺的卫生资源分配之间的伦理矛盾。面对灾难造成的惨烈场面，军医不得不承受巨大心理压力，有资料表明：发生精神问题的高危人群可能是那些人道主义救援的志愿者和工作者本身。[①]这些伦理问题严重阻碍了救治的效率，为最大限度地救治伤病员，必须加强军事医学道德评价的实践导向作用。

抗震救灾中的军事医学道德评价主要包括四个方面：首先，医务人员能否以抢救生命为最大效益，即能否在最短的时间里最大限度地挽救生命，最大限度地减少死亡和伤残，从而保护灾区人们的健康。其次，医务人员能否尽快地适应灾区艰苦的医疗环境，了解灾区伤病员特殊的心理状态，做到尊重、珍惜生命，救治生命。针对灾害对人们造成极大心理伤害的特点，医务人员能否在减轻伤病员身体疼痛的同时，给予伤病员灾害后的心理疏导，缓解伤病员的心理恐惧、心理紧张等精神问题，使他们重新燃起生活的希望。再次，医务人员能否做到改变伤病员被动接受治疗的从属地位，动员其主动参与配合，尽可能地满足伤病员的卫生需求。最后，医务人员是否做好卫生防疫工作，杜绝水污染、空气污染及各种灾后疫情的出现及传播。

（四）对涉外医学活动的道德评价

涉外医学活动主要指联合国维和行动卫勤保障。联合国维和行动卫勤保障是指军队卫生系统运用医学资源和技术对联合国维和部队及民事警察、文

---

① 世界卫生组织，泛美卫生组织.自然灾害与预防——保护公众健康[M].卫生部医政司，编译.北京：人民出版社，2002：4.

职人员和受伤民众实施伤病防治、维护健康的活动。①联合国维和行动卫勤保障不仅是中国军队医学活动的重要任务，也是中国履行国际义务，承担国际责任的重要体现。自2003年，中国向刚果（金）、利比里亚、黎巴嫩、苏丹4个维和任务区多次派遣医疗队，医治了2 000多人，实现了零差错、零纠纷、零投诉，赢得国际多方好评。②联合国维和行动卫勤保障具有其特殊性，致使军队卫生人员面对特殊的伦理困境。涉外医学活动的道德评价是解决军队卫生人员面临伦理困境问题的重要途径。针对联合国维和行动卫勤保障的显著特点，道德评价内容应注重几个方面：一是保障对象不同的民族信仰、风俗习惯和语言障碍将影响医患关系及救治效果。维和保障工作能否顺利进行，在于维和医疗分队人员是否具有较强的语言沟通能力，是否充分掌握国际相关法律法规及民族风土人情。在国际法律框架下执行自己的诊疗工作，避免引起医疗纠纷与冲突。二是卫勤人员是否注重心理素质的提升，具有敏捷的应变能力和强大的承受能力。三是医务人员是否严格遵守联合国维和行动卫勤保障的医学伦理原则，恪守"以伤病员为中心"的伦理道德规范。在非紧急医疗实践中，是否充分尊重病人的权利与习惯。在危重伤病员生命垂危的紧急情况下，医务人员是否以生命第一的伦理原则实施医疗救治。在特殊紧急情况下，就不能再考虑其独特的习俗了，必须根据医疗护理操作常规对其采取紧急救助，不能因其独特的习俗而酿成重大医疗事故。③不同的境遇有不同的医疗救治方案，涉外医学活动中医疗分队应预先推断在医疗实践中可能出现的伦理问题，冷静对待，灵活处理，及时向上级汇报，尽量避免伦理冲突。

（五）对军事医学科研的道德评价

军事科研是军事医学进步发展的重要组成部分，任何医疗成果的出现都离不开科研。任何科学发展都存在着两重性，或有益于人类的生存和发展，或给人类带来危害和灾害。军事医学科研也不例外，某些新技术、新药物的研发，可能有利于人类军事医学的发展，使人类受益，也可能给人类带来毁灭性的伤害。因此，军事科研必须进行道德评价，评价内容不仅要关注短期的效应，还要考虑远期的效果；不仅要考虑实际疗效和实际作用，还要关注其带来

①　张雁灵.非战争军事行动卫生勤务学［M］.北京：人民军医出版社，2009.
②　张雁灵.执行非战争军事行动任务的中国军队卫勤［J］.解放军医学杂志，2011(1)：1-4.
③　祝建业.论维和医疗行动中法规冲突适用［J］.解放军医院管理杂志，2009(8)：732-733.

的副作用。随着核武器、化学武器、生物武器的发展,军事科研成为人类必须面对的课题。中国军事科研要本着以防护和诊疗为道德原则,服从国防现代化建设的大局。军事医学科研无论是目的还是实施手段上,都不能增加伤病员的痛苦,从实验设计到操作过程必须符合伦理要求,坚守伦理道德底线,并用周密的道德评价标准权衡军事医学科研,使军事医学科研活动时时处处受着道德的考量和规范,确保军事科研是为人类社会造福的活动。

(六)对特殊药物使用的道德评价

由于部队的特殊性,士兵不能拥有普通人的自由选择权。如,没有权利拒绝接受一些特殊的医疗服务,这些医疗服务会使他们身体健康适合服役,满足军事的需求,而对于士兵个体可能会有潜在的伤害。如特殊药物——军用疫苗,预防军队传染病的药物,预防核、化学、生物武器损伤的必需药物,以及在应激状态下保持健康的免疫增强剂等的使用。军事组织为了更好地保持战斗力,将没有进行人体实验的核生化疫苗强行用于士兵,而对于特殊药物使用后是否有潜在的伤害并没有明确的告知,严重违背医学伦理原则和战士的自主权及知情同意权。另外,对于特殊药物使用不当,会导致士兵身体损伤。如2003年伊拉克战争美军军方提供的天花和炭疽疫苗,导致上百名美军士兵患上血栓病。因此,特殊药物的使用不是随意的,必须依据严格的军用药物管理办法,建立评价机制。道德评价内容主要是特殊药物的有效性和士兵个人权益的保障。中国军队的特殊药物使用的道德评价将严格按照中国国家《药品管理法》和《中国人民解放军卫生条例》要求,在满足卫勤保障需求的同时,尊重士兵个体权利,保证士兵的知情同意权,并尽早改善优化军人的卫生保障系统,有相关的组织机构对患病士兵进行后期负责,退役后由于疫苗造成的永久伤害,有专门的机构对其负责,这些伦理问题是一项复杂的工作,有待于进一步探讨。

三、军事医学道德评价的方法

(一)军事医学活动主体的自我评价与社会评价相结合

道德评价可以分为两种基本的评价方式,即自我评价和社会评价。在军事医学道德评价中,两种评价方式是互相结合,相互作用的。如在抗震救灾中利用大众传媒手段宣传中国军队医务人员的英雄事迹,给社会树立一个模范典型,就是自我评价与社会评价共同作用。在宣传表扬他们的同时,个体对自己所做的善的行为得到自我认可,使个体实现自我价值。而在社会评价中通过社会舆论对被评价的道德行为客体所做行为进行推崇,使好的道德行为得到激励、发扬,从而使人们形成正确的道德观。两种道德评价方式相结合,不但可以克服军事医学活动中的主体自我评价因自身情感、知识等多因素造成的评价不客观、不准确,而且可以推动军事医学道德评价整体的发展。在社会评价的监督和牵制下,道德评价主体能够提高自身的思想道德素质,使自身的道德评价标准符合广大人民群众的认可的善恶意志、情感和价值取向社会评价标准,从而,在道德选择时做出符合社会取向的道德标准。同时,个人是社会的组成部分,通过自身道德水平的提高,带动社会主体的道德水平提高,进而促进军事医学道德评价更客观、更准确。

(二)国内社会评价与国际舆论相结合

随着经济全球化一体化发展,国家之间的联系越来越密切。每一个国家的发展都离不开国际的舞台,均想得到国际的认可。国际舆论对每一个国家的发展有着重要的影响。国际舆论主要是指民族、国家在国际公共空间对共同感兴趣的问题所形成的态度和意见的总和。我国作为发展中国家的一个大国,有着重要的国际地位,更加重视国际舆论。如在涉外医疗卫勤保障活动中,医疗分队在注重国内评价的同时,更要重视国际舆论,展现中国医疗维和分队的特有风采,赢得国际社会的认可。因此,只有将国内的社会评价与国际舆论相结合,才能使军事医学道德评价在符合中国实际的同时,能够站在国际的视野上,掌握最新动态与国际道德评价原则、法规等,从而得到最有效的、公正的评价效益。

(三)即时评价与长期评价相结合

即时评价与长期评价均是道德评价方式的不同表现形式。即时评价具有更多灵活性,主要是指军事医学活动中的个体或群体能够随时认识自己,了解自己的道德品质和道德行为,进而不断地提高自己的道德品格。长期评价要求有相应的道德评价机制,评价主体与评价客体并不相同,是一种客观存在的,具有约束力。如军事医学活动中对于疫苗的使用和某些军事科研活动,就需要即时评价与长期评价相结合,互相补充,既要追求现时的效用,还要考虑长时间内有没有潜在的危害,将其放于即时监管与长期监管中,使军事医学道德评价成为道德选择与道德行为有力的监督,同时使军事医学道德评价处于连续被监督状态,使评价不仅具有广度还有深度,保证评价的及时性和长效性。

四、中国军事医学道德评价机制

（一）设立军事医学临床活动和军事医学科研活动的认证审查机构

2003 年国务院颁布《中华人民共和国认证认可条例》（以下简称《条例》）。《条例》第二条明确定义："本条例所称认证，是指由认证机构证明产品、服务、管理体系符合相关技术规范的强制性要求或者标准的合格评定活动。"《条例》明确国家质量监督检验检疫总局统一负责认证机构的监督管理工作，国家认证认可监督管理委员会负责认证机构的设立和相关审批及其从业活动的监督管理工作。但针对具有军事医学的特殊研究与战场特需的临床研究的军队科研机构、军医大学、军队医院所设立的医学伦理委员会，中国并没有相应机构的认证管理体系。

根据军事医学的专业特点、军事保密要求及中国军队现行的卫生管理机制，设想在总后勤部卫生部的领导下，设立从事军事医学伦理审查的医学伦理委员会的监督认证认可机构，构建专业的军事医学伦理委员会的认证认可评估机制和认证标准，从而使医学伦理委员会的认证工作更加系统化、专业化。

军事医学伦理委员会的认证审查可实行三级管理模式，即由总后勤部卫生部设立认证管理机构，主要负责医学伦理委员会的认证审批工作和军区级医学伦理委员会伦理审查的监督管理工作。通过认可授权各军区及总后勤部直属科研单位的医学伦理委员会，再对其行政管辖区域内医学伦理委员会进行监督管理，上级认证机构对下级医学伦理委员会具有行政领导和业务指导、督查监管作用。建议梳理整顿已有的军队医学伦理委员会，强化突出其军队特色的伦理审查工作，尽快形成符合中国国情的最优化的认证管理体系，进一步细化医学伦理委员会的工作，从而推进军事医学临床活动和军事医学科研活动的认证审查工作的稳步发展。

（二）完善道德监管机制

监管机制是保障道德评价效果的重要手段，针对军事医学发展的现状分析，应加强三个方面的机制建设。第一，要完善法律法规，强化法规约束机制。紧密结合军事医学发展的实际，认真研究，科学谋划，充分论证，分步骤地搞好不同军事医学活动管理的制度建设，使法规制度的规范力和约束力符合军事医学发展变化的伦理要求，更加符合军事医学道德评价的现实需求。第二，设立健全的监管组织机构。军事医学活动的监管组织机构应根据不同的医疗保障单位的特点及保障内容,设立固定监管机构和临时监管机构。固定的监管机构是对一般的医疗保障单位的卫勤保障工作实施监管,且根据我军卫生管理体制设置多层监管机制,上级对下级负责。临时的监管机构是针对突发公共事件中的医疗卫勤保障工作的监管。无论固定的监管机构还是临时的监管机构都依据法规实施监管,且在人员组成上要多元化,不但有上级的卫生管理者、相关的专家学者、医务人员,还要有患者代表,以保证监督的独立性。第三,加强协调力度,创新监管手段。要明确各级监管的责任,形成军事医学活动监管的合力。不同的级别的监管机构必须界定不同的职责,明确其互相之间的关系,且相互之间协调配合,避免出现失管的真空地带和重复监管的现象。同时,在监管中要不断地创新管控手段,寻求符合军事医学发展的实际需求的监管方法。

（三）建立健全惩戒机制

惩戒机制是道德评价机制中的重要组成部分,惩戒也是保障道德评价发挥作用的有效手段。目前,军事医学活动中惩戒体系的不健全,使得惩戒机制并没有发挥其应有的作用。加强军事医学活动惩戒机制的建立健全,是规范军事医学健康发展的必要手段,也是保证军事医学能够适应高科技局部战争的发展需要,更是为人类健康服务的有效举措。建立健全惩戒机制是一项复杂系统性工作。首先,政府部门要尽快推动医疗卫生领域改革,由军队卫生主管部门的监管机构负责惩戒工作,设立奖惩制度,保证惩戒手段多样化。对于符合军事医学法规政策的,并为军事医学做出不同贡献的,给予不同的奖励;对于违反我军军事医学道德原则及国家卫生法规的军事医学活动及军事活动主体,要根据其对社会的危害程度,给予不同的严厉惩罚。做到赏罚分明,又要确保惩戒的权威性及强制性。其次,尽快出台惩戒的相关法规,把军事医学活动纳入程序化、标准化、规范化的轨道,保证军事医学活动惩戒工作有章可依,正规有序地进行。

参 考 文 献

著作类

[美]理查德·A.盖布里埃尔,凯伦·S.梅兹.军事医学史[M].王松俊,等译.北京:军事医学科学出版社,2011.

[瑞士]亨利·杜南.索尔费里诺回忆录[M].杨小宏,译.北京:社会科学文献出版社,2013.

Pelegrino E D, Hartle A E, Howe E G. Military Medical Ethics(Vol.1, Vol.2)[M]. Washington, DC: United States Department of Defense, 2004.

Gross M L. Bioethics and Armed Conflict: Moral Dilemmas of Medicine and War[M]. London:MIT Press, 2006.

Weisfeld N E, Weisfeld V D, Liverman C T. Military Medical Ethics: Issues Regarding Dual Loyalties: Workshop Summary[M]. Washington, DC: National Academies Press, 2009.

陆增祺.军队医德学[M].北京:人民军医出版社,1996.

郭照江.军医伦理学[M].北京:人民军医出版社,2009.

杜治政,许志伟.医学伦理学辞典[M].郑州大学出版社,2003.

[美]格雷戈里·E.彭斯.医学伦理学经典案例[M].聂精保,胡林英,译.长沙:湖南科学技术出版社,2009.

[古希腊]亚里士多德.政治学[M].吴寿彭,译.北京:商务印书馆,1965.

马克思恩格斯选集[M].北京:人民出版社,1972.

罗国杰.伦理学[M].北京:人民出版社,1993.

孙慕义.医学伦理学[M].北京:高等教育出版社,2008.

顾智明.中国军事伦理文化史[M].北京:海潮出版社,1997.

顾智明.西方军事伦理文化史[M].北京:解放军出版社,2010.

郭照江,杨放,甘华刚.现代医学伦理学[M].北京:国防大学出版社,2007.

卢启华.医学伦理学[M].武汉:华中科技大学出版社,2003.

[英]约翰·斯图亚特·穆勒.功利主义[M].叶建新,译.北京:九州出版社,2007.

毛泽东选集[M].北京:人民出版社,1967.

[德]孔汉思,库舍尔.全球伦理——世界宗教议会宣言[M].何光沪,译.成都:四川人民出版社,1997.

黄建中.比较伦理学[M].济南:山东人民出版社,1998.

万俊人.寻求普世伦理[M].北京:商务印书馆,2001.

马家忠,张晨,王雷.护理伦理学[M].北京:中国中医药出版社,2005.

[美]约瑟夫·弗莱彻.境遇伦理学:新道德论[M].程立显,译.北京:中国社会科学出版社,1989.

罗国杰.马克思主义伦理学[M].北京:人民出版社,1982.

陈元方,邱仁宗.生物医学研究伦理学[M].北京:中国协和医科大学出版社,2003.

[美]菲利克斯·格罗斯.公民与国家[M].北京:新华出版社,2003.

昝加禄,昝旺.医学文化学[M].北京:人民卫生出版社,2011.

罗国杰.伦理学基础[M].北京:首都经济贸易大学出版社,2004.

[美]美国陆军部.指挥官战斗应激控制手册[M].郝唯学,邵贵宾,等译.北京:军事谊文出版社,2006.

[古希腊]亚里士多德.尼各马可伦理学[M].廖申白,译注.北京:商务印书馆,2004.

施卫星,何伦,黄钢.生物医学伦理学[M].杭州:浙江教育出版社,2001.

[德]克劳塞维茨.战争论[M].杨南芳,等译校.西安:陕西人民出版社,2005.

吴乐山.现代军事医学战略研究[M].北京:军事科学出版社,2004.

Bowen T E, Bellamy R F. Emergency War Surgery, Second United States Revision of The Emergency War Surgery NATO Handbook[M]. Washington, DC: US Department of Defense, 1988.

[美]恩格尔哈特.生命伦理学基础[M].范瑞平,译.北京:北京大学出版社,2006.

宋希仁.社会伦理学[M].太原:山西教育出版社,2007.

费孝通.费孝通民族研究文集[M].北京:民族出版社,1988.

[美]巴伯.科学与社会秩序[M].顾昕,等译.北京:生活·读书·新知三联书店,1991.

钟明华.医学与人文[M].广州:广东人民出版社,2006.

[德]康德.未来形而上学异论[M].庞景仁,译.北京:商务印书馆,1997.

王联斌.军人伦理学[M].上海:上海人民出版社,1987.

林红梅.生态伦理学概论[M].北京:中央编译出版社,2008.

高兆明.伦理学理论与方法[M].北京:人民出版社,2005.

宋希仁.西方伦理思想史[M].北京:中国人民大学出版,2004.

利旋.纽伦堡大审判:第二次世界大战纳粹战犯受审纪实[M].成都:四川人民出版社,1994.

刘翔.中国传统价值观诠释学[M].上海:上海三联书店,1996.

杨进,徐锋,徐立生.非战争军事行动概论[M].北京:军事谊文出版社,2008.

刘小力.军队应对重大突发事件和危机非战争军事行动研究[M].北京:国防大学出版社,2009.

朱宗涵.灾害儿科学[M].北京:人民卫生出版社,2010.

刘合行.道德评价标准论[M].长春:吉林大学出版社,2008.

曾钊新,吕耀怀等.伦理社会学[M].长沙:中南大学出版社,2002.

杜金香,王晓燕.医学伦理学教程[M].北京:科学出版社,1998.

周世伟.联合卫生勤务学[M].北京:军事医学科学出版社,2009.

王明旭.医患关系学[M].北京:科学出版社,2008.

李秋零.康德著作全集[M].北京:中国人民大学出版社,2007.

陈锐,霍文静,曹咏梅.地震医学概论[M].北京:军事医学科学出版社,2010.

何兆雄.实用生死学[M].北京:海洋出版社,2006.

王平,李海燕.死亡与医学伦理[M].武汉:武汉大学出版社,2005.

段德智.西方死亡哲学[M].北京:北京大学出版社,2007.

恩格斯.自然辩证法[M].北京:人民出版社,1971.

陶汉章.孙子兵法概论[M].北京:解放军出版社,2009.

陈忠华.脑死亡——现代死亡学[M].北京:科学出版社,2004.

彭美慈,李恩昌.临终关怀伦理学[M].西安:陕西科学技术出版社,2000.

郑晓江.生命与死亡——中国生死智慧[M].北京:北京大学出版社,2011.

[美]卡尔·萨根.魔鬼出没的世界[M].李大光,译.海口:海南出版社,2010.

张雁灵.非战争军事行动卫生勤务学[M].北京:人民军医出版社,2009.

李仁武.制度伦理研究[M].北京:人民出版社,2009.

[法]阿尔贝特·史怀泽.敬畏生命[M].陈泽环,译.上海:上海社会科学院出版社,2003.

梁必骎.军事哲学[M].北京:军事科学出版社,2004.

[德]康德.实践理性批判[M].邓晓芒,译.北京:人民出版社,2003.

[法]阿尔贝特·施韦泽.文化哲学[M].陈泽环,译.上海:上海世纪出版集团,2008.

王德才,高叙法,潘荣文.模范军医吕士才[M].上海:上海三联书店,2005.

韩晓,辛培林.日军七三一部队罪恶史[M].哈尔滨:黑龙江人民出版社,1991.

[俄]别尔嘉耶夫.论人的使命:悖论伦理学体验[M].张百春,译.上海:学林出版社,2000.

[德]汉斯·约纳斯.技术、医学与伦理学:责任原理的实践[M].张荣,译.上海:上海译文出版社,2008.

[美]罗尔斯.正义论[M].何怀宏,等译.北京:中国社会科学出版社,1988.

总政治部宣传部.当代革命军人核心价值观学习读本[M].北京:解放军出版社,2009.

[法]若米尼.战争艺术概论[M],刘聪,等译.北京:解放军出版,1986.

赵鑫珊.病态的世界:人类文明精神病理学诊断[M].上海:上海人民出版社,2003.

[以]沙利特.战斗与冲突心理学[M].王京生,等译.北京:中国轻工业出版社,2005.

[美]迈克尔·沃尔泽.正义与正义战争——通过历史实例的道德论证[M].任辉献,译.南京:江苏人民出版社,2008.

孙隆椿.毛泽东卫生思想研究论丛[M].北京:人民卫生出版社,1998.

[日]千田夏光.陆军慰安妇[M].林怀秋,译.长沙:湖南人民出版社,2009.

[以]盖尔(Gal, R.),[美]曼格斯多夫(Mangelsdorff, A. D.).军事心理学

手册[M].苗丹民,王京生,刘立,等译.北京:中国轻工业出版社,2004.

[美]唐纳德·N.博塞夫.心理学研究中的伦理冲突[M].苏彦捷,李幼穗,桑标,等译.重庆:重庆大学出版社,2012.

李川云,秦红.军事应激与心理干预[M].北京:军事谊文出版社,2006.

[美]劳伦斯·莱尚.战争心理学[M].林克,译.北京:中国人民大学出版社,2011.

Avraham Shapira. The Seventh Day:Soldiers' Talk about the Six-Day War[M]. London: Simon Schuster Trade, 1971.

[美]A.麦金太尔.德性之后[M].龚群,戴扬毅,等译.北京:中国社会科学出版社,1995.

[美]C. H. 肯尼迪,E. A. 左尔莫.军事心理临床与作战中的应用[M].贺岭峰,高旭辰,田彬,译.上海:华东师范大学出版社,2008.

邓小平文选[M].北京:人民出版社,1994.

吴乐山,孙建中.现代军事医学战略研究[M].北京:军事医学科学出版社,2004.

徐宗良.生命伦理学理论与实践探索[M].上海:上海人民出版社,2002.

张鸿祺,周国泰,张愈.灾难医学[M].北京:北京医科大学、中国协和医科大学联合出版社,1993.

[美]乔治·C.科恩.世界战争大全[M].北京:昆仑出版社,1988.

[苏]伊·谢·康.伦理学辞典[M].王荫庭,等译.兰州:甘肃人民出版社,1981.

肖振忠.突发灾害应急医学救援[M].上海:上海科学技术出版社,2007.

张荣健,徐兆文.灾害医学与救援[M].成都:四川科学技术出版社,1993.

世界卫生组织,泛美卫生组织.自然灾害与预防——保护公众健康[M].卫生部医政司,编译.北京:人民军医出版社,2002.

[英]弗兰西斯·培根.学术的进展[M].杨立信,毕承钧,译.上海:上海人民出版社,2007.

刘合行.道德评价标准论[M].长春:吉林大学出版社,2008.

期刊类

聂精保,土屋贵志,李伦.侵华日军的人体实验及其对当代医学伦理的挑战[J].医学与哲学,2005(6).

Miles S H. Abu Ghraib: its legacy for military medicine[J]. The Lancet, 2004(364).

杨放.军医生命伦理探析[J].中外医学哲学,2011(1).

高金华.论医学伦理学在军事领域的理论生长点[J].中国医学伦理学,2004(2).

常运立,马格,杨放.探析军事医学伦理学的学科意义[J].中国卫生事业管理,2008(2).

Gross M L. Bioethics and Armed Conflict: Mapping the Moral Dimensions of Medicine and War[J]. The Hastings Center Report, 2004(6).

杨放.军事医学伦理学探析[J].中国医学伦理学,2005(5).

Lifton R J. Doctors and Torture[J]. The New England Journal of Medicine, 2004(5).

Howe E G. Dilemmas in Military Medical Ethics Since 9/11[J]. Kennedy Institute of Ethics Journal, 2003(2).

蒋水芳,熊楠楠,杜萍,等.论非战争军事行动中的军医伦理问题[J].中国医学伦理学,2011(3).

常运立,王芳,杨放.美军军事医学类选法概述[J].中国医学伦理学,2007(6).

常运立,杨放.战斗应激反应伦理问题探析[J].中国医学伦理学,2009(1).

郑建国.从国际法关于战俘的规定看虐囚事件[J].襄樊学院学报,2004(7).

Andrews J. U. S. Military Sponsored Vaccine Trials and La Resistance in Nepal[J].The American Journal of Bioethics, 2005(3).

王德国.浅论《纽伦堡法典》制定实施的重要意义[J].中国医学伦理学,2005(5).

史军.遭遇公共健康的生命伦理学[J].伦理学研究,2008(7).

李双进.关于"境遇伦理学"的若干思考[J].河北师范大学学报(哲学社会科学版),2002(6).

王亚洲.战争与生态破坏[J].现代军事,1998(3).

罗晓东.对现代战争的环境伦理学反思[J].辽宁工程技术大学学报,

2004(4).

魏英敏.功利论、道义论与马克思主义伦理学[J].东南学术,2002(1).

李丹娜,任维平.美国文化霸权的历史原因和现实基础[J].中国社会科学院研究生院学报,2006(5).

蔡永宁.关于军事文化含义、类别及性质思考[J].海军工程大学学报(综合版),2012(3).

张洋.积极探索军事文化建设的有效途径[J].南京政治学院学报,2012(5).

蒋乾麟.先进军事文化与社会主义先进文化[J].南京政治学院学报,2012(4).

何渊,周琴生,张晓,等.浅谈医学文化中的人文精神培养[J].医学与哲学,2007(5).

朱运来.全球文化多元化趋势对我军文化建设的影响与对策[J].军队政工理论研究,2006(2).

樊爱香.大众文化与精英文化关系之分析[J].编辑之友,2009(2)

常运立,杨放,杜萍,等.军医伦理学视域下生命伦理问题研究[J].中国医学伦理学,2010(2).

王海明.制度伦理的重要原则[J].江海学刊,2000(3).

周大鸣.文化多元性与全球化背景下的他者认同[J].学术研究,2012(6).

张雁灵.执行非战争军事行动任务的中国军队卫勤[J].解放军医学杂志,2011(1).

高集云.重大动物传染病与兽医公共卫生问题[J].动物保健,2005(10).

滕仁明.公共卫生突发事件的现状与警备[J].科学中国人,2004(2).

李昆明.军事职业与军人职业道德[J].南京政治学院学报,2002(3).

杜治政.SARS防治中的伦理学断想[J].中国医学伦理学,2003(5).

刘振国,郑玉荣.对外援外医疗队的几点思考[J].医学研究通讯,1997(10).

王宏,王海威,陈永鹏,等.突发公共卫生事件时检伤分类原则的伦理学研究[J].中国医学伦理学,2010(1).

吕建高.死亡权基础的法哲学疏释[J].江苏行政学院学报.2010(3).

冯庚.院前急救时的检伤分类——概述[J].中国全科医学,2012(2).

郭照江.战时医护的伦理学问题——二论军医伦理学[J].中国医学伦理

学,1990(4).

雷二庆,吴乐山.试论全维战斗力医学——从军事医学的本质到军事医学的转型[J].军事医学科学院院刊,2004(4).

[美]恩格尔哈特.道德冲突世界中的生命伦理学:基本争论及干细胞辩论的要点[J].赵明杰,译.医学与哲学,2002(10).

王清.纪念医院:"安乐死"的是与非[J].环球,2011(3).

段德智.马克思主义的死亡哲学及中国死亡哲学的历史地位刍议[J].武汉大学学报(社会科学版),1991(5).

王联斌.中华武德文化研究[J].学术月刊,1998(10).

史文龙.当代军人道德修养要汲取优秀传统武德文化[J].空军政治学院学报,1998(3).

郭文俊.献身使命与革命军人核心价值观[J].海军工程大学学报(综合版),2010(3).

萨顿.科学史与新人文主义[J].科学与哲学,1984(4)

赵美娟.敬畏生命[J].医学与哲学(人文社会医学版),2006(8).

武高寿.敬畏自然与有所作为的辩证法[J].科学技术与辩证法,2005(10).

郭亚萍.生命科学技术的哲学思考[J].理论导刊,2006(12).

丁建波,王萍.论现阶段科学的生死观[J].聊城大学学报(社会科学版),2008(1).

赵雪纲,王雅琴.生命权和生存权概念辨析[J].中国社会科学院研究生院学报,2004(6).

许国平.西方关于安乐死法律地位争议的思考[J].中国医学伦理学,1996(6).

龚鹏,江岩.无伤害——"以人为本"在医学上的核心体现[J].中国医学伦理学,2010(2).

急救医学协会伦理学委员会.关于危急病人分类的统一陈述[J].美国医学联合会杂志,1994(271).

Z. Solomon, R. Benbenishty, and M. Mikulincer. The Contribution of Wartime, Pre-War and Pass-War Factors to Self-Efficacy: the Longitudinal Study of Combat Stress Reaction[J]. Journal of Traumatic Stress, 1991(3).

耿海军.狂魔巨骗心理战[J].国防科技,2001(9).

王欣宇,徐雷,李金声.重视战斗应激反应问题研究[J].国防大学学报,2005(7).

陈东方.国际红十字会——开启医学人道救援的历史[J].医药世界,2008(2).

霍淑红.国际非政府组织的发展及其与国际机制的互动[J].上海行政学院学报,2008(4).

刘静静.区分人道主义干涉与人道主义援助[J].江苏教育学院学报(社会科学版),2007(1).

毛一馨.中国医疗队在加蓬感染丝虫的情况调查及随访[J].中国寄生虫病防治杂志,2002(5).

曹永福.论医学伦理难题及其解决之道[J].中国医学伦理学,2001(4).

汤金洲,郭照江.灾害医学紧急救治中的伦理冲突[J].中国医学伦理学,2001(2).

杨放.论人道主义是医学的永恒主题[J].中国医学伦理学,1999(3).

常运立,马格,杨放.美军医疗人道援助的伦理探析[J].医学与社会,2008(1).

黄芳.从国际法角度论人道主义援助[J].经济管理与干部教育,1997(2).

黄洁夫.临床科研中的伦理学问题[J].中国医学伦理学,2006(1).

楼铁柱.美军新型医疗用品与技术存在的安全问题[J].人民军医,2010(10).

王虎华.国际人道法的定义[J]政法论坛,2005(2).

李勇,罗长坤.新军事变革条件下的军事医学[J].创伤外科杂志,2008(1).

张明华,吴乐山.基于系统论的军事医学解析[J].军事医学科学院院刊,2007(6).

李莹.临床试验和生物医学实验中人体受试者的保护问题和对策[J].中国医学伦理学,2005(2).

祝建业.论维和医疗行动中法规冲突适用[J].解放军医院管理杂志,2009(8).

王国平,胡曲.关于人体实验的伦理评价与原则选择[J].中国医学伦理学,2003(2).

张明华,吴乐山.美国军事医学透视与启示[J].军事医学科学院院刊,

2003(3).

李小宛.生化武器的恐怖威胁[J].人民公安,2001(22).

邓艳平.道德异乡人何以共处——恩格尔·哈特的允许原则述评[J].医学与哲学,2002(8).

贺争鸣,尚昌连,王禄增,等.关注和提高实验动物福利[J].中国比较医学杂志,2004(6).

李军纪,王洪奇.论生物医学科研中科学道德情感的培养[J].中国医学伦理学,2005(5).

张怀承,姚站军.探求死亡伦理[J].湖南师范大学社会科学学报,2010(2).

后　记

军事医学伦理学是一门兼具学术价值和实践价值的新兴学科,已经引起了国外学者及军事教育体系的重视,但目前在中国尚无专门的系统研究。近年来,我们试图探索具有中国特色的军事医学伦理学话语体系。全体研究人员为本书的撰写倾囊倒箧,日夜辛劳。但由于研究内容丰富,研究结构繁杂,撰写过程中充满了艰辛,特别是资料搜集方面,可谓困难重重。然而有志者,事竟成。岁月悠悠,时光匆匆,本书的撰写也迎来了尾声。感谢为本书付出辛勤汗水的全体成员。同时,也要感谢支持和帮助本研究的国内外学者。

本书作者分工如下:第一章,杨放;第二章,杨阳、沈璐、李妍;第三章,李阳、常运立;第四章,常运立、赵若琳;第五章,蒋水芳、杨放;第六章,顾珊、杜萍;第七章,常运立;第八章,崔忠亮、常运立;第九章,曹未、杨放;第十章,吕丽娜、张婧。笔者负责统稿,并对全书的结构与格调作总体调整,个别章节有删减、润色。

战争的功利性往往掩埋了最基本的人性道德,然而无论任何时候,军事利益都不应该成为人性沦丧的借口。在当代,军事医学伦理作为军医必备的一种人文素质,越来越被世人所公认。在战争时期,有着良好军事医学伦理素养的军医将能给伤病员带来更多的人文关怀,也为残酷的战场增添一份人性与公正的关怀。在和平时期,军事医学伦理一方面继续发挥军事系统的医学伦理监督作用,另一方面又与普通的医学伦理一样,规范、引导着社会医学活动,为百姓营造一个公平、有序、和谐、友爱的医疗环境。

我们试图借鉴传统的中华军事医学伦理道德和西方军事医学伦理研究,为国内同仁呈现一本系统的军事医学伦理研究的参考书。然则,路漫漫其修远兮,军事医学伦理研究的道路任重而道远。本书的撰写必定还存在诸多不足之处,我们欢迎各位学者、专家提供意见。如若此书可以由此引起国内学者对于军事医学伦理的兴趣，进而促进对军事医学伦理的研究，那么对我们而言，也不失为一件幸事。

杨放、常运立
辛丑年仲夏于沪

图书在版编目(CIP)数据

军事医学伦理学 / 杨放等著 .— 上海 ：上海社会
科学院出版社，2023
ISBN 978 - 7 - 5520 - 4000 - 5

Ⅰ. ①军… Ⅱ. ①杨… Ⅲ. ①军事医学—医学伦理学
Ⅳ. ①R82 - 05

中国版本图书馆 CIP 数据核字(2022)第 208653 号

军事医学伦理学

著　　者：杨　放　常运立　等
责任编辑：邱爱园
封面设计：黄婧昉
出版发行：上海社会科学院出版社
　　　　　上海顺昌路 622 号　邮编 200025
　　　　　电话总机 021 - 63315947　销售热线 021 - 53063735
　　　　　http：//www.sassp.cn　E-mail：sassp@sassp.cn
照　　排：南京理工出版信息技术有限公司
印　　刷：上海颛辉印刷厂有限公司
开　　本：720 毫米×1000 毫米　1/16
印　　张：20.75
插　　页：1
字　　数：351 千
版　　次：2023 年 9 月第 1 版　2023 年 9 月第 1 次印刷

ISBN 978 - 7 - 5520 - 4000 - 5/R • 067　　　　　　　　定价：98.00 元